药理学释疑

主　编　段为钢　云　宇

副主编　滕　佳　王　蕾　李秀芳　黄兴国

编　委　（按姓氏汉语拼音排序）

段为钢（云南中医学院）

和丽芬（昆明医科大学）

黄　宁（昆明医科大学）

黄兴国（湖南环境生物职业技术学院）

李　晨（昆明医科大学）

李秀芳（云南中医学院）

龙　榕（昆明医科大学）

罗海芸（昆明医科大学）

马加庆（昆明医科大学）

马文婕（昆明医科大学）

秦渝兵（昆明医科大学）

苏彦宏（昆明医科大学）

滕　佳（昆明医科大学）

王　蕾（昆明医科大学）

熊云霞（昆明医科大学）

闫鸿丽（云南中医学院）

杨建宇（昆明医科大学）

云　宇（昆明医科大学）

科学出版社

北　京

内 容 简 介

药理学是医学和药学类专业人才培养的主干课程，具有知识点多、知识面宽的特点，也是一门相对难教难学的课程。本书凝集了一线教师多年的教学经验和心得，在内容上分为释疑解惑篇和练习提高篇两部分以提升教学效果。前者针对药理学各章节的难点进行分析释疑，透过教材文字阐释背后的"道理"；后者针对需要掌握的概念和知识点设计了相应的练习题，题型包括选择题、判断题、填空题、名词解释、问答题和案例分析题等，且附有参考答案，可以用于读者学习自测，以达到巩固提高的目的。

本书适合药理学初学者和低年资药理学教师使用。

图书在版编目（CIP）数据

药理学释疑/段为钢，云宇主编. —北京：科学出版社，2017.6
ISBN 978-7-03-052857-5

Ⅰ. 药… Ⅱ. ①段… ②云… Ⅲ. 药理学-高等职业教育-教材 Ⅳ. R96

中国版本图书馆 CIP 数据核字（2017）第 110696 号

责任编辑：丁海燕 / 责任校对：贾伟娟
责任印制：徐晓晨 / 封面设计：铭轩堂

科 学 出 版 社 出版
北京东黄城根北街 16 号
邮政编码：100717
http://www.sciencep.com

北京捷迅佳彩印刷有限公司 印刷
科学出版社发行 各地新华书店经销

*

2017 年 6 月第 一 版 开本：787×1092 1/16
2021 年 1 月第五次印刷 印张：11 1/4
字数：385 000
定价：33.80 元
（如有印装质量问题，我社负责调换）

前　言

药理学是一门理论性和实践性均很强的基础学科，也是一门综合性很强的桥梁学科，一方面联系着药物化学、药剂学、药物分析学等药学学科；另一方面也联系着生理学、生物化学、微生物学、免疫学等基础医学学科，同时也和内科、外科、妇产科、儿科等临床科学紧密相关。因此，药理学在基础学科中占有举足轻重的地位。但是，由于学科的特殊性，很多医学生和低年资老师都反映药理学相对难学、难理解。

药理学的难学主要在于知识点多，知识涉及面广，不容易将知识点和知识面有机地联系成一个知识整体。作为教材，为了科学性和严谨性，也不大可能把涉及的背后知识写入其中，而这些知识往往有助于理解和掌握药理学知识，以及和其他学科进行有机地联系。本书的释疑解惑篇就是基于编委们多年的教学经验和专业知识，把很多不容易理解的药理学知识点进行梳理和阐述，多为药理学的难点，释疑解惑篇的内容主要起到"释疑"和"启智"的作用。

为了巩固药理学的学习成果，本书还有练习提高篇，主要围绕目前的教学大纲针对药理学教材中的知识点和重点内容设置练习题。这些习题也往往是药理学课程考试、医学与药学专业硕士研究生入学考试、执业医师资格考试和执业药师资格考试的练习题，并附有参考答案。通过练习以掌握药理学的基本知识，配合药理学教材，达到"巩固"和"提高"的目的。

本书的编写主要以科学出版社的本科教材《药理学》（案例版，第2版）为蓝本，也参考了其他版本药理学的教材内容。为了体现板块结构，本书分为八大篇，但还是保留了原来的章节号。本书的主编和副主编均为从事药理学教学科研10年以上，具有博士研究生学历或副高以上职称的专家，拥有丰富的教学经验。本书的其他编写人员也是活跃在药理学教育教学一线的工作者，为本书的成稿也付出了辛勤劳动，本书也凝集了他们多年的药理学教学智慧。本书的出版是在科学出版社的鼎力支持下实现的，感谢出版社及编辑们对科学教育事业一如既往的热心支持！必须说明的是，本书的写作灵感来源于药理学教学活动中的答疑、教学作业和试卷批改，因此也要感谢鞭笞我们前进、勤奋好学的学生们，也祝他们早日成才，实现自己的梦想！

正如先前所提到的，药理学是一门既重要又相对难学的课程，本书的编写是在教材内容基础上的梳理，使药理学变得易学，这恰好也是本书的特点。诚然本书，特别是"释疑解惑篇"的写作的确是一种挑战。为了促进药理学的教学，完善本书内容，书中如有不妥之处，敬请反馈编者（邮箱是：deardwg@126.com），在此先表示感谢！

编　者

2017 年 2 月于昆明

目　录

第一部分　释疑解惑篇

第二部分　练习提高篇

第一部分 释疑解惑篇

1 药理学总论

1.1 绪　言

1. 药物的概念　药物（drug）是用于医学目的的化学物质。而医学目的除了传统的预防（保健）、诊断和治疗疾病外，还包括有目的调节机体某些功能，如避孕、终止妊娠等，当然必须是合法的用途。药物的概念强调的是医学功能。

药物的概念有广义和狭义之分。广义的药物包括所有医用物质，与食物有重叠；狭义的药物是指有具体作用的靶点或很可能有作用靶点的物质，不包含食物，如葡萄糖、氯化钠、维生素等就不属于狭义的药物，但可能属于广义的药物。

2. 食物的概念　食物（food）是指能够满足机体正常生理和生化能量需求，并能延续正常寿命的物质。食物的概念强调的是营养补充功能。

一般来讲，用药要少而精，食物则要求杂而粗；前者强调疗效的针对性并尽可能少地带来不良反应，后者则强调营养的全面性和均衡性。

3. 毒物的概念　在一定条件下，较小剂量就能够对生物体产生损害作用或使生物体出现异常反应的外源化学物称为毒物（toxicant）。毒物是相对的，关注的焦点是对机体产生有害作用。

4. 食物、药物和毒物的关系　食物在一定程度下可以直接变为药物（广义）；如果将药物用于"毒害"目的则自然成了毒物；过度摄入某些食物成分则也可能发生中毒，如常见的有维生素A中毒等；社会上公认的毒品如吗啡在医学上合理使用则是镇痛药。因此，食物、药物和毒物是相对的，随着用量和使用目的的不同而发生改变。

5. 药品的概念　《中华人民共和国药品管理法》对药品的定义：药品是指用于预防、治疗、诊断人的疾病，有目的地调节人的生理功能并规定有适应证或者功能主治、用法和用量的物质，包括中药材、中药饮片、中成药、化学原料药及其制剂、抗生素、生化药品、放射性药品、血清、疫苗、血液制品和诊断药品等。该概念强调的是可以流通的医药商品，这是一个法律概念。

6. 药理学的概念　药理学（pharmacology）是研究药物与生物体（organism）之间相互作用规律的科学。这个概念中的生物体包括机体和病原体，而病原体又包括微生物、寄生虫和肿瘤。药物和生物体的作用存在多个方向，其关系参见图1-1。

在图1-1中，与药理学研究的相关的有药物效应动力学（药效学）、药代动力学、化疗和病原体耐药。其中化疗和病原体耐药往往在教学内容上合并在药效学里。值得注意的是，很多版本的药理学把机体对药物的作用（药物代谢动力学）简称为"药动学"是不恰当的，因为这部分内容已经分化成一门较成熟的学科，而这门学科则称为"药代动力学"。

药效学的英文为 pharmacodynamics，药代动力学的英文为 pharmacokinetics。而 dynamics 和 kinetics 的区别为，前者强调作用因素和强度的变化，后者则有随时间变化而变化的意思。

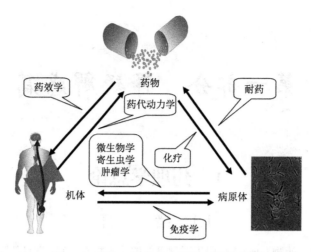

图 1-1　药物、机体和病原体之间的关系

7. 药理学的作用　药理学是一门桥梁学科，但又不同于病理学、诊断学等桥梁学科，其是一座"立交桥"式的桥梁学科，一方面连接基础医学与临床医学，另一方面又连接药学和医学。因此药理学涉及的知识点非常多，要学好药理学还是要下点功夫的，当然，学好药理学后，贯通的知识自然也就很多，正因为如此，很多药理学家多是通才。

药理学的主要任务：①阐明药物与机体相互作用的基本规律和原理，包括生理、生化、病理过程；②指导临床合理用药，发挥药物的最佳疗效，减少不良反应的发生；③开发新药；④为中医药现代化提供研究方法。当然这些任务是本门学科的任务，对于学习本课程的人来说，不一定有此任务。对学生来说，学好本课程的目的就是为临床用药打下基础，能看懂药品说明书，理解药物和机体相互作用的规律。因为学会用药还必须懂临床，所以学会用药不是本课程的主要目的。

8. 药理学在课程体系中的定位　准确地说，一般所说的"药理学"指的是基础药理学。顾名思义，基础药理学的学习只是为后续涉及"药"的药理作用、临床应用等提供基础知识。对此不可有过高的期望，比如，学了药理学后，并不意味着学员就能合理用药，甚至防治疾病。真正会用药是一个严肃的话题，那是在学习了完整的临床课程后才可能实现。

直接地说，学好药理学是为以后的课程打基础，药理学是一个通往彼岸（药学、临床医学）的桥梁。学完该课程，至少能看懂大多数药品说明书。

对于药理学各论中所选择的药物来说，主要是要有利于学习药理学的基本理论和知识，并不一定要和现在的临床用药接轨，与临床接轨那是治疗学和临床科学所追求的，因此药理学教材中收录的药物往往都是很经典的。例如，阿司匹林是非常经典的解热镇痛抗炎抗风湿药，虽然该药在解热镇痛抗炎抗风湿方面早被其他药物所替代，但该药仍然是药理学中解热镇痛抗炎抗风湿药的代表药物。当然，药理学是一个开放体系，新理论和支持新理论的新药自然也会在后续版本的教材中收录。

9. 药理学的课程内容　药理学的课程内容很多，但作为一门成熟的课程，该课程的内容相对稳定，主要包括药理学总论、外周神经系统药理、中枢神经系统药理、心血管系统药理、消化系统药理、呼吸系统药理、内分泌系统药理、化疗药物药理和其他药理。

10. 药理学发展史的阶段　药理学发展简史到目前尚未得到合理的划分，多版教材叙说零乱。有的用古代、近代、现代来划分；有的不划分，直接用时间来叙述。显然这不利于学员学习把握。根据我们的研究，可以参照表 1-1 来进行划分，即史前阶段、经验药理学阶段、化学药理学阶段、作用靶点清楚阶段和分子药理学阶段，这样既符合药理学的概念，也符合人类的认识规律。

在这些阶段中，后一个阶段的到来并不意味着前一个阶段的结束，因为相应的研究一直还在继续。

表 1-1 药理学发展史阶段简表

阶段	时间	标志性事件		归属	相当的传统阶段	特点
一	~公元前 1550	无记载	被动阶段	史前阶段		无文字史料记载，只有传说故事
二	公元前 1550~	《埃伯斯医药集》成书		经验药理学阶段	本草学阶段	化学成分和作用靶点均不清楚
三	1805~	1805 年，Friedrich Serturner 首先从植物药鸦片中分离出吗啡		化学药理学阶段	近代药理学阶段	药物的化学成分开始清楚
四	1905~	1905 年 Langley 证实了受体的存在		作用靶点清楚阶段	现代药理学阶段	药物的作用靶点开始清楚
五	1996~	1996 年设计伊马替尼（imatinib）成功	主动阶段	分子药理学阶段		根据靶点结构主动设计药物

11. 药物发现史的阶段 药理学的发展和药物的发现是分不开的,此处顺便按照认识规律也将药物发现史的阶段进行简要划分,参见表 1-2。显然药物发现史的阶段与药理学发展史的阶段存在很大的关联性。

类似的,在药物发现史阶段中,后一个阶段的到来也并不意味着前一个阶段的结束。在人类疾病日益复杂的今天,各个阶段的药物发现在现阶段都是不可少的。

表 1-2 药物发现史阶段简表

阶段	时间	标志性事件	注释	归类
一	不详	人类诞生	本草阶段	外求法阶段
二	1805~	Friedrich Serturner 首先从植物药鸦片中分离出吗啡	天然药物化学阶段	
三	1907~	Paul Ehrlich 成功合成治疗梅毒的申凡纳明（salvarsan）	药物化学阶段	
四	1920~	Otto Loewi 证实乙酰胆碱的存在	内源性小分子阶段	内求法阶段
五	1922~	Macleod 发现并证实胰岛素的活性	生化药物阶段	
六	1996~	设计酪氨酸激酶抑制剂伊马替尼成功	基于现有靶点的新药设计和发现	内外求法阶段
七	2001~	人类基因组计划完成后新药靶的发现和药物设计	基于新靶点的新药设计和发现	

12. 药理学的分化 学科分化和综合是学术上常有的事。其中药代动力学、毒理学、药物治疗学是从药理学分化出来的相对独立的学科;而现在狭义药理学学科的主要内容是药效学,这也是本书的主要内容。

13. 药理学研究方法的划分 药理学的研究方法很多,根据研究对象可分为基础药理学方法和临床药理学方法;根据技术划分则五花八门,因为现代技术非常繁杂,但不管怎么样,只要药理学需要均可借用,如形态学方法、功能学（生理学）方法、生物化学方法、免疫学方法、核医学方法、分子生物学方法、分析化学方法、生物学方法等。

14. 基础药理学方法 基础药理学方法即实验药理学方法和实验治疗学方法,前者以正常动物（器官、组织、细胞）为研究对象;后者以疾病动物（器官、组织、细胞）为研究对象。实验治疗学所用到的疾病动物也称为模型动物。

15. 临床药理学方法 临床药理学方法的标志是以人为研究对象开展药理学研究。古代的中药基本上是用这种方法研究出来的。

16. 正向药理学和反向药理学 从整体疗效到组织器官、细胞机制及分子机制的研究称正向药理学；反之，则称反向药理学，参见图 1-2。

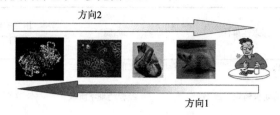

图 1-2　药理学的研究方向

方向 1 是从整体（人）到分子的研究过程，这是药理学的一般研究过程，反映了研究不断深入，也是现在大多数中
草药的研究模式，俗称正向药理学。方向 2 是从分子到整体（人）研究过程，反映了药物研究不断回归整体（人）
的过程，也是大多数现代西方药物的研究模式，又称反向药理学

1.2　药物效应动力学

药物效应动力学（药效学），是研究药物作用机体（含病原体）规律的科学，即研究药物的作用机制、药理作用、不良反应及临床适应证和禁忌证等。

17. 药理作用和药理效应　药理作用指的是药物和机体（靶点，生物大分子）的初始相互作用，是作用机制的一部分；药理效应是这种作用引发的效果，可以体现在整体、组织器官及细胞甚至分子层面。药理作用和药理效应是因果关系，严格来说，药理作用和药理效应是有差别的，因为作用的存在不一定有效应。但通常，临床用药使用的都是治疗剂量，在这种剂量下绝大多数情况下是会出现相应效应的。于是，如果不加区别，药理作用和药理效应就视为同一个意思，但表述要统一。

18. 局部作用和吸收作用　局部作用是指药物的作用发生在给药部位，而且这种作用不依赖于药物的吸收。

吸收作用也称全身作用或系统作用，指的是药物吸收后分布到作用部位产生的作用。当然，吸收的标准是入血。

局部作用和吸收作用的本质差别是：如果药物的作用依赖于吸收则称吸收作用，不依赖吸收则称局部作用。这与药物的作用是否局限在某些部位没有直接关系，但用药后作用发生在多个部位肯定不是局部作用。

19. 对因治疗和对症治疗　对因治疗，顾名思义就是通过控制或消除致病因素而进行的治疗，又称治本；对症治疗则是消除或减轻疾病症状的治疗，又称治标。治本和治标没有高低优劣之说，总的来说是，急则治标（控制症状，为下一步治疗赢得时间），缓则治本（目的是治愈），标本兼治。

然而，除了某些感染性疾病、遗传性疾病和机械损伤性疾病外，大多数疾病的原因是不清楚的（认识的往往是易感因素，如高血压），因此很多疾病都只能采用治标的方式。有些疾病即使知道了病因，如某些类型的珠蛋白生成障碍性贫血是血红蛋白的遗传物质不正常，如果要治本的话就是修正这些遗传物质，但由于医疗技术的原因，该类疾病的基因治疗尚未普及，因此并不是所有病因清楚的疾病都能实现治本。因此，治标是现有大多数疾病的主流治法（当然，符合治本原则的疾病还是要积极治本），但医学从未放弃治本的追求。

根据急治标缓治本的原则又可以推导出"急病快治、慢病慢治"的一般原则。急性病的治疗要求快速控制症状，如高血压危象、高热等；而慢性病的治疗则要求缓慢而平和，如无症状高血压的治疗、症状不明显的糖尿病的治疗等。

20. 原发作用和继发作用　原发作用和继发作用是根据作用产生的先后顺序划分的，也是相对的。原发作用是药物初始的直接药理作用。而继发作用则是由一个作用产生的另一个作用，继发作用往往是机体调节作用的结果（如血管扩张药肼屈嗪在降血压时导致心跳较快），或在生理功能上具有序贯性（如强心药地高辛具有的利尿作用）。

21. 药物作用的本质是调节作用　对于狭义的药物来说，药物作用的本质是使机体（病原体）原有的功能发生上调或下调，即调节作用，是量变。向上调节作用可根据程度分为兴奋、亢进和衰竭；向下调节则是抑制、低下和麻痹。向上调节中的衰竭和向下调节的麻痹表现形式可能是相似的，但在用药时必须区分。例如，酒精中毒可依次出现兴奋、躁狂和昏迷，但对于酒精中毒的本质而言对中枢神经系统却是抑制性的：开始中毒的时候主要是抑制抑制性神经元，兴奋性神经元相对兴奋甚至表现为躁狂，随后所有的神经元都抑制则直接表现为昏迷甚至死亡。

对于广义药物而言，可能还包括提供营养和补充不足等。

对于现代基因药物而言，其作用本质可以发生质变，可以使机体增加某些功能，或使因疾病丢失的功能重新获得。基因药物目前只占药物总数的极少数，但发展前景看好。

22. 药物作用的特异性、选择性 药物作用的特异性、选择性是容易混淆的概念。药物作用的特异性指的是药物对靶点的专一性（也称靶点的选择性）；一般意义上药物作用的选择性指的是药物作用于某些组织器官和系统，而不作用或较弱地作用于其他组织器官和系统的现象。

药物的选择性是相对的，低剂量情况下选择性高，加大剂量后选择性反而会下降。例如，咖啡因小剂量选择性兴奋大脑皮质，提高学习记忆效率；但使用大剂量后，较广泛地兴奋大脑会导致注意力不集中，学习记忆效率反而下降；如果进一步加大剂量可能会导致中枢神经系统广泛兴奋而导致惊厥。药物的选择性是药物分类的基础，药理学教材各论中的药物即是按照药物选择性进行分类叙述的。

药物的选择性高低并不能说明药物的优劣，只是药物的特点，可以根据临床需要选用。

药物的选择性可以通过药代动力学或药效学原理实现。

23. 药物作用的两重性 药物作用的两重性指的是药物能够实现用药目的（治疗作用），同时也可能导致不良反应的现象，即"是药三分毒"。药物的治疗作用属于大概率事件，而不良反应（特别是除副作用以外的）属于小概率事件（发生率小于5%）或概率较小的事件。

24. 量效关系的本质 在一定剂量范围内，药物剂量的大小与血药浓度成正比，也与药物效应成比例，这种关系称为剂量-效应关系，简称量效关系。

药物作用的强弱取决于与机体靶点相互作用的浓度。但大多数靶点存在组织细胞中，血液中的药物浓度（特别是游离血药浓度）决定了靶组织中的药物浓度，而给药部位存在的药物量又决定了血药浓度；因此药物的剂量和效应就存在关联。

需要注意的是，药物从血液进入到组织细胞（分布）是需要时间的；当血药浓度下降时，组织细胞中药物返回血液（相当于消除）也是需要时间的。由于药物的作用往往是作用于相应组织细胞而发生的，因此血药浓度与药物效应可能会出现时间上的滞后现象（尽管大多数药物作用的滞后现象不典型）。不良反应中的"后遗效应"就是滞后现象的典型代表。

25. 药物剂量 药物剂量一般是指每天的药物用量，可根据需要分次使用。剂量从小到大依次是：无效量、最小有效量、常用量（临床治疗量）、极量、最小中毒量、中毒量、最小致死量和致死量。

极量是临床可以合法使用的最大剂量，药典和药品说明书往往都有规定。

26. 量效反应中的量反应和质反应 量反应指的是，对某些效应来说，药物作用的强度是一个连续变化过程，如血压的升高。质反应指的是，对某些效应来说，药物作用的强度不是一个连续变化过程，只能用阴性、阳性数目表示，如死亡、惊厥、麻醉等出现或不出现。

有些反应可以用等级进行评分，这些反应也属于"质"反应。需要说明的是，评分质反应的评分等级越多，这样的反应就越接近量反应。在统计学中，量反应药理效应属于计量资料；而质反应药理效应属于计数资料，统计方法是不同的。

27. 量效曲线 用效应强度为纵坐标，药物剂量或血药浓度为横坐标作图即为量效曲线。每种药物都有其独特的量效曲线。量效曲线在表示上也分质反应和量反应两种情形。

对于量反应，其量效曲线可以在一个个体动物上用剂量累加的方式求出。该曲线是一先陡后平的曲线，为使量效规律更加直观，将横坐标的剂量值转变成对数值，则曲线成为近似对称的S形。

对于质反应，如果用累加阳性频数（发生阳性反应的个数相加）为纵坐标时，其曲线与量反应的量效曲线是相似的，如果横坐标用对数剂量则也为 S 形量效曲线。

　　量效曲线表示药物效应随着剂量的变化而变化。此处，药物效应可以是治疗作用、毒性反应或致死反应。由于质反应 S 形曲线也呈中间部分 50%效应处斜率最大，效应随剂量的改变也最快，其相应的剂量称作半数效应量。如效应为疗效，则称为半数有效量（ED_{50}）；如效应为中毒反应，则为半数中毒剂量（TD_{50}）；如效应为死亡，则为半数致死量（LD_{50}）。

　　28. 量效曲线的几个特征变量　量效曲线包含如下几个特征性的变量。

　　强度（potency）：又称效价强度，指能产生一定效应所需的剂量或浓度，通常采用半数有效量表示。其值越小则强度越大。有些药物（如青霉素）的强度用效价单位（U）表示，如青霉素每瓶 80 万 U 等。故强度与效价意义相同，可通用。

　　效能（efficacy）：指不限定剂量，药物可产生的最大效应。当药物已达最大有效量时，若再增加剂量，效应不再增加，相当于量效曲线后面的渐近线。

　　药物的强度和效能不一定一致。在临床应用时，需对同类药中各药的效价和效能进行综合考虑和比较。强度高的药物用量小，而效能高的药物效应强，各有特点。一般说来，药物的效能更为重要，因为效能高的药物比效能低的药物可取得更强的治疗效果。当然药物的价值除了效价和效能之外，还必须结合其安全范围进行综合分析，才能作出科学评价。

　　量效变化速度：以曲线的坡度（即斜率）表示。如曲线越陡，变化越快，这种药往往属于"剧药"。

　　个体差异：是一个统计学概念，指在使用某个药物时，不同的个体要达到某种程度的疗效可能要使用不同的剂量，或者使用相同的剂量，但获得的疗效程度也不一样。个体差异服从统计学中的正态分布。

　　量效曲线的变化规律参见图 1-3。

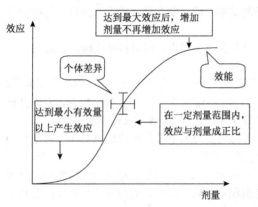

图 1-3　量效曲线示意图

　　29. 治疗指数　治疗指数（therapeutic index，TI）是表示药物安全性的指标，TI 永远大于 1。

$$TI = \frac{LD_{50}}{ED_{50}} \tag{1-1}$$

$$TI = \frac{TD_{50}}{ED_{50}} \tag{1-2}$$

　　此数值越大，表示有效剂量与中毒剂量（或致死剂量）间距离越大，越安全。化疗药的治疗指数又称化疗指数。用治疗指数评价药物的安全性存在一定缺陷，仅用于评价药物的效应曲线和毒性曲线平行的药物的安全性。如果效应曲线和毒性曲线不平行，可用更科学的安全指数（式 1-3）、安全界限（式 1-4）或安全范围（药物安全范围指最小有效量和中毒量之间的距离）表示。

$$安全指数 = \frac{LD_5}{ED_{95}} \tag{1-3}$$

$$安全界限 = \frac{(LD_1 - ED_{99})}{ED_{99}} \times 100\% \tag{1-4}$$

　　30. 构效关系　药物的作用特性是由药物的分子结构决定的，因此构效关系是指药物的结构与药理活性或毒性之间的关系。药物的结构是药物作用、毒性及其药代动力学行为的决定性因素。构效关系是药物化学的主要研究内容，药理学主要利用该知识阐述药物的作用机制。

　　31. 药物的不良反应　药物的不良反应是药物固有的特性，只要与用药目的无关的反应都可以归为药物的不良反应。大多数不良反应是不利的甚至是有害的。产生不良反应的原因很复杂，与药物的选择性、杂质、机体因素等有关。

32. 副作用　副作用是指药物在治疗剂量时产生的与治疗目的无关的作用。这是与治疗作用同时发生的药物固有的作用，可能给患者带来不适或痛苦，但一般较轻微，危害不大，可以自行恢复，也是可以预知的。产生副作用的原因是由于药物的选择性低。副作用也可以随治疗目的不同而改变。因此副作用具有可知、可控、可逆，但不可避免的特点。没有副作用的药物是不存在的。

33. 毒性反应　毒性反应是指药物剂量过大和（或）用药时间过长而引起的机体损害性反应，一般比较严重。毒性反应可以表述为短时间内用的累计剂量过大或长时间内用的累计剂量过大。前者为急性毒性，以循环、呼吸和神经系统比较敏感，容易观察到；后者为慢性毒性，多为肝肾功能、造血系统功能性或器质性损害，甚至可危及生命。毒性反应在性质上和程度上与副作用不同，对使用者危害较大，故临床用药时应严格掌握用药剂量及疗程，并定时做有关检测。与副作用不同，毒性反应是可以避免的。

另外有一种毒性反应称为特殊毒性反应，主要会干扰机体遗传物质的结构或表达，表现为致畸（导致胎儿发育异常）、致癌（导致肿瘤发生）、致突变（导致遗传物质 DNA 序列错乱）。

34. 变态反应　变态反应是药物引起的病理性免疫反应。变态反应的发生率一般不高，与药物的作用、使用剂量及疗程无关，在远低于治疗量时也可发生严重反应。变态反应通常分为四种类型，即过敏反应、溶细胞反应、免疫复合物反应、迟发型变态反应。临床表现有药热、皮疹、哮喘、溶血性贫血、类风湿关节炎等，严重时也可引起休克甚至死亡。

大分子药物因具有一定的抗原性，反复使用较易引起变态反应；对于小分子药物的变态反应而言，大多与药物的杂质有关。

35. 后遗效应　在量效曲线中，大多数情况下血药浓度超过最低有效血药浓度后即有药理作用，降低到最低有效血药浓度以下即没有药理作用。然而有例外，即血药浓度已降至阈浓度以下而残存的药理效应，这就是后遗效应。这实际上是药物浓度-效应存在明显滞后现象导致的。

36. 继发效应　该处的继发效应容易与前一节的继发反应概念相混淆，尽管意思是一致的；因为前一节的继发效应主要讲药理作用，而该节的继发效应属于不良反应。

此处是指药物治疗作用得以发挥后，所引起的不良后果。如后续提到的治疗矛盾（青霉素治疗梅毒）、菌群失调症（广谱抗菌药）都属于继发效应。

37. 特异质反应　大多数教材将特异质反应描述为"少数患者对某些药物特别敏感，其产生的作用性质可能与常人不同"。这种描述不易让学员从本质上认识该概念。

特异质反应的本质意思是药物作用的个体差异超出 95%正态分布范围的情形，即某些个体出现过强或过弱的药理作用的现象，参见图 1-4。其反应性质与药物的固有药理作用是相关的，且严重程度与剂量成正比，相当于量效关系过度放大或过度缩小。显然，导致这种现象的原因在于该个体的靶点或靶点涉及的信号通路与他人存在较大差异。现认为，这是一类先天性遗传异常所致的反应，主要涉及作用的靶点或参与其体内过程或信号通路的某些生物大分子表达异常。

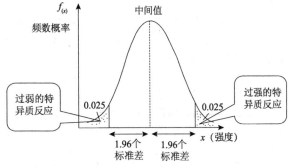

图 1-4　特异质反应与统计学的关系

38. 停药反应　使用药物控制某疾病后，突然停药使得原有的疾病复发或恶化，这种现象称为停药反应。典型的例子是 β 受体阻断药防治高血压和糖皮质激素药物控制风湿性关节炎。

显然，只有治标药物才可能发生该反应。

39. 药物依赖性　药物依赖性是指患者连续使用某些药物以后，产生一种不可停用的渴求现象，也称成瘾。直接或间接作用于中枢神经系统的药物都可能产生药物依赖性。根据它们使人体产生的依赖和危害程度可分为两类，即精神依赖和生理依赖。

精神依赖指的是不用成瘾药会产生精神上的不适，如精神不集中、失眠等；生理依赖则是不使用成瘾药物则会导致生命体征异常，如血压升高或下降、心跳减慢或加速、大小便失禁、口吐白沫等。一般认为精神依赖是基础，生理依赖是成瘾的严重阶段。在药品管理上，反复用药可能会产生生理依赖的药物按照麻醉药品进行管理；而反复用药可能会产生精神依赖性的药物按照精神药品进行管理。

40. 药品不良反应　药品不良反应是指合格药品在正常用法用量下出现的与用药目的无关的或意外的有害反应。该概念与药物不良反应是有明显差别的，接近药物副作用的概念，但这是一个法律概念，而不是一个学术概念。

41. 药物的作用机制　药物的作用机制，是指研究药物如何和机体相互作用。药物的作用机制有广义和狭义之分。狭义的药物作用机制是指药物分子与靶点（生物大分子）的相互作用，包括作用于哪些靶点、作用的方式、存在的相互作用力等。广义的作用机制则把表现在分子、细胞、组织器官层面的药理效应都视为作用机制。一般来说，药理学中的药物作用机制概念多采用狭义概念。

42. 药物作用的靶点　靶点是与药物分子发生相互作用的生物大分子，可以是核酸、蛋白质或其他生物大分子，但常见的是蛋白质。在蛋白质靶点中则主要有受体、酶、离子通道、转运体、核受体、转录因子等。

43. 受体　受体的概念也有广义和狭义之分，广义的受体是指能与某些分子发生特异性结合的生物大分子,这个概念和靶点的概念基本一致。药理学一般采用狭义概念，即受体（receptor）是与细胞关联在一起，能与配体选择性结合，通过信号转导机制产生特定生理功能的生物大分子。受体可以存在细胞膜或细胞内；配体可以是神经递质、激素、自体活性物质或药物。受体最核心的标志是产生生理效应前有信号转导机制，这种信号转导实际上就是一种生物信号放大机制，放大的形式有酶联放大或电流放大（偶联离子通道）。

受体的英文是 receptor（想想为什么不是 acceptor），这表明受体作为一种靶点是被动的。当然，受体与细胞关联在一起，它不能像药物分子一样到处流动游走，只能在细胞上等药物分子来和它接触。

44. 受点　受点是指受体上与配体发生特异性结合的结构域。

45. 配体　配体是指能与受体匹配结合的物质，可以是神经递质、激素、自体活性物质或药物。

46. 受体分布　根据分布部位，受体可分为细胞膜受体、胞质受体、细胞核受体。受体的生物学作用就是实现细胞间、细胞内细胞器间的通信，也就是说，存在生物膜连续包裹的地方要发生生物通信就需要受体。

47. 受体的特性　受体有特异性、敏感性、饱和性、可逆性和变异性。这些特性大多也是其他生物大分子比如酶具有的，真正的特性应该是敏感性，因为受体存在生物信号放大系统。

48. 受体与药物结合　药物与受体结合后产生效应。多数药物与受体上的受点结合是通过非共价方式，如分子间吸引力（范德瓦耳斯力，Van der Waals force）、离子键、氢键实现。由于这些键作用力不强，容易解离，为可逆性结合。少数药物以共价方式与受体结合，由于共价键结合牢固，不易解离，故药效持久。药物与受体结合后引起生理效应须具备两个条件，即具有亲和力和内在活性。

亲和力是指药物与受体结合的能力。作用性质相同的药物相比较，亲和力大者作用强，故亲和力是作用强度的决定因素。亲和力是一切药物作用的前提。

内在活性是药物本身内在固有的，与受体结合引起受体激动产生效应的能力，是药物最大效应（效能）或作用性质的决定因素。

与受体结合的药物，根据其结合后产生的反应，可分为激动剂、拮抗剂和部分激动剂。

49. 激动剂 激动剂指既有较强的亲和力，又有较强内在活性的药物。这些药物与受体结合能模拟内源性配体的作用使该受体兴奋。受体命名的标准是根据内源性配体确定的，激动受体并不一定在整体层面出现兴奋作用，如激动阿片受体在整体层面表现为中枢抑制作用。

50. 拮抗剂 拮抗剂是指具有较强的亲和力，但无内在活性的药物。这些药物与受体结合后不能产生该受体兴奋的效应，却因占据受体而阻止激动剂的作用。拮抗剂按其作用性质可分为竞争性和非竞争性两类。①竞争性拮抗剂：可与激动剂竞争相同受体，其结合是可逆的。一定量的竞争性拮抗剂存在时，再测定激动剂的累计浓度-效应曲线，可见量效曲线平行右移，即通过增加浓度，激动剂仍可达到其单用时相同的最大效应。②非竞争性拮抗剂：能不可逆地作用于某些部位而妨碍激动剂与受体结合，并拮抗激动剂的作用。一定量的非竞争性拮抗剂存在时，再测定激动剂的累计浓度-效应曲线，可见曲线右移和下移，最大效应减弱。这种方式结合的受体相当于所结合的受体遭到破坏使有效受体的总数（密度）下降。

51. 部分激动剂 具有激动剂和拮抗剂双重特性。这类药物的亲和力较强，但内在活性弱，其单独应用时产生较弱的激动效应。若与激动剂合用，随其浓度增大，表现出拮抗激动剂的作用，使同浓度激动剂的效应下降，须增大浓度才能达到最大效应。因此部分激动剂和部分抑制剂意思是相同的，产生的激动或抑制效应是相对的。

52. 受体作用方程式 药物与靶点（受体）相互作用后产生的药理效应可以用式（1-5）表示：

$$D + R \underset{k_2}{\overset{k_1}{\rightleftharpoons}} DR \tag{1-5}$$

式中，D 表示药物，R 表示受体，而 DR 复合物则代表疗效，k_1 和 k_2 是平衡常数。在一定情况下，R 的有效数量是固定的，那么 DR 的量就取决于 D 的量，而 R 的量决定了最大效应。

受体储备：式（1-5）中，剩余未被结合的受体称为储备受体。储备受体与非储备受体之间并无质的差异，一旦被激动剂占领，也可产生同样的药理效应。

53. 受体调节 处于可与配体结合状态的受体为有效受体。有效受体的数量和质量（有些受体存在结构修饰而产生别构调节）并不是固定不变的，由于经常受到各种生理、病理、药理因素的影响而处于动态平衡中，其数量、亲和力及效应力会发生变化。

受体的调节现象在药理学中主要是增敏调节和失敏调节。增敏调节是指与正常相比，某种受体激动产生效应增强的现象，反之就是失敏调节。受体的调节是生物适应性的表现，β肾上腺素受体是一类容易引起增敏和失敏调节的受体，一般受体拮抗剂对受体进行增敏调节，激动剂则产生失敏调节。

对于式（1-5）而言，受体调节本质上是有效受体数量发生了改变，这种改变可以是有效数量上的，也可以是质量上的。对于质量上的调节，主要是受体的别构调节，别构调节后，受体与配体的亲和力会发生改变。对于数量上的调节，一种是快速的，即受体内化或内化受体重定位到膜上，显然内化的受体失去与配体结合的能力；还有一种是通过基因表达调控引起受体数目的绝对变化。除此之外，受体信号通路中的其他效应子也可能发生数量上或质量上的变化，因此受体的调节是一个非常复杂的过程。

配体作用于特异性受体，使其自身的受体发生变化，称同种调节。例如，长期应用异丙肾上腺素导致β肾上腺素受体结合容量下降；若配体作用于特异性受体，对另一种配体的受体产生调节，称异种调节。如β肾上腺素受体可被甲状腺素、糖皮质激素和性激素所调节；M受体可被血管活性肽所调节。

54. 受体的类型 根据信号的转导方式不同，受体可以分为 4 种主要类型。

1）配体门控离子通道受体，信号放大的机制通过电流变化实现，如 N 胆碱受体、γ-氨基丁酸受体（GABA receptor）、甘氨酸受体、天冬氨酸受体均属这一类型。

2）G 蛋白偶联受体（G-protein coupled receptor），信号放大机制通过鸟苷酸结合蛋白实现，如肾上腺素、多巴胺、5-羟色胺、乙酰胆碱、阿片类、嘌呤类、前列腺素及一些多肽激素等的受体。

3）酪氨酸激酶受体，信号放大机制是二聚化后受体的酪氨酸激酶结构域能相互磷酸化，胰岛素、表皮生长因子（EGF）、血小板衍生生长因子（PDGF）及某些淋巴因子（lymphokines）

的受体属于这一类型。

4）核受体，这类受体能与亲脂性的糖皮质激素、盐皮质激素、甲状腺激素、性激素、维A酸、维生素A、维生素D等结合，形成激素受体复合物，通过调节基因表达过程而在细胞中产生作用。

除此之外还有细胞因子受体、鸟苷酸环化酶偶联受体。

55. 第二信使　对被生物膜完整包裹的小室（细胞或细胞器）而言，内外的信息交流需要受体，而受体的信息载体要通过信使分子实现。一般把细胞外的各种理化信号（特别是化学信号）视为第一信使；第一信使作用于细胞膜受体后在胞质内传递信息的小分子则为第二信使；作用于细胞核膜受体后在核内传递信息的分子则为第三信使。

第一信使：指多肽类激素、神经递质及细胞因子等细胞外信息物质，一般不能进入细胞内。而是与靶细胞膜表面的特异受体结合，进而改变受体的构象，激活受体，引起细胞膜对离子通透性或酶活性等变化，从而调节细胞功能。

第二信使：指第一信使作用于靶细胞后胞质内产生的信息分子，是胞外信息与细胞内效应之间必不可少的中介物。第二信使将获得的信息增强、分化、整合，并传递给效应器，发挥特定的生理功能或药理效应。重要的第二信使有环磷腺苷（cAMP）、环磷鸟苷（cGMP）、肌醇磷脂（IP_3、DAG）和钙离子（Ca^{2+}）。

第三信使：指负责细胞核内外信息传递的物质，包括生长因子、转化因子等，参与基因调控、细胞增殖与分化、肿瘤的形成等过程。

从分子生物学角度看，细胞信息传递（信号转导）是以一系列蛋白质的构象和功能改变，引发瀑布式级联反应的过程。一个胞外信号逐级经过胞质中雪崩式的酶促放大（或电流放大）反应，迅速在细胞中扩布到特定的靶系统，从而发挥效应。

1.3　药物代谢动力学

药物代谢动力学（药代动力学）是研究机体作用于药物的科学，即药物的体内过程，包括药物的吸收、分布、转化、排泄的规律及影响因素。并进一步研究药物在机体内量变化的动力学过程，通过时间-药物浓度曲线的测定及药代动力学参数的估算，来阐述药物在机体内量的变化规律，为临床制订最佳给药方案和合理用药提供理论和实际的依据。

在体内过程中，药物的吸收、分布和排泄研究的是药物在体内空间位置的变化，是物理变化；而转化属于化学变化；转化和排泄属于消除。

56. 药物的转运　药物在体内吸收、分布、转化及排泄过程中，首先必须跨越多层生物膜，药物的跨膜过程就是药物的转运。

生物学中，生物膜是指胞质膜和细胞器膜（如线粒体膜、核膜、溶酶体膜等），它是由蛋白质和液态的脂质双分子层（主要是磷脂）所组成的膜质结构。

在药理学中，生物膜的概念更加广泛，它既可以是由单层细胞（如小肠上皮）组成，也可以是由多层细胞（如皮肤、胎盘等）组成。虽然其与生物学中的生物膜在组织结构上已有根本的不同，但在药物通过的方式上却几乎是完全相同的。

药物的跨膜转运根据是否需要消耗ATP，分为被动转运和主动转运两大类。

57. 被动转运　被动转运，即药物从浓度高的一侧向浓度低的一侧跨膜转运。转运动力来自膜两侧的浓度差（准确地说是电化学差），当膜两侧药物浓度达到平衡时，转运即停止。它不耗能，被动转运又分为简单扩散、易化扩散和膜孔扩散三种。

简单扩散，即药物依靠其脂溶性先溶于脂质膜，而后从高浓度一侧向低浓度一侧被动转运的方式。它是药物转运中一种最常见、最重要的转运方式。它不耗能、不需要载体、不受饱和限速及竞争抑制的影响。

易化扩散，即药物通过载体或者通道顺电化学差进行转运。通过这种方式转运的药物很少，其特点是具有饱和现象和竞争抑制现象（因为载体或通道数量是一定的）。

膜孔扩散，是指水溶性小分子药物受流体静压或渗透压的影响，通过生物膜膜孔（亲水通道）的被动转运方式。

58. 简单扩散的影响因素 对药物来说，大多数药物的转运是通过简单扩散实现的。对于具体的生物膜而言，影响简单扩散的因素本质上就是两个，即药物自身因素和膜两侧的浓度差。对于药物自身因素来说，生物膜的主要屏障是脂质，因此药物的脂溶性就决定了简单扩散的可行性，脂溶性越高，扩散越容易。如果药物因素固定，那决定简单扩散速度的是膜两侧的浓度差，顾名思义，药物的被动转运永远是从高浓度向低浓度扩散。

至于书上讲的膜两侧的 pH 或者药物解离度问题，本质上还是影响了药物在膜两侧的浓度差，即酸性药物在酸性条件下分子型（HAc）多，脂溶性高，易通过生物膜，通过生物膜的酸性药物在碱性环境即发生电离，生成负离子型（Ac⁻）的药物；从化学上讲，HAc 和 Ac⁻ 不是同一个物质，相当于跨膜后 HAc 就不存在了，始终能保持一个较高的 HAc 浓度差，所以酸性药物在酸性条件下易跨膜转运到碱性环境。反之，碱性药物在碱性环境下易转运到酸性环境。以上解释参见图 1-5。

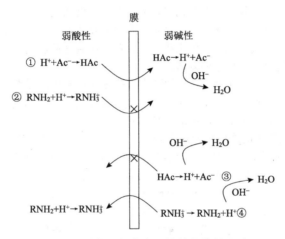

图 1-5 药物的解离度对简单扩散的影响

①酸性药物在酸性条件下易转运到碱性环境：酸性药物 HAc 在酸性条件下容易转化成分子型，分子型药物脂溶性高，易跨膜，跨膜后的 HAc 在碱性环境下发生中和反应，生成酸根 Ac⁻，与 HAc 相比，HAc 在膜两侧的浓度差始终能得到较好的维持。②碱性药物在酸性环境下不易发生转运：分子型的碱性药物（RNH₂）在酸性条件下会生成铵盐（RNH₃⁺），而铵盐的脂溶性差，不易通过生物膜。③酸性药物在碱性条件下不易转运：分子型的酸性药物（HAc）在碱性条件下会生成盐（Ac⁻），而盐的脂溶性差，不易通过生物膜。④碱性药物在碱性条件下易转运到酸性环境中：碱性药物 RNH₂ 在碱性条件下容易转化成分子型，分子型药物脂溶性高，易跨膜，跨膜后的 RNH₂ 在酸性条件下发生中和反应，生成铵盐 RNH₃⁺，与 RNH₂ 相比，RNH₂ 在膜两侧的浓度差始终能得到较好的维持。HAc，分子型的酸性药物；Ac⁻，盐（酸根）；RNH₂，分子型的碱性药物；RNH₃⁺，盐（铵根）。

对药物因素来说，还有一个容易被忽视的因素，那就是分子量。分子量越小，表明分子体积小，分子运动越快，通过生物膜的能力也就越强。

59. 主动转运 主动转运指能逆浓度差的载体运转（它可使药物在体内聚集于某一器官或组织）的一种方式，需要消耗能量。但采用主动转运方式的药物不多，不是药物转运的主要方式。

60. 胞吞、胞饮和胞吐 通过生物膜的运动，将大分子物质以包裹的方式进行的被动转运，如胞饮（液滴）和胞吞（颗粒）及胞吐（液滴或颗粒离开细胞），显然胞吞、胞饮和胞吐也是耗能的，但这都不是药物转运的主要方式。

61. 吸收 药物由给药部位进入血液循环的过程称为吸收。

药物吸收的速度和程度会直接影响药物作用的快慢和强弱，因此药物吸收是药物发挥作用的重要前提。这里需要注意的是，药物进入体循环才进入可分布状态，如药物经肠道吸收可能会很大程度上被肝脏转化，导致进入体循环的药量减少而减弱其作用（即首过效应）。因此，吸收入血只是前提，进入体循环的药量才能直接决定药物的药理作用。

不同给药途径，药物吸收的快慢依次为：吸入>肌内注射>皮下注射>口服>直肠>皮肤。

62. 口服给药 机体与外界进行固体或液体物质交换的主要场所是消化道，因此口服给药是最常用的给药方式，也是应该首先考虑的给药方式。

其主要吸收部位为小肠，吸收方式主要为脂溶扩散，影响药物口服吸收的因素很多：①药物方面，如制剂崩解时间、固体剂型的添加剂、制剂在胃肠道中的稳定性、药物的晶形；②胃肠道功能方面：吸收环境的 pH、胃排空时间、肠内转运时间、胃肠道的吸收表面积、胃肠的病理状态、胃肠道血流量；③其他方面（通过影响药物或胃肠道而影响其作用）：药物在胃肠中的相互作用、肠内的食物类型、肠内细菌对药物的代谢、首过效应。

63. 首过效应 首过效应也叫首过消除，是指口服给药时，部分药物在胃肠道中、肠黏膜中和肝脏中被代谢灭活，使进入体循环的药量减少的现象。首过效应分为两个部分，一个是肠道作用，一个是肝脏作用。因此，肠道给药无法避免首过效应，但可以减少首过效应。

首过效应明显的药物是不宜口服给药的（如硝酸甘油、利多卡因等）；但首过效应也有饱和性，若剂量加大，虽有首过效应存在，仍可使血中药物浓度明显升高。

64. 直肠给药 直肠给药可减少首过效应，因为部分药物仍可经痔下静脉通进入体循环直接发挥作用，但还是有很大一部分经痔上静脉进入门静脉到达肝脏而发生消除。直肠内给药的优点仅在于可避免药物对上消化道的刺激性。

65. 舌下给药 舌下给药可经舌下静脉吸收直接进入体循环，无首过效应，故特别适合经口服给药，易于被破坏（如异丙肾上腺素片等）或首过效应明显（如硝酸甘油片等）的药物。但舌下给药的依从性不好，也不是主要的给药方式。

66. 注射给药 最常用的注射给药途径为皮下注射和肌内注射。皮内注射一般仅限于皮试，穴位注射类似肌内注射，但不常用。注射后药物多可沿结缔组织迅速扩散，再经毛细血管及淋巴管的内皮细胞间隙迅速通过膜孔转运吸收进入体循环，所以注射给药的最大特点是吸收迅速、完全。另外，注射给药也适用于在胃肠中易破坏（如青霉素等）、不易吸收（如庆大霉素等）和在肝中首过效应明显（如硝酸甘油片等）的药物。

静脉注射是一种危险的给药方式，一般是疾病治疗最后考虑的给药方式，仅用于抢救或不宜采用其他方式给药的情形。

由于正常情况下机体没有注射的物质交流方式，注射给药的弊病很多，反复皮下注射或肌内注射可能会导致疼痛、硬结；静脉注射容易导致输液反应、脉管炎等。有些药物皮下或肌内注射的吸收反而比口服差，如地西泮、苯妥英钠、地高辛。注射给药的危险性从大到小依次是静脉推注、静脉滴注、肌内注射、皮下注射和皮内注射。

67. 吸入给药 呼吸道是机体与气体发生交换的场所，也能吸入一些粉尘。因此吸入给药是指一些气体、挥发性药物（如吸入麻醉药及亚硝酸异戊酯等）或药物的超细粉末经过呼吸道直接进入肺泡而吸收，产生全身作用的给药方式。

吸入给药仅用于两种情形：一是全身性气体麻醉；二是呼吸系统疾病的防治（相当于局部给药）。一般情况下，吸入给药不宜作为其他疾病防治的主要给药方式。

68. 经皮给药 皮肤具有很强的屏障作用，只有脂溶性高、分子量小的药物能够被吸收，且吸收不完全、不稳定。经皮给药主要用于皮肤疾病的局部治疗，不是一种全身性给药的主要方式。一些促皮吸收剂的使用可增加药物经皮吸收率，但破坏了皮肤的屏障作用，也不应考虑作为主要的全身给药方式。

69. 给药途径的选择 鉴于大多数药物是固体或液体，而机体与这类物质交换的最主要通道是消化道，因此消化道给药（口服）应作为首要考虑的给药方式；而静脉注射液最危险，应该是不得已的选择；其他给药方式则酌情选择。

70. 分布的概念 分布是指药物吸收后随血液循环进入各组织间液和细胞内液的过程。药物作用的快慢和强弱，主要取决于药物分布进入靶器官的速度和浓度；而药物消除的快慢，则主要取决于药物分布进入代谢器官（肝脏）和排泄器官（肝脏、肾脏）的速度。影响药物分布的因素很多，主要有血浆蛋白结合率和各种体内屏障。

71. 血浆蛋白结合率 药物吸收后都能不同程度地与血浆蛋白结合,主要与白蛋白结合(白蛋白量最多),某些碱性药物也可与酸性糖蛋白或球蛋白结合,如奎尼丁等。

药物和血浆蛋白结合的特性与药物和药靶结合是相似的,也有选择性、可逆性、饱和性、竞争性。由于药物作用的靶点多与细胞在一起,药物与血浆蛋白结合后因空间位阻变大,既不能进入细胞也不能与细胞膜上的药靶结合因而失去药理作用,可以把结合状态的药物理解成一种药物的储备形式。

和药靶数量类似,血浆蛋白的量也是可变的,由于大多数血浆蛋白来自肝脏,当肝功能下降时,血浆蛋白可能会减少,从而导致结合状态的药物减少,使游离形式的药物增多,而游离型的药物能直接发挥作用,从而使药物作用增强甚至中毒。

当联合用药时,药物的血浆蛋白结合率可发生竞争现象,竞争的后果是:对血浆蛋白结合率高的游离血药浓度影响程度较大,可能会导致血浆蛋白结合率高的药物发生中毒。

72. 血脑屏障 血脑屏障是存在于脑毛细血管和神经细胞间的一种屏障,依次为致密排列的内皮细胞、基膜、间质和神经胶质细胞。血脑屏障的生理意义在于保护神经细胞处于一个"纯净"的稳定状态,避免外界的化学因素干扰。血脑屏障是决定药物能否进入脑组织产生中枢神经系统药理作用的关键。一般认为只有脂溶性高、分子量小的物质可以通过血脑屏障。当然,在病理条件下,血脑屏障的通透性可发生改变。由于脑脊液是神经细胞外液的一部分,将药物置于脑脊液中即可实现中枢给药。

73. 胎盘屏障 胎盘屏障是指胎盘绒毛与子宫血窦间的屏障,它能将母体与胎儿的血液分开;但对药物而言,其通透性和一般毛细血管没有明显的区别,只起到一定的延时作用。因此孕妇用药要注意对胎儿的影响,如果用药后在 2h 内能娩出胎儿,则认为药物对胎儿的影响可以忽略。

74. 其他生理屏障 其他生理屏障有血眼屏障、血关节囊液屏障、血睾屏障等,这些屏障的存在不利于药物的分布。

75. 体液 pH 体液的 pH 主要影响弱酸性或弱碱性药物的分布。一般酸性药物倾向于分布在碱性体液,而碱性药物倾向于分布在酸性体液。通过改变血液等细胞外液的 pH,可以有助于某些药物的排泄。由于机体的酸性物质主要是细胞代谢产生的,因此细胞内的酸性程度高于细胞外。

76. 首次分布与再分布 药物吸收入血后会随血流进入各组织器官,血流大的组织器官获得的药量多,反之较少;这种现象是首次分布。首次分布的主要影响因素是血流量。

再分布是指个别药物可首先向血流量大的器官分布,然后再向血流量少,但亲和力更强的组织转移的现象。再分布的主要影响因素是药物的组织亲和力。

77. 转化的概念 生物转化是指药物在体内发生化学结构改变的过程,又称药物的代谢。体内代谢药物的主要器官是肝脏,其次是肠、肾、肺等组织。

78. 药物转化的方式、步骤 药物的转化过程一般分为两个时相进行:第 I 相是氧化、还原和水解反应,目的是引入或暴露出一些极性基团(如产生羟基、羧基、巯基、氨基等),增加代谢物的极性(大多数情况下也增加水溶性);第 II 相是结合反应,使参与 I 相反应的代谢物与体内的其他化学成分(如葡糖醛酸、硫酸、甘氨酸、谷胱甘肽等)共价结合,进一步提高代谢物的极性(大多数情况下进一步增加水溶性)。

79. 药物转化的意义 药物转化的意义是增加药物分子的极性,阻止其进入其他细胞,促进其排泄。生物转化后的药物极性肯定增加,跨膜转运能力下降,但水溶性不一定增加,如磺胺类乙酰化代谢后,溶解度反而下降。

转化的后果是:大多数药物的活性减弱或消失(灭活);部分药物生物转化后才有药理活性(活化,原来的药称前药);还有一些药物生物转化后依然保留着相当的活性。因此灭活不是药物转化的目的。

80. 药物转化的酶系统 转化药物的酶根据专一性程度分为两类:①专一性酶,如胆碱酯酶、单胺氧化酶等,它们只能转化乙酰胆碱和单胺类等一些特定的药物或物质;②非专一性酶,它们是一种混合功能氧化酶系统,一般称为细胞色素 P450,主要存在于肝细胞内质网上,可促进多种药物的转化,故又称肝药酶。

细胞色素 P450 酶系统是促进绝大多数有机物在机体内转化的酶系统，它有以下特点：①选择性低，一般能同时催化多种药物的转化；②变异性大，该酶可受遗传、年龄、营养状态、机体状态、疾病等多种因素的影响，而表现为明显的个体差异；③酶的活性易受药物的影响而出现增强或减弱现象。

81. 药酶的诱导剂和抑制剂　凡能够增强药酶活性的药物称为药酶诱导剂；而能够减弱药酶活性的药物称为药酶抑制剂。药酶诱导剂和药酶抑制剂不仅可增强或减弱药物自身的转化；当合并使用其他药物时，还可使同时使用的其他药物的转化速度发生变化，而导致药效或毒性的增强或减弱。

82. 排泄的概念　排泄是指药物及其代谢物被排出体外的最终过程。排泄是药物及其代谢物彻底消除的过程，肾脏是药物排泄的主要器官，非挥发性的药物主要由肾脏随尿排出；而气体及挥发性药物则可由肺随呼气排出；另有少部分药物可随胆汁、乳腺、汗腺、唾液腺及泪腺等排出体外。

83. 经肾脏排泄　肾脏是药物排泄的主要器官，药物及代谢产物主要经肾脏排泄，肾脏排泄药物与尿液的生成过程是一致的，即肾小球滤过、肾小管重吸收、肾小管分泌。

影响尿液生成的因素也会影响药物的经肾排泄，其中尿量是最主要因素，其次是尿液的 pH。碱性尿液有利于酸性药物的排泄，酸性尿液有利于碱性药物的排泄。

如果脂溶性高的药物未经肝脏代谢，经肾排泄是很少的，即使被肾小球滤过进入肾小管，很容易又被重吸收入血。因此对于极性低的药物而言，肝脏代谢是药物肾排的前提；而对极性高的药物而言，进入体内后能较好地进行肾脏排泄。

84. 经胆汁排泄　药物在肝内代谢后，可生成极性大、水溶性高的代谢物（如与葡糖醛酸结合）从胆道随胆汁排至十二指肠，然后随粪便排出体外。某些药物，如红霉素、利福平等可大量从胆道排泄，并在胆汁中浓缩，在胆道内形成较高的药物浓度，而有利于肝胆系统感染的治疗。

85. 肝肠循环　肝肠循环是指某些药物可经肝脏转化为极性较大的代谢产物，并自胆汁排出，若此时排出的药物在小肠中又被相应的水解酶催化生成原型药物，再被小肠重新吸收进入体循环的过程。肝肠循环会使其血浆 $t_{1/2}$ 延长。

86. 其他排泄途径　许多药物还可随唾液、乳汁、汗液、泪液等排泄到体外。乳汁的 pH 略低于血浆，碱性药物可较多地自乳汁排泄（所以大多数情况下，用药期的妇女不宜哺乳婴儿）；胃液中酸度较高，某些生物碱即便是注射给药，也可向胃液扩散，所以洗胃是该类药物中毒的治疗措施及诊断依据之一；药物也可自唾液排泄，而唾液又易于采集，所以现在临床上还可以唾液代替血液标本进行血药浓度的监测。

87. 时间-药物浓度曲线　用药后，药物在体内不断地吸收、分布、转化和排泄，血药浓度也随着时间变化而变化，这种变化若以药物浓度（C）为纵坐标，时间（t）为横坐标绘出的曲线图，称为时间-药物浓度曲线，简称时量曲线。

由于药物的血药浓度决定药物的药理效应强度，因此时量曲线和时效曲线可以关联起来，从而可以根据时量曲线推测时效变化。

在血管外单次用药后的时量曲线图中，其上升支主要是吸收分布造成，称之为吸收分布相；下降支主要是代谢和排泄占主要地位，称之为消除相。

通过时量曲线的测定，可根据一些数学模型测算出一系列药代动力学参数，以反映药物在体内吸收、分布、转化和排泄的规律和特点。

88. 药物消除的类型　代谢和排泄合称消除。药物在体内的消除方式，按其速率可归纳为以下三种。

（1）一级消除动力学，又称恒比消除，即单位时间内，药物总是按血药浓度的恒定比例进行消除，其消除速率总是与血药浓度成正比。若以血药浓度（C）的对数与时间（t）作图，为一直线。大多数药物的消除都属于一级动力学消除。而且药物吸收、分布中的被动转运，也是按照一级动力学方式进行的。（一级的含义来自消除方程的浓度变量的指数为"1"）

（2）零级消除动力学，又称恒量消除，即在单位时间内，药物始终以一个恒定的数量进行消除，其消除与初始血药浓度无关。完全属于零级动力学消除的药物甚少，但药物吸收、分布中的主动转运、易化扩散则多是按零级动力学方式进行的（零级含义来自消除方程的浓度变量的指数为"0"）。

需要说明的是，大多数药物在低剂量（低血药浓度）下进行一级动力学消除，在较大剂量（较高血药浓度）下进行零级动力学消除。零级动力学消除可以理解成体内的药物量远超出机体的消除能力下发生的消除方式。

（3）米氏消除动力学：是指包括零级和一级动力学消除在内的混合型消除方式。零级动力学可以看作是米氏动力学消除中[S]无穷大的极端形式，相当于血药浓度极高，远远超出机体消除能力的情形。一级动力学消除可以看作是米氏动力学消除中[S]无穷小的极端形式，相当于血药浓度较低的情形。

$$V = \frac{V_{\max}[S]}{K_m + [S]} \tag{1-6}$$

89. 房室模型的概念　为预测药物在体内的动力学过程，可以从数学的角度把机体概念化为一个系统，并按动力学的特点将系统分为若干房室来进行研究，称为房室模型。这个房室只是从数学的角度提出的一个抽象概念，与生理学上实际的体液房室概念不同。也可理解为药物代谢动力学行为相似的组织器官视为同一个房室。根据房室数目组成的不同，又可分为一室模型和多室模型。

90. 峰时间和峰浓度　峰时间（$T_{\max}$）是指用药以后，血药浓度达到峰值所需的时间。峰时间反映药物吸收的快慢和作用的快慢。

峰浓度（$C_{\max}$）是指用药后所能达到的最高血药浓度。峰浓度在一定程度上反映了药物吸收的程度。

91. 曲线下面积　曲线下面积（AUC）是时量曲线和横坐标围成的面积。对于同一个药物来说，体内的药量和曲线下面积是成正比的。它代表一段时间内，吸收进入血中药物的相对累积量。

92. 生物利用度　生物利用度指血管外给药时，药物吸收进入体循环的速度和程度。吸收入血的速度用峰时间反映，程度计算的定义式为式（1-7）。由于对同一个药物而言，吸收入血的量与 AUC 成正比，因此在实际应用中采用式（1-8）进行计算，此式计算的也称绝对生物利用度，一般都小于 100%。

生物利用度为什么强调"体循环"呢？因为大多数情况下的给药方式是口服，在实际工作中很难采集到肠系膜静脉中的血样，但采集体循环静脉血则相对容易，而且体循环的血药浓度扣除了首过效应的药物，更接近实际起效的血药浓度。因此，生物利用度强调"体循环血药浓度"。

$$F = \frac{A_{吸收}}{A_{给药}} \times 100\% \tag{1-7}$$

$$F = \frac{AUC_{血管外}}{AUC_{血管内}} \times 100\% \tag{1-8}$$

如果与标准品对照，则可用式（1-9）求出供试品的相对生物利用度。

$$F = \frac{AUC_{供试品}}{AUC_{标准品}} \times 100\% \tag{1-9}$$

93. 表观分布容积　这是一个最难理解的概念，是一个计算所得的理论数值，它是用体内药物总量与血药浓度的比值来表示的，见式（1-10）。

$$V_d = \frac{A}{C} \tag{1-10}$$

式中：A 为给药总量，单位为 mg；C 为血药浓度，单位为 mg/L。实际上就是假设整个机体是一个均一的溶媒，但体积有多大不清楚，于是利用溶液理论，即给予一定的可溶物质（药物），平衡后可样检测出浓度（血药浓度），然后根据式（1-10）求出该体积。

V_d 是指药物在理论上应占有的体液容积量（以 L 或 L/kg 为单位），而并非指药物在体内所占有的体液真正容积；也不代表某个特定的生理空间，故称为表观分布容积。

意义：

（1）表观分布容积＝5L：说明药物主要分布在血液中。

（2）表观分布容积＝10～20L：说明药物主要分布在全身体液中。

（3）表观分布容积＞40L：说明药物分布在某个组织器官中。

（4）表观分布容积＞100L：说明药物集中在某个器官中。

94. 半衰期　半衰期指血浆中药物浓度下降一半所需的时间。它是药物在体内消除的一个重要的药代动力学参数。

绝大多数药物的消除过程属于一级消除动力学，因此其半衰期值是一个固定值，它不受血药浓度高低的影响，而取决于药物消除速率常数（κ），它们的关系见式（1-11）。

$$t_{1/2} = \frac{0.693}{\kappa} \tag{1-11}$$

意义：

（1）反映了药物消除快慢的程度，是连续给药间隔时间的依据。

（2）根据 $t_{1/2}$ 可预测连续给药达到坪值的时间。

（3）药物药效长短分类的依据。

（4）肝、肾功能不良者，$t_{1/2}$ 可发生改变。

95. 清除率　与生理学中的肌酐清除率的概念相似。清除率（CL）是药物消除速率的另一种表示方法。CL 是指单位时间内有多少表观分布容积（V_d）的药物被清除，其单位为 ml/min。因此，清除率仅表示药物从血中清除的速率，并不表示被清除药物的量。其计算公式为

$$CL = V_d \cdot \kappa \tag{1-12}$$

式中：κ 为消除速率常数，V_d 为表观分布容积。

大多数药物在体内主要通过肝代谢和肾排泄而清除的，因此，药物的总清除率（CL_{total}）相当于肝清除率（CL_h）和肾清除率（CL_r）的总和。

96. 多次给药的时间-药物浓度曲线和稳态浓度　大多数药物均需多次用药，属于一级动力学消除的药物如每隔一个 $t_{1/2}$ 等量给药一次，则经过 4～5 个 $t_{1/2}$，血药浓度可达稳定状态（此时给药量与消除量达到相对的动态平衡），称稳态浓度或称坪值。类似地，停药后经 4～5 个半衰期可认为体内的药物消除完全。若能将稳态浓度的波动控制在治疗血药浓度范围内，这是最理想的状况。

为什么是 4～5 个半衰期呢？因为按照半衰期用药，4～5 个半衰期后血药浓度能够达到理论稳态浓度的 95% 以上；同样，停药后经 4～5 个半衰期，体内药物的残存量不到理论稳态浓度的 5%，从而视为消除完全（当然，理论上是无法消除完全的）。

几种给药方式对稳态的影响：

（1）按半衰期给药，首次剂量加倍可实现快速稳态血药浓度。

（2）当给药总量不变时，仅改变给药间隔时间，一般对达 C_{ss} 时间及血药浓度水平影响不大。但用药次数越多，每次用量越少，时间-药物浓度曲线波动幅度也小；反之波动幅度大。

（3）当每日给药间隔时间不变，而增加药物剂量时，血药浓度水平可提高剂量加倍时，稳态浓度也增加 1 倍。

97. 稳态血药浓度的应用 并不是所有疾病的治疗需要维持稳态血药浓度。一般而言，防治慢性病如高血压、糖尿病的药物和化疗类只具有"抑制"功效的药物追求稳态血药浓度；而化疗类具有"杀"功效的药物不追求稳态血药浓度，反而追求峰浓度。疾病的治疗到底追求稳态血药浓度还是峰浓度应根据具体情况确定。

1.4 影响药效的因素

98. 剂量、剂型、制剂与给药途径 量效关系已经说明了给药剂量的重要性。

制剂的形式基本上就决定了给药途径。在相同的给药途径中，可能也存在不同剂型，如口服剂型中有片剂、胶囊等。剂型对血管外给药的影响较大，主要涉及药物的溶解和释放因素，是一个药剂学因素。

99. 给药时间与次数 给药时间不同，也可使药物的作用和不良反应发生变化。一般餐前给药吸收好，但为了避免对消化道的刺激作用，一般建议餐后服用（三餐是基础，人总不能只吃药不吃饭吧）。

给药次数一般是根据病情需要和药物的 $t_{1/2}$ 而定。需要注意的是，$t_{1/2}$ 是给药间隔时间的重要参考，不是唯一依据，如青霉素 G 的半衰期很短（小于 30min），但一般也就一日两次用于敏感菌的抗感染治疗。

100. 联合用药及药物的相互作用 将两种或两种以上的药物同时使用或相继使用称联合用药。联合用药的目的就是减毒增效，即增强综合疗效，减少不良反应。联合用药时的相互作用包括药代动力学和药效学方面的相互作用。

101. 药代动力学方面的相互作用 该方面作用主要就是影响药物的体内过程，即吸收、分布、转化和排泄。

102. 药效学方面的相互作用 药效学的相互作用的结果，主要表现为协同作用或拮抗作用。协同指的是 1+1≥2，拮抗则是 1+1<2。根据作用机制的不同，又可分为：生理性协同与拮抗、受体水平的协同与拮抗。

103. 体外发生的相互作用 配伍禁忌：是指药物在体外直接配伍使用时，所发生的物理性或化学性的相互作用。表现有产气、变色、生成沉淀、混浊等，其结果可影响药物的疗效或毒性，应尽量避免。

104. 年龄与性别 不同年龄的患者，由于其许多生理功能，如体液和体重的比例、肝肾功能、内分泌功能、血浆蛋白总量、骨骼形成等存在相当的差异，所以对药物的药代动力学和药效学均可产生明显影响。

儿童：儿童的各器官组织正处于生长、发育阶段，年龄越小，器官组织的发育越不完全，特别是新生儿和早产儿，对药物的反应一般比较敏感，药物使用不当会造成器官组织的发育障碍，而发生严重不良反应甚至后遗症，应特别注意。

老人：世界卫生组织（WHO）规定 65 岁以上人群为老人，老人的器官组织及其功能随年龄增长呈现生理性衰退过程，如肝肾功能随年龄增长而自然衰退，故药物清除率也会逐年下降，各种药物的 $t_{1/2}$ 都会有程度不同的延长，所以用药中应特别注意；另外，老年人对许多药物反应敏感性也会有增高现象，也应当留意。

性别：性别的不同，对药物的效应一般无明显的影响，但有些药物在性别不同的男女身上也会有明显差异。另外，还需特别注意妇女"三期"时的用药：①月经期，不宜服用峻泻药和抗凝药，以免盆腔充血、月经增多和痛经等。②妊娠期，应注意避免使用易引起流产、早产等的药物；还要注意某些药物可能会有致畸作用。目前认为胎儿在开始发育的最初 3 个月内，有丝分裂处于活跃阶段，胚胎发育分化快，最易受药物的影响该时间段用药一定要有高度的警惕性。③哺乳期，应慎用那些可通过乳汁进入婴幼儿体内，并可能影响婴幼儿发育的药物。

105. 个体差异 在通常情况下，多数患者对药物的反应性基本相似，但仍会存在差异，这种差异符合统计学中的正态分布。在精准医疗的背景下，尽可能因人而异选择适当的剂量，并根据药效情况及时调整用量，即剂量个体化。

特异质反应是个体差异中的极端情况，会导致药物的作用过强或过弱，要引起注意。另外过敏反应的后果复杂，个体差异特别明显，也要引起注意。

106. 遗传异常　个体差异，特别是特异质反应的背后往往都有遗传背景。对明显有遗传背景差异的人用药也要引起注意，现代倡导的精准医疗有望解决该类因素对药物作用的影响。

107. 病理状态　疾病也会影响药物的疗效。如肝肾功能障碍时，可分别影响药物的代谢和排泄；又如神经功能状态异常也会影响药物作用，如当巴比妥类中毒时，患者能耐受较大剂量中枢兴奋药而不致惊厥。同时我们还应特别注意患者有无潜在性疾病的存在，以防止某些药物可诱发潜在性疾病发生，如氯丙嗪可诱发癫痫；非甾体抗炎药可诱发溃疡；氢氯噻嗪可加重糖尿病；另外在抗菌治疗时，白细胞的缺乏、未引流的脓疡、糖尿病等因素的存在都会不利于抗菌药物疗效的发挥。

108. 心理因素　患者的精神状态与药物疗效关系密切。安慰剂（不具药理活性的制剂）的疗效在某些症状和疾病的治疗中可占总疗效的35%～40%。

鉴于精神因素对药物作用影响的特点，所以在新药临床研究时，常采用双盲法安慰剂对照试验设计，以排除精神因素对药物效应的影响。

109. 机体对药物反应的变化　在连续用药一段时间后，机体对药物的反应是可能发生改变的，可能会出现：

（1）耐受性：耐受性是指连续用药后，机体对药物的疗效逐渐下降，需要加大剂量才能达到原有疗效的现象。但一般在停药一段时间后，机体往往又可以恢复到原有的敏感性，如镇静催眠药苯巴比妥等。

（2）耐药性：病原体及肿瘤细胞等对化学治疗药物的耐受性，又称为耐药。耐药性和耐受性的意思是相同的，只是应用于不同对象，对人是称耐受（不好受），对病原体是称耐药。

（3）依赖性：包括精神依赖性和生理依赖性。

110. 严重的肝功能不全对大多数口服药物的作用有何影响？

（1）对吸收的影响：严重肝功能不全往往是肝硬化的晚期，这样会导致门脉淤血，胃肠道血流减慢（不利于吸收），胃肠蠕动减慢（有利于吸收）。

（2）对分布的影响：严重肝功能不全血浆蛋白减少，吸收的药物结合减少游离增多，促使药物发挥作用。

（3）对代谢的影响：肝脏是药物的主要代谢器官，肝功能不全不利于药物代谢，容易使药物蓄积在体内。

（4）对排泄的影响：大多数药物经肾排泄，不经代谢的药物极性低，不利于排泄。

因此，总的来说肝功能不全患者对大多数口服药的作用是增强的，注意减量使用。

111. 如何合理用药　合理用药的原则是指一定要充分发挥药物的疗效和尽量避免或减少可能发生的不良反应。具体原则如下：

（1）明确诊断。首先要在明确诊断的基础上选药，即根据适应证选药，同时还要考虑禁忌证。

（2）根据药理学知识选药。尽量少用"撒网疗法"，即不要采用不必要的多种药物联合用药的做法。因为这样的做法不仅增加患者的经济负担，且容易发生药物相互作用。选药时，应首先考虑选用"国家基本药物"。

（3）充分了解各种可能影响药效的因素，做到用药个体化，即不要单纯依靠书本提供的药物剂量，应根据患者的具体情况选药。

（4）对因与对症治疗并重。在采用对因治疗的同时，应采用必要的对症支持疗法，特别是在严重感染及癌症化学治疗时，更应重视使用增强机体免疫功能的药物。

（5）及时调整用药方案。要知道开出处方仅是治疗的开始，在治疗的过程中，还必须严密观察患者病情的变化，随时并及时地调整药物剂量或更换治疗药物。

2 外周神经系统药理

外周神经系统药理是药物作用机制研究较彻底的一章，因此理论性和实践性都很强。由于外周神经分布较广，因此该章的药物影响范围也会较广。

2.5 传出神经系统药理概论

112. 药理学中的传出神经系统包括哪些内容？ 传出神经系统是一个药理学概念，包括解剖学中的自主神经系统和运动神经系统，而自主神经系统又包括交感神经系统和副交感神经系统。

113. 交感神经系统和副交感神经系统有何解剖学和生理学特点？

1）解剖学特点：两者从中枢发出纤维后，必须在外周更换一次神经元最后再支配效应器，这类神经纤维没有髓鞘，神经冲动传递容易受到外界影响。差别：交感神经在外周更换神经元的神经细胞（神经节）离中枢比较近但离效应器远，形成交感链，因而节前纤维短，而节后纤维长，且节后纤维多有能释放神经递质的膨体；副交感神经在外周更换神经元的神经节相对独立，离中枢远而离效应器近，因而节前纤维长，而节后纤维短。

2）生理学特点：①支配范围，交感神经支配的效应器广泛，几乎所有的外周组织细胞都有交感神经支配；副交感神经支配的效应器较交感神经少，如副交感神经主要支配心房，对心室支配少。②支配的精准度：交感神经的节后纤维长，支配的精准性低（一根纤维上串联了多个效应器，无法实施一对一支配，只能实现一对多的支配）；副交感神经的节后纤维短，可以实现较精准的支配。③适应环境不同：交感神经适应应急环境（注意应急和应激的差别），而副交感神经适应安静环境。

药理学主要是研究功能的，但功能和形态是相互关联的，一般可以认为形态决定功能，功能反映形态。因此，药理学学习要注意形态和功能的关系。

114. 关于胆碱能神经元和肾上腺素能神经元 以前有些版本的药理学非得称肾上腺素能神经为去甲肾上腺素能神经（突出"去甲"），理由是这种神经释放的递质是去甲肾上腺素，但这种叫法是不妥的。否则胆碱能神经也要改，应该叫乙酰胆碱能神经，但历版药理学对胆碱能神经的称呼并无异议。实际上，因历史的原因，肾上腺素能神经和胆碱能神经都是国际通用的名称，不必再纠结用哪个。

115. 如何理解乙酰胆碱与去甲肾上腺素在合成释放及作用消失的差别？

（1）乙酰胆碱

1）合成：由胆碱和乙酰辅酶 A 在胆碱乙酰化酶的催化下合成 ACh。

2）储存：囊泡中储存，部分则以游离形式存在于胞质中。

3）释放：胞裂外排。

4）作用消失：胆碱酯酶水解破坏。

（2）去甲肾上腺素

1）合成：酪氨酸 $\xrightarrow[\text{胞质}]{\text{酪氨酸羟化酶}}$ 多巴 $\xrightarrow[\text{胞质}]{\text{多巴脱羧酶}}$ 多巴胺 $\xrightarrow[\text{囊泡}]{\beta\text{-羟化酶}}$ NA

2）储存：与 ATP 和嗜铬蛋白结合储存于囊泡中。

3）释放：胞裂外排。

4）作用消失：摄取 1，大部分被突触前膜摄取（重新利用）；摄取 2，被非神经组织摄取（最终氧化代谢）。

因此，乙酰胆碱和去甲肾上腺素主要的差别在于合成和作用消失，为什么会导致这种差异呢？因为乙酰胆碱一步合成，来得快，自然就不珍惜了；而去甲肾上腺素要三步合成，来之不易，自然就珍惜啦。这实际上是一种生物经济原则，这种现象在很多生化途径中都有体现，如机体需要的东西往往都有主动吸收机制，甚至还有回收利用机制，去甲肾上腺素即是代表。

116. 肾上腺素能神经元里到底会不会合成肾上腺素？ 肾上腺素能神经元缺乏合成肾上腺素的酶（N 位甲基转移酶，将去甲肾上腺素进一步甲基化生成肾上腺素）。因此肾上腺素能神经元是不能合成肾上腺素的，因此也不释放去甲肾上腺素。但体内还是有肾上腺素的，当然是来自肾上腺髓质。

117. 传出神经系统的受体和主要作用是什么？

（1）乙酰胆碱受体

1）M 受体（毒蕈碱受体）：M_1 分布在胃壁细胞（胃酸分泌）、神经节；M_2 分布在心脏（减慢心率）；M_3 分布在腺体（分泌）和平滑肌（收缩）；M_4 分布在腺体（分泌）和平滑肌（收缩）；M_5 分布在中枢神经系统。信号转导机制为 G 蛋白偶联。

2）N 受体（烟碱受体）：N_1 分布在神经节细胞（兴奋神经节）；N_2 分布在骨骼肌（收缩）。信号转导机制为偶联离子通道。

（2）肾上腺素受体

1）α 受体：α_1 分布在血管平滑肌（收缩血管）；α_2 分布在交感神经节后的突触前膜，参与 NA 释放的负反馈。信号转导机制均为 G 蛋白偶联。

2）β 受体：β_1 分布在心肌（心脏兴奋）；β_2 分布在心肌和骨骼肌血管（舒张血管）。信号转导机制均为 G 蛋白偶联。

2.6 胆碱受体激动药

118. 临床上为什么不使用乙酰胆碱和烟碱？ 不使用乙酰胆碱的理由如下：

（1）乙酰胆碱作用复杂：乙酰胆碱作用于所有脏器上的 M 受体和 N 受体，而且作用都较强，因此不良反应复杂，几乎难以承受，所以没有药用价值。总论里提到，药物应该有一定的选择性，但乙酰胆碱作为药物几乎没有选择性。

（2）乙酰胆碱口服不吸收且极易被消除：乙酰胆碱是作用于细胞膜上 N 受体和 M 受体的物质，其极性高，而极性高的药物不易吸收。即使注射给药，因为体内的细胞外液存在大量的乙酰胆碱酯酶和假性胆碱酯酶，因此也会很快被代谢（水解）而失去作用。

因此，不管是从药效学还是药代动力学角度，乙酰胆碱均无药用价值。

烟碱的情形与乙酰胆碱类似，只有毒理学意义。

119. 乙酰胆碱为什么会舒张血管平滑肌而收缩血管外平滑肌？ 药物对一类细胞的直接作用往往都是一致的，一般不会出现作用的翻转现象。现已经明确，乙酰胆碱舒张血管平滑肌的作用是间接作用而非直接作用。因为去除或破坏血管内皮细胞后，乙酰胆碱并不能舒张血管，相反表现出一定程度的收缩作用。这实际上也就证明了药物对一类细胞的作用是一致的观点。乙酰胆碱舒张血管平滑肌的作用机制参见图 2-1。

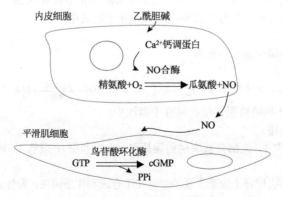

图 2-1 乙酰胆碱通过刺激内皮释放 NO（内皮舒张因子）促进血管平滑肌舒张

120. 为什么毛果芸香碱既可以用于开角型青光眼也可用于闭角型青光眼? 青光眼可分为闭角型和开角型两种。闭角型青光眼也称充血性青光眼，表现为进行性视神经乳头凹陷及视力减退，并因前房角狭窄，房水回流受阻，而使眼内压升高。开角型青光眼也称为单纯性青光眼，可能是小梁网本身及巩膜静脉窦发生变性或硬化，阻碍了房水循环，引起眼内压升高。毛果芸香碱收缩瞳孔括约肌使前房角间隙扩大，房水回流通畅，眼内压迅速降低（闭角型青光眼），且能通过扩张虹膜静脉窦周围的小血管及收缩睫状肌，使小梁网结构发生改变而使眼内压下降（开角型青光眼），故可用于治疗闭角型青光眼和开角型青光眼。

121. 为什么急性虹膜炎禁用毛果芸香碱? 毛果芸香碱用于虹膜睫状体炎是为了防止虹膜与晶状体发生粘连，而且必须与扩瞳药阿托品交替使用。炎症部位的粘连一般发生在慢性炎症或急性炎症后期，在急性炎症期的主要炎症表现是渗出，使用毛果芸香碱会加重炎症渗出，因此禁用。

2.7　抗胆碱酯酶药和胆碱酯酶复活药

122. 胆碱酯酶抑制药为何可以产生拟胆碱作用?可逆性胆碱酯酶抑制药和不可逆性胆碱酯酶抑制药的本质差别是什么? 胆碱酯酶抑制药能与 AChE 结合，抑制 AChE 活性，使 ACh 在突触部位堆积，持续激动受体而表现出 M 样和 N 样作用。

可逆性胆碱酯酶抑制药与胆碱酯酶的结合属于竞争性结合，而不可逆性胆碱酯酶抑制药与胆碱酯酶的结合属于不可逆性结合，即共价结合而导致酶发生破坏，故作用时间长，如果不治疗只有等新的胆碱酯酶生物合成出来才可能恢复正常。

123. 重症肌无力的病因是 N_2 受体的缺失而不是内源性的合成释放 ACh 减少，为什么用新斯的明可以缓解呢? 因为正常时，很多 N_2 受体是处于备用状态的，根据式（1-5）可知，增加药物浓度在一定程度下可以增加药物受体复合物的量，即增加疗效，新斯的明的使用相当于调用了储备受体，在一定范围内可以缓解重症肌无力；如果病情严重，N_2 受体破坏过多，那么新斯的明也将是无效的，反而容易引起中毒。

124. 将家兔双侧动眼神经切断，然后左眼滴入毛果芸香碱，右眼滴入毒扁豆碱（依色林），瞳孔分别会出现什么样的变化?为什么? 左眼瞳孔缩小而右眼瞳孔无变化。

动眼神经是混合神经，里面有运动神经纤维和副交感纤维。切除动眼神经后，家兔的眼睛将不受动眼神经中的运动神经纤维和副交感纤维支配，即副交感神经纤维无法释放乙酰胆碱调节瞳孔大小。

因为毛果芸香碱是直接兴奋瞳孔括约肌上 M 胆碱受体，不依赖内源性的乙酰胆碱存在，因而可以使括约肌收缩而导致左眼瞳孔缩小。

而毒扁豆碱是可逆性的胆碱酯酶抑制药，使胆碱能神经末梢所释放的乙酰胆碱不被灭活而积聚，从而产生作用。副交感神经切除后，由于不再释放乙酰胆碱，抑制胆碱酯酶也无法使局部乙酰胆碱堆积，因此不会产生瞳孔缩小作用。所以右眼的瞳孔是不会缩小的。

125. 有机磷酸酯类口服中毒时，若无法判断何种农药中毒，如何洗胃? 洗胃导泻是治疗有机磷酸酯类口服中毒的关键步骤，敌百虫中毒时禁用肥皂水及碱性溶液洗胃，因为敌百虫在碱性溶液中可生成毒性更强的敌敌畏。对硫磷中毒时忌用高锰酸钾洗胃，否则会氧化成毒性更强的对氧磷。为了安全起见，建议用 1% 盐水洗胃（稍微高渗可减少吸收），必要时可加入氯解磷定洗胃。这样可以避免误判。

126. 抢救有机磷酸酯急性中毒要求阿托品化，如何理解阿托品化? 阿托品化即指轻度阿托品中毒症状，相当于正常人肌内注射 1mg 阿托品产生的反应，即口干、皮肤干燥、颜面潮红、散瞳、心率加快。

尽管药典规定阿托品的使用极量是 2mg，但在抢救有机磷酸酯农药中毒时是不受该极量限制的。这表明极量是相对的，不能过于教条；当然没有合理理由，极量是不能突破的，否则有可能要承担法律责任。

127. 抢救有机磷酸酯急性中毒能否用其他抗胆碱药物代替阿托品？　除阿托品外，抗胆碱药物还有东莨菪碱、山莨菪碱和樟柳碱等。但在治疗有机磷酸酯急性中毒时，这些药物无法代替阿托品，甚至可能会恶化或干扰病情。例如，东莨菪碱有中枢抑制作用，可能会干扰有机磷酸酯的中枢中毒症状，而山莨菪碱在抑制腺体方面作用较弱，不能及时让患者减少腺体分泌恢复体温。有机磷酸酯急性中毒的对症治疗用阿托品是不二的选择，不能选择其他抗胆碱药物。因此阿托品注射液是急诊科必备的药物。

2.8　胆碱受体阻断药

128. 阿托品兴奋心脏，为什么对血压影响很小？　阿托品阻断心肌上的 M 受体，可解除迷走神经对心脏的抑制作用。由于迷走神经末梢主要分布在心房，心室分布很少，因此阿托品主要影响心跳频率，对心肌收缩力影响小，故对收缩压影响小。

由于心跳频率增加会增加心排血量，有可能会增加舒张压。然而阿托品对外周小血管和微循环有扩张作用，会减少外周血管阻力，两者大体抵消故血压基本不变。

129. 阿托品中毒能否采用有机磷酸酯对抗？　阿托品能对抗有机磷酸酯中毒的 M 样症状，但阿托品中毒决不可用有机磷酸酯来对抗。因为有机磷酸酯不是医用药品，不具备药用资格。而且有机磷酸酯作用复杂，还含有很多杂质或有机溶媒，这样做可能会导致二重中毒。阿托品中毒的解救药是毛果芸香碱和毒扁豆碱。

130. 感染性休克伴有高热的患者能用阿托品治疗吗？　不能。正常情况下，体内产热增加时，皮下血管舒张，皮肤血流增多，身体内部的热移向体表，再借助出汗加强散热作用而使体温下降。感染所致的体温升高主要是体内产热增多引起的，需经物理方法散热。阿托品可明显地抑制汗腺分泌，使患者出汗减少，散热减少，导致患者体温持续升高而可能危及生命。因此感染性休克伴有高热者禁用阿托品。

感染性休克伴发热可考虑用山莨菪碱。

131. 前列腺增生患者为什么禁用阿托品？　前列腺增生后，尿道阻力增加，尿液的排泄力量来自膀胱逼尿肌的收缩。使用阿托品后，膀胱逼尿肌舒张，排尿无力而加重尿潴留。

要注意的是，药理学中的禁忌证都是相对的，如前列腺增生患者发生有机磷酸酯中毒要不要使用阿托品呢？答案是肯定要用，前列腺增生所致的尿潴留可以用导尿的方法解决。原因是救命为上，其他次之。

132. 为什么 N_1 受体阻断药临床少用？　N_1 胆碱受体阻断药能与 ACh 竞争 N_1 胆碱受体，阻碍 ACh 与受体结合，从而阻断神经冲动在神经节内的传递。N_1 受体阻断药对交感和副交感神经节都有阻断作用，选择性低。交感神经节阻断后，能使小动脉扩张、外周阻力下降，静脉扩张，回心血量和心排血量减少，结果血压明显降低。副交感神经节阻断，常发生口干、便秘、腹胀、视物模糊、尿潴留等不良反应。

因此，神经节阻断药作用广泛，不良反应较多，易产生耐受性，目前临床仅用于高血压危象、高血压脑病和用作麻醉辅助药以发挥控制性降压作用。

133. 琥珀酰胆碱中毒所致的肌无力为什么不能使用新斯的明解救？　N_2 受体拮抗药分为两种，一种是去极化型拮抗药，另一种是非去极化型拮抗药。去极化型拮抗药本质上是一种激动药，只是激动的过程很快，是一过性的（肌松前的肌束纤颤即是去极化的反应），随后即进入受体"衰竭"状态而表现为抑制，琥珀酰胆碱就是这种 N_2 受体拮抗（临床在用的除极化型肌松药只有琥珀酰胆碱）（注意，胆碱能危象也是一种过度激动导致的一种乙酰胆碱受体功能衰竭的现象）。

由于琥珀酰胆碱中毒导致的骨骼肌抑制本质上是激动引起的，因此不能再用拟胆碱药如新斯的明来拮抗，如果使用反而会加重恶化病情。理论上，琥珀酰胆碱中毒没有解救药，如果涉及呼吸机麻痹必须进行人工机械通气。由于琥珀酰胆碱存在特异质反应，在不清楚患者琥珀酰胆碱代谢能力的情况下使用琥珀酰胆碱最好配备呼吸机。好在琥珀酰胆碱可被假性胆碱酯酶水解，维持一段时间后有望恢复自主呼吸。

　　由于琥珀酰胆碱是除极化型肌松药，肌松的过程实际上肌肉都在发生去极化，去极化本质上就是 Na^+ 内流，持续的 Na^+ 内流后必然存在持续的复极化，即 K^+ 外流，因而血钾升高。这也是非除极化型肌松药不具备的现象。

　　新斯的明类拟胆碱药可用于拮抗非除极化型 N_2 受体拮抗剂的过量或中毒。

2.9　肾上腺素受体激动药

134. 去甲肾上腺素为什么不能肌内注射而肾上腺素却可以肌内注射？　　去甲肾上腺素是 α 受体和 $β_1$ 受体激动剂，无 $β_2$ 受体激动作用。肌内注射去甲肾上腺素必然会导致局部的全部血管收缩，从而发生局部组织缺血坏死，因此禁止肌内注射；去甲肾上腺素的全身用药只能静脉注射。如果发生误注或者静脉注射渗出血管外，可以用 α 受体阻断药进行局部封闭，以对抗去甲肾上腺素的收缩血管作用。

　　肾上腺素是 α 受体和 β 受体激动剂。该药能激动肌肉上的 $β_2$ 受体一定程度上对抗 α 受体激动效应而避免肌肉血管过度收缩。因此可以进行皮下或肌内注射。另外注意的是，与局麻药配伍使用减缓局麻药吸收的是肾上腺素，而不是去甲肾上腺素！

135. 休克的临床主要表现之一是血压下降，去甲肾上腺素升血压作用明显，为什么不是休克的首选药？　　休克的表现是血压下降，但休克的本质是微循环障碍。抢救休克的本质就是要改善微循环。因为去甲肾上腺素会收缩内脏血管，恶化微循环；因此血容量不足，如失血或失液性休克是不主张使用去甲肾上腺素的。在休克的抢救中，去甲肾上腺素仅用于排除有效循环不足的情况下使用，或用于休克的早期以维持血压，保证心脑血供，为后期抢救赢得时间，但不能持续使用。

136. 为什么说过敏性休克的首选药是肾上腺素？　　过敏性休克是一种速发型超敏反应，肥大细胞、嗜碱性细胞脱颗粒释放组胺、慢反应物质等，舒张血管抑制心脏，导致心排血量下降、组织液生成过多，继而导致相对有效循环血量不足，另外还导致支气管收缩、喉头水肿痰液渗出增多等，从而导致呼吸循环快速衰竭的一种病理性变态反应。

　　肾上腺素能从功能上拮抗过敏性休克所致的呼吸循环衰竭。①肾上腺素的 $β_1$ 受体激动作用能兴奋心脏，增加心排血量；②肾上腺素的 α 受体激动作用能收缩小动脉，从而减少组织液生成，增加组织液回流到血液，使有效循环血量增加（相当于自身输血），同时也减轻了喉头水肿和呼吸道痰液生成所致的气道阻塞；③肾上腺素的 $β_2$ 受体激动作用能扩张支气管，进一步改善气道阻塞。

　　虽然抗组胺药和缓激肽拮抗药能一定减轻过敏性休克所致的呼吸或循环障碍，但不能全面对抗之，所以肾上腺素是首选药。

137. 异丙肾上腺素对血压将产生什么影响？　　异丙肾上腺素有强大的兴奋心脏 $β_1$ 受体作用，产生正性肌力，因而可以升高收缩压。异丙肾上腺素兴奋血管平滑肌的 $β_2$ 受体，使骨骼肌血管明显扩张，降低外周总阻力；扩张冠状血管，增加冠状动脉流量，故舒张压下降，脉压明显加大，增加器官的血液灌注量。如果大剂量静脉注射，使静脉显著性舒张，回心血量明显减少，器官的灌注压降低，有效血流量反而减少。

138. 麻黄碱为什么作用持久，还有中枢兴奋作用？　　麻黄碱和肾上腺素（图 2-2）都属于 α、β 受体激动剂，在对受体的作用上是相似的，差别主要表现在药代动力学行为上。肾上腺素为儿茶酚胺类，苯环上有邻二酚羟基，极易被儿茶酚胺氧位甲基转移酶（COMT）

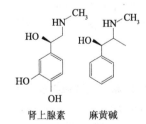

图 2-2　肾上腺素和麻黄碱的化学结构

代谢，且极性高不易透过血脑屏障。麻黄碱没有儿茶酚胺结构，不容易被 COMT 代谢所以作用时间长，由于麻黄碱的苯环上没有羟基，极性大大下降，且分子量小，故可透过血脑屏障产生中枢兴奋作用。

139. 关于多巴胺在休克治疗中的地位　多巴胺能兴奋 α、β 受体和多巴胺受体。激动 β_1 受体使心肌收缩力增强，心率加快而增加心排血量，激动 α 受体则能收缩外周血管使血压升高，激动多巴胺受体使内脏血管扩张而有利于内脏血液循环特别是改善肾血流。因此，曾认为该药抗休克作用优于去甲肾上腺素。然而，大规模的循证医学研究结果表明，两者抗休克作用并无显著差异，并指出多巴胺的不良反应较多。详情可见 De Backer 等的文献[①]。

看来关于多巴胺的争论可以休矣。

2.10　肾上腺素受体阻断药

140. 使用酚妥拉明后再使用肾上腺素和去甲肾上腺素，血压各将发生什么变化，为什么？　使用酚妥拉明后再使用肾上腺素，血压将进一步下降。使用酚妥拉明后再使用去甲肾上腺素，血压不变或有所回升。

酚妥拉明是 α 受体阻断药，肾上腺素是 α 受体、β_1 和 β_2 受体激动药。酚妥拉明能阻断肾上腺素的 α 受体激动作用而保留 β_1 和 β_2 受体激动作用。虽然肾上腺素的 β_1 受体激动能够增加收缩压，但 β_2 受体的激动作用将会通过扩血管而降低舒张压，由于收缩压对平均血压的贡献弱于舒张压，因此血压不升反降。这种现象也称为肾上腺素升压作用的翻转。

去甲肾上腺素是 α 受体和 β_1 受体激动药，酚妥拉明对抗了其 α 受体作用后保留 β_1 受体激动作用，而 β_1 受体激动通过兴奋心脏而使收缩压增高，由于无 β_2 受体激动作用，因此不会导致血压下降，甚至可能还会一定程度使血压上升。

141. 酚妥拉明和哌唑嗪都是 α 受体阻断药，为什么酚妥拉明不能作为降血压药使用？　酚妥拉明是 α_1 和 α_2 受体阻断药，阻断 α_1 受体可使血管舒张而使血压下降；同时又阻断突触前膜上的 α_2 受体，使突触间隙去甲肾上腺素释放的负反馈机制失灵，导致去甲肾上腺素过度释放。由于 α_1 受体阻断作用，此时过度释放的去甲肾上腺素不再激动 α_1 受体，但去甲肾上腺素的 β_1 受体激动作用是保留的，因此会激动心肌上的 β_1 受体使心率加快，收缩力增强，一定程度上对抗了酚妥拉明的降压作用，同时加重了心脏负荷，对高血压患者不利。

哌唑嗪是选择性 α_1 受体阻断药，对 α_2 受体几乎无作用。因此哌唑嗪在降血压的时候不会干扰突触前膜去甲肾上腺素释放的负反馈机制，因此不会引起因 β_1 受体激动而产生的不利作用。

142. 如何判断 β 受体阻断药有无内在拟交感活性？　β 受体阻断药的内在拟交感活性实际上表明这样的药物是 β 受体的部分抑制剂，也就是说这样的药物与完全抑制剂相比，它是激动药，与肾上腺素相比则是抑制剂。

要想验证这些药物的内在拟交感活性，必须排除内源性肾上腺素的影响。可以先使用利血平类药物一段时间，利血平能抑制氢泵，可使交感节后纤维囊泡中的去甲肾上腺素被耗光。也就是说，当囊泡中的去甲肾上腺素耗光以后，再使用 β 受体阻断药，如果血压和心率几乎没有变化，那么这种药就不具备内在拟交感活性，如普萘洛尔；如果可以看到血压升高、心率加快的现象，那就表明这个药物具有内在的拟交感活性，如吲哚诺尔。

2.11　局部麻醉药

143. 麻醉药和镇痛药有何差别？　麻醉药是使局部感觉（局麻药）或全身感觉（全麻药）减弱或消失的药，而镇痛药只是让痛觉不敏感或消失的药，一般不影响其他感觉。

局麻药的作用机制与阻断钠通道有关，全麻药的作用机制可能涉及多个方面，而镇痛药主要是激动阿片受体。

144. 麻醉药和麻醉药品有何差别？　麻醉药是一个药理概念，指能让局部或全身感觉减弱

---

① De Backer D, Biston P, Devriendt J, et al. 2010. Comparison of dopamine and norepinephrine in the treatment of shock .N Engl J Med, 1362(9): 779-789.

或消失的药物；麻醉药品是一个药品管理概念，指一切能引起生理依赖性的药物。麻醉药品在药品管理上是很严格的，有专门的管理规定。

145. 为什么普鲁卡因不宜用于脓肿切除的局部麻醉？ 普鲁卡因可分解为对氨基苯甲酸和二乙氨基乙醇。其中对氨基苯甲酸是细菌合成叶酸的前体，有利于细菌生长繁殖，因此感染部位（如脓肿）的局麻不宜使用普鲁卡因。可以选用其他局麻药物如利多卡因。

146. 利多卡因几乎无过敏反应，穿透性高，麻醉能力也强，为什么不能用于腰麻？ 腰麻是蛛网膜下隙麻醉，即将药物从第 2 腰椎间隙注射到脑脊液中进行麻醉，这种麻醉药物的吸收程度较高。利多卡因虽然有无过敏、穿透力强、麻醉作用强的特点，但是它吸收后对心血管的抑制作用较大，为了安全起见，利多卡因不宜用于腰麻。

3 中枢神经系统药理

3.12 中枢神经系统药理学概论

中枢神经系统药物是作用最为复杂的一类药物，许多药物的确切作用机制到现在还没有完全阐明。

147. 如何理解中枢神经系统药多为中枢抑制药？ 中枢神经系统药总体上都是中枢抑制药，这说明机体容易倾向于兴奋，总结起来大概有以下 3 个方面：①大多数需要药物治疗的疾病多发于年级较大的人群；②社会的节奏越来越快，人的精神状态容易受到环境影响，为了应对复杂的社会环境，中枢神经系统兴奋性不断增强；③随着年纪的增加，交感神经系统越来越兴奋。总的来说，人的中枢神经系统在社会中容易遭受兴奋性刺激，变得越来越兴奋，超出一定的范围则导致疾病，因此中枢神经系统药以中枢抑制性药物居多。

148. 为什么说中枢神经系统药物都有依赖性？ 药物依赖是一种伴有强迫性追求用药行为和严重的戒断症状的状态，并且对用药者和社会都会造成明显的损害。

中枢神经系统药物长时间反复作用后，中枢神经系统可能会因此达到一种新的平衡而产生适应性，如果放弃使用该药物后，则要进入另一种平衡，于是产生种种不适应。对此机体便期望获得该药维持原有的平衡，这就是所谓的精神上的依赖性。对于那些让机体能产生"愉悦"的药物而言，中枢神经系统会启动所谓的"奖赏机制"对这些药物的使用进行固化和强化，如果无法获得则"奖赏系统"无法启动，而启动"惩罚系统"，严重者导致机体的生理功能紊乱，这便是生理依赖性。

很明显，中枢神经系统药物都能进入中枢，从而改变中枢神经细胞的化学微环境，长期用药则可让神经细胞适应这种环境，因此都可能有精神依赖性；大多数镇痛药在改变中枢化学微环境外，还能启动"奖赏系统"，因此可有进一步的生理依赖性。

149. 依赖性药物按照作用的分类 依赖性药物的种类很多，按作用大致可分为：①抑制型，包括巴比妥类、吗啡类、乙醇、大麻、一些有机溶剂等；②兴奋型，包括咖啡因类、安非他命类、可卡因、氯胺酮、致幻剂等；③其他，如香烟、解热镇痛药、类固醇类等。

150. 哪些特殊药品属于依赖性药物？ 根据药品管理的规定，特殊药品为麻醉药品、精神药品、毒剧药品、放射药品和戒毒药品。

其中麻醉药品和精神药品属于依赖性药物，部分戒毒药品也具有精神依赖性或生理依赖性。麻醉药品包括鸦片类、吗啡类、盐酸乙基吗啡类、可待因类、福可定类、可卡因类、合成麻醉药类（如哌替啶等）、药用原植物及其制剂等；精神药品包括兴奋剂（如四氢大麻酚、咖啡因等）、抑制剂（巴比妥类、苯二氮䓬类等）、致幻剂。

3.13 全身麻醉药

151. 为什么硫喷妥钠全身麻醉的效果快但作用时间很短？ 硫喷妥钠是一种高脂溶性的静脉麻醉药。脑组织的重量不到体重的 5%，但血流量却占心排血量的 15% 以上。静脉注射后，硫喷妥钠能随血流进入到脑组织发挥全身麻醉作用（首次分布）。机体脂肪组织的血流量较小，但硫喷妥钠与脂肪组织有较高的亲和力，因此脑中的硫喷妥钠迅速又向脂肪组织转运（再次分布），使脑组织中的药物浓度快速下降而失去全麻作用。

152. 什么叫分离麻醉？ 氯胺酮能阻断痛觉冲动向丘脑和新皮质传导，同时又能兴奋脑干及边缘系统，故可引起意识模糊，短暂性记忆缺失，可达到满意的镇痛效应；但因意识并未完全消失，常有梦幻、肌张力增加、血压上升等，故又称分离麻醉。

3.14　镇静催眠药

153. 为什么说苯二氮䓬类已替代巴比妥类成为临床首先考虑使用的镇静催眠药？　与巴比妥类相比，苯二氮䓬类药物疗效好，不良反应少，因而成为镇静催眠的首选药物。

疗效方面：苯二氮䓬类在催眠时对快动眼睡眠影响小，产生近似生理的睡眠，能促进机体的体力和精力恢复；而巴比妥类则能缩短快动眼睡眠，不利于机体恢复精力。另外，苯二氮䓬类的后遗效应轻，药物依赖性也低。

安全性方面：苯二氮䓬类随着剂量增加可依次出现抗焦虑、镇静、催眠作用，很大剂量一般也不引起麻醉作用；而大剂量的巴比妥类药物很容易出现麻醉甚至死亡。

另外，巴比妥类药物多为肝药酶诱导剂，而苯二氮䓬类对肝药酶的干扰作用较小。

154. 口服巴比妥类药物中毒，如何解救？　巴比妥类药物属于酸性药物，口服该类药物中毒解救的一般原则是：①洗胃导泻，避免药物进一步吸收并进行对症处理；②采用中枢兴奋剂对抗巴比妥类药物的中枢抑制；③用碳酸氢钠碱化尿液加速排除。

3.15　抗惊厥药和抗癫痫药

155. 抗癫痫的主要药理学策略有哪些？　癫痫是中枢病灶的异常放电并向周围正常脑组织扩散的结果。因此，抑制病灶异常放电或阻止异常放电向周围正常脑组织扩散均是主要的药理学策略。按其作用机制可分两类：一类是作用于神经细胞膜，干扰 Na^+、Ca^{2+} 的内流，从而降低神经细胞膜的兴奋性为主的，如苯妥英钠、苯巴比妥等；另一类是增强 γ-氨基丁酸（GABA 一种中枢抑制性递质）介导的抑制性神经突触的传递功能，增强突触前或突触后抑制，如丙戊酸钠、硝西泮等。

156. 癫痫几乎不能用药物治愈，癫痫治疗的主要目的是什么？　癫痫发作本身对机体影响较小，大多也具有一定的自限性。但是癫痫发作时患者的意识是消失的，严重影响学习工作，甚至带来次生的生命危险。癫痫治疗的目的是：预防发作，如已发作则终止发作。癫痫的根治可以进行颅脑手术，切除病灶有望根治癫痫，但大多数癫痫还是靠药物控制。

157. 癫痫大发作持续状态和惊厥是什么关系？抗惊厥可选择哪些药物？　癫痫大发作持续状态就是惊厥的一种，除此之外，惊厥还可见于小儿高热、破伤风、子痫和中枢兴奋药中毒等。抗惊厥可选择苯巴比妥、水合氯醛、地西泮和硫酸镁等。

158. 硫酸镁口服和注射的疗效有何差别？　口服硫酸镁可导泻，因为硫酸镁口服很少吸收，由于高渗，使肠内保存大量水分，刺激肠道蠕动，故有泻下和利胆作用。注射给药可产生抗惊厥和降血压作用，主要是对抗 Ca^{2+} 的作用，抑制神经递质的释放和骨骼肌收缩，使中枢神经系统的感觉和意识暂时消失并松弛骨骼肌，缓解惊厥；同时可抑制血管平滑肌，使全身小血管扩张，血压下降。

3.16　抗帕金森病和治疗阿尔兹海默病药

159. 帕金森病和帕金森综合征有何区别？　帕金森病（Parkinson disease，PD）是黑质中多巴胺能神经元变性，纹状体内多巴胺（DA）含量减少，使胆碱能神经功能相对占优势产生的一系列临床症状，参见图 3-1。

帕金森综合征（Parkinson's syndrome）是不同原因引起的黑质中多巴胺能神经功能抑制，纹状体胆碱能神经元相对增强的一种临床表现，如抗精神分裂症药物氯丙嗪类引起的不良反应。

帕金森病是黑质神经病变引发的功能病变；而帕金森综合征是其他原因引发的黑质-纹状体功能性平衡紊乱，去除病因症状可以缓解或消失。帕金森病和帕金森综合征的临床表现相似，药物治疗的理论依据相同，但药物治疗的侧重点有所不同。例如，氯丙嗪类引起的帕金森综合征在药物治疗上更多的是中枢抗胆碱而不是增强多巴胺神经功能，而帕金森病更多地是增强黑质多巴胺功能，同时进行中枢抗胆碱。

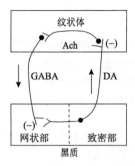

图 3-1 黑质-纹状体神经元通路示意图

三种神经元相互作用形成一个环路，多巴胺能神经元释放多巴胺能抑制胆碱能神经元的活性，当多巴胺能神经元功能低下时，胆碱能神经元的功能相对亢进，使这种环路平衡打破而导致帕金森病或帕金森综合征。Ach，胆碱能神经元；DA，多巴胺能神经元；GABA，γ-氨基丁酸能神经元

160. 根据帕金森病的发病机制，药物治疗的策略有哪些？ 抗帕金森病药是能够增强中枢多巴胺能神经功能或降低中枢胆碱能神经功能，从而缓解帕金森病临床症状的药物。目前临床治疗帕金森病的常用药物有：①拟多巴胺药，如左旋多巴和卡比多巴；②中枢抗胆碱药，如苯海索、苯扎托品及丙环定；③促进中枢多巴胺的释放及激动多巴胺受体药，前者如金刚烷胺，后者如溴隐亭。

161. 左旋多巴是为数不多可以主动吸收的药物，也是一种前药 左旋多巴是一种 α-氨基酸，结构如图 3-2A 所示。α-氨基酸作为营养物质，机体会对其进行主动转运，因此左旋多巴的吸收是很好的，也可以转运到神经细胞内，基本上不会以原形排泄。左旋多巴在多巴脱羧酶的作用下会生成活性物质多巴胺（图 3-2B），因此左旋多巴是一种前药。多巴胺没有氨基酸样结构，因此无法实现主动转运，且极性高，直接使用多巴胺几乎不可能进入中枢神经细胞，但会作用于外周的 α、β 和多巴胺受体而产生复杂的不良反应。由于外周也存在多巴脱羧酶，合用外周多巴脱羧酶抑制剂，有利于减毒增效。

162. 左旋多巴为什么对氯丙嗪类引起的帕金森综合征几乎无效？ 氯丙嗪类引起的帕金森综合征是由于氯丙嗪类药物抑制了黑质纹状体系统中的多巴胺受体，多巴胺能神经元并无功能障碍。补充多巴胺前体物质能一定程度上增加多巴胺的合成，由于释放机制正常，因此不会释放过多的多巴胺，因此这种方式无法对抗多巴胺受体抑制作用。所以无效。

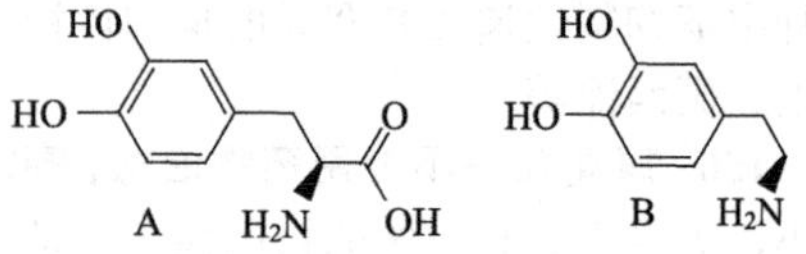

图 3-2 左旋多巴（A）与多巴胺（B）的结构

163. 为什么不主张将左旋多巴与维生素 B_6 合用？ 维生素 B_6 是多巴脱羧酶的辅酶，与左旋多巴合用后会增加左旋多巴在外周产生多巴胺的量，从而使能进入中枢的左旋多巴减少。这样做一方面减弱了疗效，另一方面增加了外周的不良反应（左旋多巴的外周不良反应主要是左旋多巴在外周生产多巴胺引起的）。

164. 氯丙嗪类药物引起的帕金森综合征可考虑哪些药物治疗？ 氯丙嗪类药物引起的帕金森综合征是因为该类药物抑制了黑质纹状体多巴胺能神经元通路的多巴胺受体，继而使胆碱能神经元相对亢进所致。故采用中枢补充左旋多巴的方式无效，采用中枢多巴胺受体激动剂可有效对抗，但会降低氯丙嗪类药物的抗精神分裂症疗效，所以也不可取；如果采用中枢抗胆碱药物则可通过抑制相对亢进的胆碱能神经元功能而缓解这类帕金森综合征。

165. 帕金森病能否根治？ 帕金森病是一类严重影响生活质量的老年性疾病。这类疾病目前尚无法进行生物学意义上的治愈。根据病因可以通过复活或定向移植多巴胺能神经元细胞（或可分化为多巴胺能神经元的神经干细胞）实现生物学病因治疗。该方法已经获得较好的实验结果，但还无法进行人体实验，原因是复活人脑中枢中的多巴胺能神经元细胞难度很大，要定点移植神经干细胞并定向分化为多巴胺能神经元且还要能组建功能性的神经元网络也是很难的。

有一个可喜的治疗进展是可用于帕金森病临床治愈的脑起搏器面世，即脑深部电刺激术 (DBS)。该起搏器在脑内特定的神经核团植入电极，释放高频电刺激，可抑制这些因多巴胺能神经元减少而过度兴奋的神经元的电冲动，降低其过度兴奋的状态，从而减轻帕金森病症状。脑起搏器是一套精致小巧的微电子装置，包括一个脉冲发生器、一根电极和一根延伸导线，这些部件均植入体内。植入体内的部件也不会影响患者的日常生活。

166. 老年性痴呆有哪些类型? 老年性痴呆可分为阿尔茨海默病(Alzheimer disease, AD)、血管性痴呆(vascular dementia, VD)及 AD 和 VD 混合性痴呆三种。其中 AD 最为常见,约占 70%。AD 目前被认为是一种以进行性认知障碍和记忆力损害为主的中枢神经系统退行性疾病,其主要病理特征为:大脑萎缩、脑组织内出现老年斑、脑血管淀粉样蛋白沉积和神经元纤维缠结。VD 则是血管各种原因引起的血管病变而引发的痴呆,涉及脑缺血、梗死、出血再灌注损伤、内皮损伤、血脑屏障障碍等。

3.17 抗精神失常药

167. 精神病和神经病有何区别? 在临床学科中,精神失常是指多种原因引起的情感、思维和行为异常,分为四种情形。①情绪激动行为表现高于正常的为躁狂;②情绪低落行为表现远低于正常的为抑郁;③精神分裂患者的情绪和行为偏离正常人的方向(即正常人高兴的患者反而悲伤);④焦虑。精神病是精神失常的一种,即指精神分裂症,因此精神病是一种心理疾病,一般检查很难发现器质性病变。

而神经病则是指神经系统疾病,通过检查能发现具体的病变部位和功能异常,如脑出血、神经挫伤、脑萎缩等。

168. 为什么说多巴胺能神经功能异常是精神病的重要机制? 主要的证据有:

1)大多数精神病患者死后尸检发现脑内的多巴胺神经递质含量增高,中脑皮质系统的多巴胺受体表达上调。

2)大多数精神病或者尿中的多巴胺类代谢物增多。

3)损毁或切断中脑皮质通路,精神失常可以得以控制,而多巴胺是中脑皮质通路的主要神经递质。

4)中枢性多巴胺受体阻断药能控制精神病患者的精神分裂症症状。

169. 氯丙嗪引起的血压过低为什么不能用肾上腺素升高血压? 氯丙嗪能阻断外周的 α 受体,使血管扩张而降低血压。肾上腺素具有 α 受体、β_1 受体和 β_2 受体激动作用。如果使用肾上腺素,氯丙嗪会使肾上腺素升压作用消失,因 β_2 受体激动作用反而使血压进一步下降。也就是说,氯丙嗪也能引起肾上腺素升压作用的翻转。

氯丙嗪引起的血压下降只能使用无 β_2 受体激动作用的拟肾上腺素药,如去甲肾上腺素。

170. 与东莨菪碱相比,氯丙嗪的镇吐作用有何特点? 东莨胆碱具有中枢抗胆碱作用,其镇吐作用与阻断前庭神经信号有关,只对运动引起的呕吐(晕动病)有效,而对其他呕吐无效。

氯丙嗪是中枢多巴胺受体阻断剂,直接抑制中枢催吐化学感受中枢,对多种疾病(如癌症、放射病等)及药物所引起的呕吐有效,但对晕动性呕吐无效。

171. 如何理解氯丙嗪锥体外系不良反应中的"迟发性运动障碍"? 迟发性运动障碍是一种少见的锥体外系症状,表现为不自主的呆板运动及四肢舞蹈动作,可出现口-舌-颜面的不随意运动(oral-facial dyskinesia)。该症状老人和女性易发,停药后长期不消失。造成迟发性运动障碍的原因可能与多巴胺受体长期被阻断,使多巴胺受体的敏感性升高或数量增多有关。加大氯丙嗪用量或用抗多巴胺药可使症状缓解,但停药后又可能加重"迟发性运动障碍"。如果出现该不良反应,只能缓慢停药,而不能骤然停药。

172. 除多巴胺受体外,参与精神分裂症发作的神经递质还有哪些? 多巴胺是参与精神分裂症的重要神经递质,通过阻断 D_2 受体起作用。虽然中枢多巴胺 D_2 受体抑制剂的抗精神失常作用得到较多的验证,但对某些患者依然无效,这提示可能还有别的神经递质参与。

研究发现 5-羟色胺(5-HT)也是参与精神失常的重要递质,抑制中枢的 5-HT 功能也具有较好的抗精神失常作用,如氯氮平、舒必利和利培酮等;这些药物相比氯丙嗪类,其锥体外系的不良反应要轻微得多。

173. 与精神分裂症、抑郁、躁狂有关的神经递质有哪些? 与精神分裂症有关的神经递质有多巴胺（功能过强）和（或）5-羟色胺（功能过强），抑制多巴胺和（或）5-羟色胺功能具有抗精神分裂症作用。

与抑郁有关的是 5-羟色胺（功能过弱）和（或）去甲肾上腺素（功能过弱），增强 5-羟色胺和（或）去甲肾上腺素功能则具有抗抑郁作用，策略有抑制中枢单胺类（5-羟色胺、去甲肾上腺素）神经递质的再摄取，增强突触间隙中单胺类神经递质的量。

与躁狂有关的是 5-羟色胺（功能过弱）和去甲肾上腺素（功能过强），增强中枢 5-羟色胺和（或）降低去甲肾上腺素功能则具有抗躁狂作用，如碳酸锂能增强中枢 5-羟色胺功能。

174. 碳酸锂中毒，为什么可以用氯化钠解救？ 碳酸锂是抗躁狂药物的代表，活性部位是锂离子。锂离子在体内不能生物转化。锂离子和钠离子同属碱金属ⅠA族，离子特征相似。锂离子在肾小管也存在重吸收，依赖的是钠离子的吸收通道，因此锂离子和钠离子在肾小管的重吸收存在竞争，提高钠离子浓度则可减少锂离子重吸收而促进排泄。类似的还有铊离子与钾离子。

3.18 镇 痛 药

175. 镇痛药和麻醉药有什么区别？ 镇痛药是一类作用于中枢神经系统，消除和缓解疼痛，但不影响其他感觉的药物。大多药物是通过作用阿片受体起作用。

麻醉药是一类作用于神经系统，使所有或大多感觉减弱或消失的药物，分为全麻药和局麻药，其中全麻药的作用机制不清，可能与改变神经细胞细胞膜的流动性有关，而局麻药均是通过抑制钠通道阻止动作电位实现的。

176. 麻醉药品和麻醉药有什么区别？ 麻醉药品是一个药品管理概念，是指能引起生理依赖性的药物及其制剂，大多镇痛药属于麻醉药品管制范围。

麻醉药是一个药理学概念，是一类作用于神经系统，使所有或大多感觉减弱或消失的药物，分为全麻药和局麻药，其中全麻药的作用机制尚不完全清楚，可能与改变神经细胞细胞膜的流动性有关，而局麻药均是通过抑制钠通道阻止动作电位实现的。

177. 如何理解吗啡的作用在中枢神经系统，而分布主要在肝脏？ 吗啡是一种极性较高的生物碱，不易通过血脑屏障，但由于生物活性极高，透过血脑屏障的微小量药物就足以起镇痛作用，如果用化学修饰封闭某些极性化学基团，则可以增加透过血脑屏障的量，作用增强。吗啡在肝脏的分布是比较高的，可能与肝脏代谢旺盛、细胞内酸性物质较多有关。肝脏是药物转化的主要器官，只要口服能吸收的有机化合物几乎都能被肝脏代谢。

大多数情况下，药物的分布部位和作用部位是一致的，如硫喷妥钠（首次分布在脑中较多）。吗啡是一个分布部位与作用部位不一致的代表性药物。

178. 为什么吗啡可用于心源性哮喘而禁用于支气管哮喘？ 心源性哮喘实际上是因左心衰竭，引起突发性的急性肺水肿而导致的呼吸困难、气促和窒息感。临床常需进行综合性治疗（包括强心、利尿、扩张血管等）。心源性哮喘使用吗啡的理由是：①吗啡具有镇静作用，可迅速缓解患者的紧张和窒息感；②抑制呼吸中枢对 CO_2 的敏感性，使呼吸由浅快变得深慢；③扩张外周血管，降低外周阻力，减少了回心血量，有利于缓解左心衰竭和消除肺水肿。

支气管哮喘是由于支气管的炎症或气道高反应性导致支气管收缩、痰液分泌增加而引起的因气道阻力增加的一种哮喘，以缓解肺源性缺氧。使用吗啡后会：①抑制中枢，呼吸减慢不利于呼吸运动神经冲动的产生；②吗啡会收缩呼吸道平滑肌，使气道阻力进一步增加，不利于气体在肺内进行交换；③吗啡的镇咳作用不利于痰液咳出，进一步加重呼吸道阻力。总之，吗啡会进一步加重支气管哮喘，甚至危及生命，所以禁用于支气管哮喘。

究其根本原因，是心源性哮喘的病变在心而表现在肺，支气管哮喘的病变在肺也表现在肺。前者要求心肺状态相匹配，心功能下降时抑制循环系统可以实现另一种意义上的心肺平衡（是一种低水平的平衡）而缓解症状。后者则是病变和表现均在肺，抑制呼吸道炎症、扩张支气管、降低气道阻力改善肺通气才是根本。

179. 吗啡中毒和有机磷酸酯中毒都会导致针尖样瞳孔，阿片如何区别这两种中毒？ 吗啡中毒所致的针尖样瞳孔是吗啡激动缩瞳核的吗啡受体所致，是中枢性瞳孔缩小；有机磷酸酯中毒所致瞳孔缩小是因为抑制胆碱酯酶，使堆积的乙酰胆碱过度激动瞳孔括约肌的 M 受体所致。

根据中毒机制，有机磷酸酯中毒有大蒜臭味，有大汗淋漓、皮肤潮湿甚至大小便失禁，这些是吗啡中毒症状所不具备的。

如果怀疑吗啡中毒，使用吗啡受体拮抗剂如纳洛酮可以很快对抗其中毒症状。

180. 为什么孕妇、产妇和哺乳期妇女不宜使用吗啡？ 吗啡能通过胎盘进入胎儿体内，并能对抗缩宫素对子宫的兴奋作用而延长产程，故禁用于分娩止痛；乳汁呈弱酸性，吗啡是碱性药物，可经乳汁分泌，抑制新生儿呼吸，故禁用于哺乳期妇女止痛。

181. 吗啡类药物镇痛作用强大，对慢性钝痛效果好，为什么不作为慢性钝痛的首选药？ 吗啡对慢性钝痛效果最好，不作为首选药的考虑有二：一是慢性钝痛需长时间给药，选用吗啡类容易成瘾；二是慢性钝痛有解热镇痛药可选择。

182. 美沙酮是如何用于戒毒的，主要理论依据是什么？ 毒瘾发作患者很难受，也会导致生理功能紊乱。理论上来讲，吸毒成瘾不是一天或一次就可以导致的，平稳戒毒是一个循序渐进的过程，所需要的时间可能比成瘾所用的时间还要长。吸毒成瘾相当于患者已经站在喜马拉雅山顶，平稳戒毒就是希望他能平稳回到山脚下。美沙酮是阿片受体的不完全激动剂，相当于是一个阶梯。如果实行强制戒毒，患者相当于从喜马拉雅山顶直接落下来，过程肯定会难受。

3.19 解热镇痛抗炎药及抗痛风药

183. "炎"是什么？哪些药物具有抗炎作用？ 炎就是炎症，即是机体针对外来刺激以血管为中心的一类防御性反应，表现是反应部位会出现红肿热痛和功能障碍，参与的主要是一些炎症细胞和炎症因子。致炎因素有物理性、化学性和生物性因素，其中生物性因素最为多见，也最为重要。

广义的抗炎药就是阻止或缓解炎症反应的药物。根据炎症反应的过程可以分为消除致炎因素的药物（主要是抗菌药等化疗药物）和抑制炎症反应的药物。抑制炎症反应的药物有：①针对炎症因子的，如解热镇痛抗炎抗风湿药（针对炎症因子前列腺素类），也有针对白三烯的；②也有非特异性针对整个炎症反应过程的，主要是甾体类抗炎药（即糖皮质激素类）；③还有抑制血管反应性的药物，如肾上腺素滴眼可以抑制急性光敏结膜炎。

184. 如何理解解热镇痛药属于中枢神经系统药？ 解热镇痛药是一类具有解热、镇痛作用的药物，大多数还有抗炎、抗风湿作用。恒温动物的体温调节中枢在下丘脑视前核，解热镇痛药能抑制该神经核团中的环氧酶，使参与体温调节的炎性介质前列腺素减少而将升高的体温恢复到正常水平。该作用是中枢作用，而该类药物的其他作用如镇痛抗炎抗风湿则主要是通过作用于外周的环氧酶实现的。因此将这类药物归到中枢神经系统药物是合理的，值得注意的是，这类药物也可导致精神依赖性。

185. 解热镇痛药降低体温和氯丙嗪降低体温有何差别？

1）作用机制不同：解热镇痛药是抑制中枢的环氧酶，减少炎症介质前列腺素合成；氯丙嗪则是抑制体温调节中枢的多巴胺受体。

2）作用效果不同：解热镇痛药只能将体温调定点恢复正常，体温的调节主要通过散热系统实现；氯丙嗪则是使体温调节中枢失灵，类似于将恒温动物变成"变温动物"，体温随环境变化而变化，当环境温度高时，体温升高，环境温度低时则体温下降。只是大多数情况下，环境温度是低于体温的，所以呈现出降体温作用。

3）临床用途不同：解热镇痛药是治疗发热的第一线用药，第二线可以考虑糖皮质激素，氯丙嗪因不良反应多，只作为最后一道降体温的防线。

186. 如何理解苯胺类药物没有抗炎作用？ 实验证明，苯胺类如对乙酰氨基酚只有解热镇痛作用，而没有抗炎作用。该类药物的解热作用部位在中枢，部分镇痛作用也是通过中枢实现的，而抗炎作用则完全在外周。机体的环氧酶（COX）有两种亚型，即 COX-1 和 COX-2。其中 COX-1 是组成型表达的，COX-2 是诱导型表达的。炎症反应时，COX-2 的表达是上调的，但苯胺类药物对 COX-2 没有抑制作用，因此无抗炎作用。实际上，脑内表达一种 COX-1 的变体（也称 COX-3，编码基因同 COX-1，但 mRNA 外显子在剪接时不同于一般的 COX-1），提示苯胺类药物的主要作用靶点可能就是这种 COX-1 变体。

187. 阿司匹林来自水杨酸，而阿司匹林的作用机制与活性乙酰基将 COX 共价修饰有关，如何理解水杨酸的解热镇痛作用？ 水杨酸具有解热镇痛作用，但作用弱，阿司匹林是在水杨酸的基础上研发的，作用明显增强，以至于阿司匹林在解热镇痛抗炎抗风湿方面几乎替代了水杨酸。

水杨酸是识别 COX 的重要结构，本身也能与 COX 结合而抑制其活性，尽管作用较弱。由于乙酰水杨酸还存在一个活性乙酰基，可以将 COX 蛋白上的某些氨基酸残基（Ser539）进行共价修饰从而造成持续性抑制，所以乙酰水杨酸的主要作用机制还是靠它的乙酰化作用。由于水杨酸没有活性乙酰基，故作用弱，作用时间也短。

188. 小剂量阿司匹林抗血栓形成的理论依据是什么？ 阿司匹林在解热镇痛抗炎抗风湿方面使用的剂量较大（>0.5g），但在抗血栓形成方面所用的剂量为 50～100mg。理由如下：

血栓形成与血小板合成血栓素有关，参与催化的酶即 COX-1，在低剂量下，血小板中的 COX-1 敏感，因而可以抑制血栓素的合成。

血栓形成与内皮细胞也有关，内皮细胞中的 COX-1 也参与合成依前列醇（前列环素，PGI$_2$），而前列环素是抑制血小板聚集的物质，但内皮细胞中的 COX-1 对小剂量的阿司匹林不敏感，而大剂量的阿司匹林却可以抑制之。

因此，在抗血栓时，希望抑制血小板中的 COX-1 而不抑制内皮细胞中的 COX-1，所以可采用小剂量阿司匹林实现；如果使用大剂量阿司匹林则可能会抑制内皮中的前列环素合成而产生不利影响。这实际上也是低剂量药物的选择性高于大剂量的又一次临床应用。

189. 如何理解阿司匹林的胃肠道不良反应？ 阿司匹林是非选择的 COX 抑制剂，既抑制 COX-1，也抑制 COX-2（相比之下，抑制 COX-1 的能力更强些）；阿司匹林也是一种酸性较强的药物。其胃肠道不良反应可能涉及三方面：①阿司匹林对消化道的刺激作用；②抑制 COX-1 使胃肠道黏膜的前列腺素合成减少，继而导致局部血流量下降，降低了胃肠黏膜的保护作用而招致损伤；③如果剂量较大，有可能刺激延髓极后区的化学催吐感受中枢而导致胃肠道不良反应。

190. 为了降低阿司匹林对消化道的刺激性，能否将阿司匹林做成肠溶片或钠盐？ 阿司匹林是弱酸性药物，其主要吸收部位在胃（可能还有一段十二指肠），如果做成肠溶胶囊势必不利于阿司匹林的吸收。做成钠盐可减少刺激性，由于降低了胃液的酸度，也会导致吸收减少。因此，作为解热镇痛抗炎抗风湿使用的阿司匹林是不宜做成钠盐或肠溶制剂的。

但对于抗血栓来说，所需的剂量较小，避开胃，在肠道吸收小剂量的阿司匹林是可能的，因此只有用于抗血栓的阿司匹林制剂适合做成肠溶制剂。

191. 如何理解阿司匹林过敏反应？ 阿司匹林过敏反应是复杂的，可能包含真性过敏、过敏样反应和阿司匹林哮喘。

真性过敏反应：是一种免疫反应，药物中存在过敏原。阿司匹林含有活性乙酰基，而该乙酰基可能会修饰某些生物大分子，使其成为抗原，继而引发过敏反应。从实践看，引起过敏的物质多为药物杂质。

过敏样反应：花生四烯酸有多种代谢途径，包括环氧酶途径（生成前列腺类）、脂氧酶途径（生成白三烯类）、单氧化酶途径（生成羟基二十碳四烯酸类）等，参见图 3-3。这些途径的代谢产物均具有很强的生物活性，引发炎症反应。阿司匹林抑制的是花生四烯酸代谢中的环氧酶途径，抑制该途径后，有利于花生四烯酸转化为白三烯类物质，这些物质可能会刺激平滑肌收缩，增加血管通透性等炎症反应，甚至会引发阿司匹林哮喘。很明显，这种炎症反应不能再用阿司匹林来抗炎。

192. 如何理解阿司匹林的瑞夷综合征？ 瑞夷综合征可以理解为一种好发在年轻患者身上的一种阿司匹林急性中毒。青少年肝脏功能往往并不完善，合并病毒感染后使用相对较大剂量阿司匹林导致肝功能衰竭，而肝功能衰竭必然导致脑病（肝性脑病）。

193. 关于痛风的理解　痛风的基础是高尿酸血症，在人类（灵长类、鸟类和部分爬行动物）尿酸是嘌呤核苷代谢的弱酸性终产物，极性高但水溶性低。体内的尿酸主要由黄嘌呤氧化酶（又称黄嘌呤脱氢酶）生成，在其他动物，尿酸可被尿酸氧化酶（尿酸酶）进一步氧化成水溶性较高的尿囊素。因此，高尿酸血症和痛风只可能发生在不表达尿酸酶的灵长类、鸟类和某些爬行类。

尿酸酶在人类是假基因（即不表达蛋白质的基因），这是灵长类的进化代价。灵长类进化的特征是大脑的代谢旺盛和功能增强，由此而来可能会产生大量的自由基损害大脑，而尿酸则有抑制自由基损伤的作用。

在远古时代，由于食物短缺，丢失尿酸酶不会造成太大的问题，但在食物（特别是美味食物，美味食物大多嘌呤含量高）丰盛的今天，却成了一个主要的问题。随着物质条件的改善，高尿酸血症和痛风的发病率呈现逐年上升的趋势。

防治高尿酸血症的措施主要有：减少嘌呤类物质的摄入、碱化尿液、抑制黄嘌呤氧化酶、抑制肾小管酸性转运体减少尿酸重吸收而增加排泄。

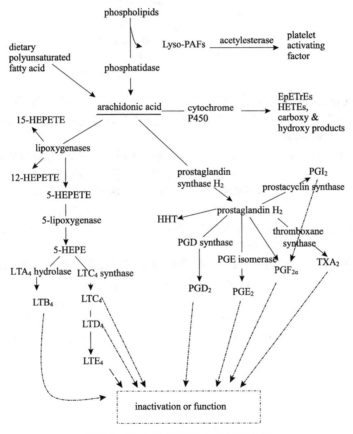

图 3-3　花生四烯酸的主要代谢途径

phospholipids, 磷脂；dietary polyunsaturated fatty acid, 饮食中的多不饱和脂肪酸；phosphatidase, 磷脂酶；Lyso-PAFs, 溶血血小板活化因子；acetylesterase, 乙酰酯酶；platelet activating factor, 血小板活化因子；arachidonic acid, 花生四烯酸；cytochrome P450, 细胞色素 P450；EpETrEs, 一种花生四烯酸氧化物；HETEs, 羟基甘碳四烯酸；carboxy & hydroxy products, 花生四烯酸的其他羧基或羟基化合物；lipoxygenases, 脂氧酶；15-HEPETE, 一种 15 羟基花生四烯酸衍生物；12-HEPETE, 一种 12 羟基花生四烯酸衍生物；5-HEPETE, 一种 5 羟基花生四烯酸衍生物；5-lipoxygenase, 5-脂氧酶；5-HEPE, 一种 5 羟基花生四烯酸衍生物；LTA4 hydrolase, 白三烯 A4 水解酶；LTB4, 白三烯 B4；LTC4 synthase, 白三烯 C4 合成酶；LTC4, 白三烯 C4；LTD4, 白三烯 D4；LTE4, 白三烯 E4；prostaglandin synthase H2, 前列腺素 H2 合成酶；prostaglandin H2, 前列腺素 H2；HHT, 羟基十七碳三烯酸；PGD synthase, 前列腺素 D 合成酶；PGD2, 前列腺素 D2；PGE isomerase, 前列腺素 E 异构酶；PGE2, 前列腺素 E2；prostacyclin synthase, 前列环素合酶；PGI2, 前列腺素；PGF2α, 前列腺素 F2α, thromboxane synthase, 血栓素合酶；TXA2, 血栓素 A2

附　中枢兴奋药

194. 咖啡因是中枢兴奋药，如何理解其作用机制？　由于存在研究难度，很多中枢神经系统药物的作用机制尚不清楚，包括咖啡因（茶碱类）。随着研究的深入，咖啡因的作用机制基本上确定了，主要的作用机制是抑制中枢的腺苷受体而发挥作用。咖啡因和腺苷的结构相似（图 3-4），能够抑制腺苷受体，抑制腺苷受体可以实现中枢兴奋和平滑肌舒张。实际上茶碱类药物的作用机制主要是通过抑制腺苷受体实现的。

咖啡因的确能抑制磷酸二酯酶，但所需剂量较高。以前认为咖啡因抑制磷酸二酯酶的机制不是主要机制。

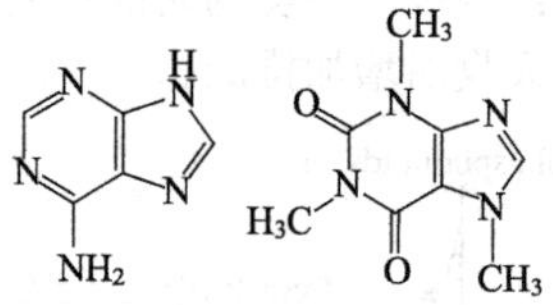

图 3-4　腺苷（A）和咖啡因（B）的结构

195. 中枢兴奋药的主要临床用途有哪些？　大多情况下，机体并不需要进行中枢兴奋，而是希望中枢能"静"下来。中枢兴奋药主要用于对抗某些情况引起的中枢过度抑制，特别是呼吸中枢和心血管活动中枢的抑制。

大多数中枢兴奋药属于竞技体育禁止使用的药物。值得注意的是，虽然皮质兴奋药如咖啡因能增强大脑的工作效率，但不恰当地长期使用，或剂量使用过大带来的后果往往也是很严重的。

196. 咖啡因对心血管系统具有作用，为什么对血压无明显影响？　咖啡因能直接增强心肌收缩力，增加心排血量，同时使心率加快，收缩脑血管，这些是升高血压的因素。同时咖啡因能扩张冠状动脉和肾动脉血管，因此也有降血压的因素。总的来说，升压因素和降压因素基本上势均力敌，对血压的影响并不明显。

197. 对于呼吸肌麻痹导致的外周性呼吸抑制（如重症肌无力），呼吸中枢兴奋药是否有效？无效，甚至会恶化病情，禁止使用。理由是在呼吸肌麻痹引起的外周性呼吸抑制情况下，呼吸中枢的活动是正常的，问题在于呼吸肌无法执行中枢传来的指令。使用呼吸中枢兴奋药后，患者会变得焦躁，会增加机体耗氧，不利于稳定病情，是一种不对症的治疗方案。这种呼吸抑制应该使用新斯的明类药物，增强呼吸肌的工作能力。呼吸中枢兴奋药仅用于中枢性呼吸抑制。

4 心血管系统药理

心血管疾病是临床上的常见病和多发病，在治疗上涉及的药物很多，本章的大多药物既是重点药也是难点药，考试的频率较高。

4.20 作用于心血管离子通道的药物——钙通道阻滞药

198. 钙离子参与的生理功能有哪些？ Ca^{2+}是重要的第二信使，几乎所有的细胞骨架运动均涉及 Ca^{2+}活动，而钙活动主要通过钙通道实现。具体来讲，Ca^{2+}参与的活动有肌肉收缩、凝血、血小板聚集、炎症细胞趋化与聚集、神经肌接头信号传递、肿瘤转移等。

4.21 抗心律失常药

199. 如何理解心肌电生理的离子基础？ 根据 0 期去极化速度，心肌细胞可分为快反应细胞和慢反应细胞。快反应细胞的 0 期去极化速度和幅度都很大（静息电位较低），工作细胞、浦肯野细胞都是快反应细胞；而慢反应细胞的 0 期去极化速度较缓慢（静息电位较高），窦房结细胞和房室结细胞属于慢反应细胞。

对于快反应细胞而言，0 期去极化的离子基础是 Na^+内流，1 期复极化是 K^+外流，2 期是 Ca^{2+}内流和 K^+外流，3 期是 K^+外流，4 期则是静息电位即 K^+外流的平衡电位。因此，K^+参与了复极化的整个过程。

对于慢反应细胞而言，0 期去极化更多的是 Ca^{2+}内流，复极化的 1~3 期不太好区分，但离子基础基本上也是 K^+的外流。

现在已经确定，在正常心肌电生理过程中，不管是快反应细胞还是慢反应细胞，参与的离子流就是 Na^+、K^+和 Ca^{2+}，其他离子基本不参与；尽管心肌也存在其他离子通道，其他离子通道的开关也会影响心肌电生理。

根据 4 期电位的稳定性，可将心肌细胞分为自律细胞和工作细胞。自律细胞的 4 期电位不稳定，易发生缓慢去极化而激发下一个动作电位。工作细胞的 4 期电位是稳定的。自律细胞可以是快反应细胞如浦肯野纤维细胞，也可以是慢反应细胞如窦房结细胞。4 期自动缓慢去极化实际上就是 Na^+、Ca^{2+}内流和 K^+外流的平衡作用。对于慢反应窦房结自律细胞而言，4 期自动缓慢去极化的主要因素是 K^+外流的减弱，Ca^{2+}、Na^+内流的地位次之；对于快反应细胞浦肯野细胞而言，4 期自动缓慢去极化的主要因素是 Na^+内流的增强，K^+外流的地位较次。

上述各类心肌细胞电生理涉及的主要离子流参见表 4-1。

表 4-1 各类心肌细胞电生理涉及的主要离子流

类型	包含的主要细胞	0 期	1 期	2 期	3 期	4 期
快反应细胞	心室肌、浦肯野纤维	Na^+	K^+	K^+、Ca^{2+}	K^+	K^+、Na^+
慢反应细胞	窦房结、房室结、房室交界	Ca^{2+}	K^+	K^+	K^+	K^+、Ca^{2+}、Na^+

200. 如何理解心肌电生理和心肌收缩偶联？ 心肌电生理和心肌收缩的偶联主要发生在工作细胞。平滑肌、心肌和骨骼肌是机体的三种肌肉细胞，从结构上看，这三种细胞各有特点。平滑肌肌浆网不发达，心肌的肌浆网发达而骨骼肌的肌浆网最发达，其中心肌和骨骼肌具有横纹结构。肌浆网的主要功能是将电信号传递到细胞内部同时参与 Ca^{2+}的储存和释放。Ca^{2+}是肌肉收缩的主要信号（尽管肌细胞也存在非 Ca^{2+}依赖的收缩），由于 Ca^{2+}主要分布在细胞外，肌

肉收缩依赖 Ca^{2+} 内流。

平滑肌肌浆网不发达，对胞外环境的 Ca^{2+} 浓度依赖性最高；心肌的肌浆网发达，但是细胞收缩依赖电信号和化学信号的双重刺激才能使肌浆网释放 Ca^{2+}，这个化学信号就是胞外 Ca^{2+} 内流信号，这个信号就是工作细胞 2 期复极化的 Ca^{2+} 内流信号；骨骼肌的肌浆网非常发达，肌肉收缩几乎不需要胞外的 Ca^{2+} 内流信号，只要将动作电位传入肌浆网即可。

但值得注意的是，胞外 Ca^{2+} 浓度会影响肌细胞的兴奋性，Ca^{2+} 浓度下降会使心肌兴奋性增强。

201. 如何理解心肌细胞的传导性？　　传导性是心肌细胞的基本电生理特征，影响传导性的因素有自身因素和信号因素两个方面。而自身因素则又有解剖因素和功能因素两方面。

自身的解剖因素就是心肌细胞的直径和排列方式，心肌细胞呈梭形，直径越大电阻越小，传导性越好。该因素一般是不变的，但心肌缺血累及这些细胞则可能发生改变。

自身的功能因素主要是心肌细胞所处的功能状态，由于信号在心肌细胞上的传导也是以动作电位的方式传播，对慢反应细胞而言，就要看细胞膜上处于备用状态的钙通道数量；对快反应细胞而言就要看处于备用状态的钠通道数量；因为只有处于备用状态，离子通道开放的效用是最佳的。除此之外，还要看静息电位与阈电位的差值，差值越大，传导性越好（这种关系也称膜反应性），因为差值越大离子通道开放时产生的动作电位幅度就大，相当于电压高，从而有利于传播。

信号因素即上一个动作电位的幅度，幅度越大相当于信号越强，越容易传播。

实际上，心肌细胞的传导性遵循物理学定律，即

$$I = \frac{U}{R} \tag{4-1}$$

式（4-1）中，U 是传导的动力，相当于上一个信号的动作电位幅度；R 是传传导的阻力，包含心肌细胞的直径和排列方式；I 是传导的效果，要想 I 变大，可增加 U 或减少 R。心肌细胞膜上的离子通道则是传递的载体，显然载体越多、状态越好，越利于传播。

202. 如何理解心肌细胞的传导性和兴奋性的关系？　　心肌的兴奋性和传导性不总是一致的。兴奋性的决定因素主要是：

1）静息电位和阈电位的差值，差值越小则兴奋性越高（对传导性而言，传导性会下降，因为这种状态下产生的动作电位幅度较小。所以，传导性和兴奋性的变化方向不一定是一致的）。

2）备用状态或可用状态的钙通道（慢反应细胞）或钠通道（快反应细胞），越多则兴奋性越高（这一点与传导性接近一致）。对于传导性而言，可用状态（复活尚未完全的离子通道）是不利于增加传导性的，只有备用状态（完全复活的离子通道）离子通道越多才越有利于传导。

203. 如何理解心肌的有效不应期？　　心肌细胞从除极开始到复极膜电位恢复到 -60mV 的一段时程内，刺激不能引起动作电位，称为有效不应期。不应期的存在根本原因是参与动作电位的钠通道（快反应细胞）或钙通道（慢反应细胞）是电压依赖性离子通道，通道开放后通道的结构改变，需待到膜电位回复到约 -60mV（钠通道）时，离子通道的结构才开始恢复正常结构（静息结构），参与下一轮开放。等恢复到 -90mV（正常静息电位）才能完全恢复正常。

心肌有效不应期较长的生理意义是确保心肌不发生强直性收缩，确保心肌的泵血功能。

204. 早后除极和迟后除极的离子流是什么？　　后除极是指在一个动作电位中，继 0 期除极后又遇到强刺激所发生的除极。早后除极发生早，发生于动作电位复极 2 期或 3 期；迟后除极发生较晚，发生于动作电位完全复极或接近完全复极时。早后除极的主要离子流是 Ca^{2+} 内流（钙通道在较高电位水平可开放），而迟后除极的离子流主要是 Na^+ 内流（钠通道在较低电位水平可开放）。后除极发生的根本原因是心肌细胞膜内外的阳离子分布异常，早后除极多见于低血钾，而迟后除极主要与心肌细胞钙超载有关。所以，早后除极和迟后除极只发生在病理状态。

205. 折返激动形成的三个条件是什么？　　折返激动的形成是心律失常的重要机制，但折返激动的形成需要同时具备三个条件。

1）解剖上的环路。心肌细胞通过闰盘连接，因此正常心肌是具备折返激动的基本条件。

2）单向阻滞。处于环路中的心肌细胞只能单向传导（类似于电路中的二极管现象）。

3）冲动落入环路心肌细胞的有效不应期之外。

以上三个条件缺一不可，一旦折返激动形成就会产生"振荡电流"而发生循环激动，相当于产生了异位起搏点而导致心律失常。以上三个条件只要一个条件不具备，折返激动即终止。因此，折返激动的消除方法有三：①手术解除解剖上的环路（即介入治疗，比较难，但彻底）；②加快传导或减慢传导（用药物比较容易实现，但是可能会改变其他部位心肌细胞的传导而产生新的异常）；③延长有效不应期（用药物比较容易实现，相对安全，但过度延长容易诱发后除极）。

206. 如何理解各类抗心律失常药对心肌电生理的影响？ 在已有的抗心律失常药中，其主要作用机制均是阳离子通道阻滞药，这也印证了参与心肌电生理的主要离子是阳离子，即 K^+、Na^+、Ca^{2+}。各类抗心律失常药的作用参见表 4-2。

表 4-2 各类抗心律失常药对离子通道和心肌电生理的影响

分类	对离子通道的影响			兴奋性	传导性	自律性	收缩性	有效不应期	代表药
	Na^+	K^+	Ca^{2+}						
I a	--	-		↓	↓	↓	↓	↑	奎尼丁
I b	-	+		↓	↑	↓	↓	↑相对	利多卡因
I c	---			↓	↓	↓	↓	↑	普罗帕酮
II	--			↓	↓	↓	↓	↑	普萘洛尔
III				↓	↓	↓	↓	↑	胺碘酮
IV			--	↓	↓	↓	↓	↑	维拉帕米

-，表示轻度阻滞；--表示适度阻滞；---表示重度阻滞；+，表示开放；↑增加或延长；↓减弱或缩短

在表 4-2 中，如果只阻滞钠通道而不阻滞钾通道，那么对慢反应细胞的影响是较小的（注意，慢反应动作电位主要是钙通道，复极化过程主要是钾通道，自律性主要是 4 期 K^+ 外流的衰减，如 I b 类主要作用于心室）；如果对钾通道有阻滞作用，那么就会影响所有类型的心肌细胞；如果只抑制钙通道，那么主要是抑制慢反应细胞，主要在室上。

值得注意的是，所有的抗心律失常药都是抑制心肌收缩能力的。

207. 抗心律失常药是否存在致心律失常作用？ 心律失常都存在电生理基础。抗心律失常药如果使用不得当，就会导致另一种心律失常，使心律失常的表现复杂化。当然，正常人使用抗心律失常药也是会导致心律失常的。而严重的心律失常是猝死的重要原因。

因此，世界上不存在有病治病，无病防病的药物。抗心律失常药是这样，抗菌药（使用不当导致菌群失调）、抗肿瘤药（使用不当当肿瘤发生）也是这样的。

208. 抗心律失常药为什么只介绍抗快速型心律失常的药物？ 根据心跳频率，可将心律失常分为慢速型心律失常和快速型心律失常。慢速型心律失常较少见，可用阿托品、肾上腺素类药物对症增加心率。而快速型心率失常较多见，故抗心律失常药重点介绍抗快速型心律失常药。

4.22 利 尿 药

209. 尿液的生成有哪些主要环节？ 尿液的生成主要有肾小球滤过、肾小管和集合管重吸收与分泌三个环节。理论上影响这三个环节的药物均有可能会产生利尿作用，但目前的高效能和中效能利尿药主要影响氯化钠在肾小管的重吸收。增加肾小球滤过率的药物在正常情况下几乎无利尿作用，但在肾小球灌注不足时（慢性心力衰竭）可产生明显的利尿作用。

210. 为什么高效能和中效能利尿药都是排钾利尿药？ 高效能和中效能利尿药的作用机制都是通过抑制钠的重吸收而实现的，这必然会导致肾小管和集合管管腔中的 Na^+ 浓度增高。由于机体存在平衡机制，会启动钠钾交换和氢钠交换，所以会使排出的钾和氢增多。同时由于排出的氯增多，所以可能会导致低钾血症和低氯性碱中毒。

211. 如何理解高效能利尿药的耳毒性？ 高效能利尿药的作用是通过抑制 Na^+-$2Cl^-$-K^+ 三联转运体实现的，内耳淋巴液的生成也存在相似机制，高效能利尿药在内耳有分布，从而干扰内耳淋巴液的离子组成，降低内耳淋巴液中的 Na^+ 和 K^+ 含量，使静息电位升高，使内耳毛细胞产生动作电位的能力下降，即干扰内耳毛细胞的静息电位并影响动作电位形成，导致耳鸣和听力受损。

212. 如何理解中效能利尿药（噻嗪类）的抗利尿作用？

（1）中效能利尿药的抗利尿作用效果：中效能利尿药的最大效果可以使尿量增加 10 倍，但一般达不到。而尿崩症的尿量可以和高效能利尿药的效果相当，最多可达几十升。实际上，使用利尿药后可以使尿崩症的尿量减少，但和正常人相比，尿量还是增多的。

（2）中效能利尿药的抗利尿机制：尿崩症的发生主要是抗利尿激素合成释放减少。抗利尿激素的作用部位主要在远曲小管和集合管，因此尿崩症的尿量取决于进入到远曲小管和集合管中的尿量。在机体的水盐代谢调节中，渗透压和血容量都能影响抗利尿激素和醛固酮的释放，但是渗透压主要影响醛固酮系统，而血容量主要影响抗利尿激素。尿崩症时，由于排出大量的低渗尿，导致血液浓缩，血液渗透压升高，中枢的渗透压感受区发生口渴信号而导致饮水增加，饮水增加使血容量恢复，进而又导致尿量增加。使用中效能利尿药后，排出的电解质增加，血液浓缩现象减轻，口渴也减轻，故饮水减少。这样做实际上使机体处于一种低血容量状态，肾小球滤过率减少，最终导致远曲小管和集合管的尿液量减少而使尿崩症减轻。

（3）为什么高效能利尿药无抗利尿作用：高效能利尿药增加尿量的效果与尿崩症相当，因此在效果上无法实现明显的抗利尿作用，尽管其排出电解质的能力更强。

213. 为什么中效能和低效能利尿药有降血压作用，而高效能利尿药无？ 血压形成的主要要素是心肌收缩力、血管阻力和血容量。由于利尿药都能降低血容量，理论上讲均可能有降血压作用，但在实践中，高效能利尿药是不能作为降血压药使用的。

高效能利尿药不能降血压的主要机制是：由于快速利尿作用，血容量下降较快，必然启动肾素-血管紧张素-醛固酮系统和交感系统，从而对抗因血容量下降引起的血压降低。这也说明任何快速影响血压形成要素的药物均有可能不利于真正意义上的血压下降，血压的下降应该是一个缓慢平稳的过程（高血压危象除外）。如果要实现有效的快速降压，最好能绕开机体的血压调节的快反应系统（避免出现负反馈激活交感神经系统）。

中效能利尿药的降压作用是通过减少血容量实现的，由于中效能利尿药的作用相对较弱，不会强烈地发生负反馈激活肾素-血管紧张素-醛固酮系统和交感系统，因此可以实现减少血容量而降压，而血钠降低减弱血管平滑肌对儿茶酚胺的敏感性也是其辅助机制。

低效能利尿药在临床上应用更多，但由于影响血容量的程度较低，多和中效能利尿药联合使用。低效能利尿药（如醛固酮拮抗剂螺内酯）还有独特的心血管保护作用，可用于某些类型的高血压（如醛固酮合成释放过多的高血压）。

214. 噻嗪类利尿药为什么有升高血糖的不良反应？

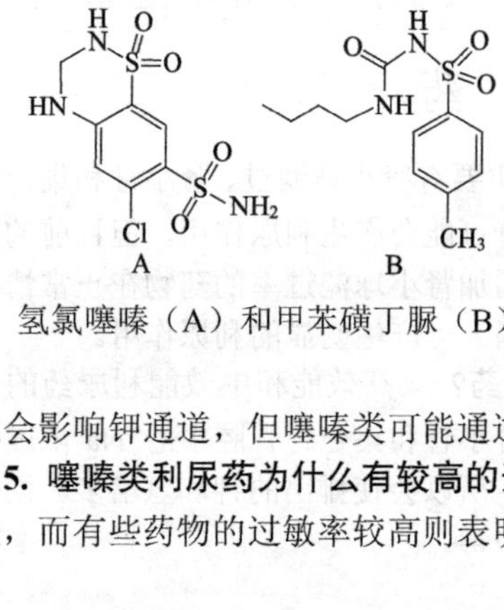

图 4-1 氢氯噻嗪（A）和甲苯磺丁脲（B）的结构

高效能利尿药和低效能利尿药无升高血糖的不良反应，但中效能类的噻嗪类（图 4-1）可升高血糖，因此，升高血糖的作用与利尿所致的血液浓缩无关。实验证实噻嗪类利尿药能抑制胰岛素的释放。实际上，噻嗪类药物都含有磺酰胺基，与磺酰脲类降糖药的结构有一定的相似度。磺酰脲类是 K_{ATP} 抑制剂，后期涉及 Ca^{2+} 内流（促进胰岛素释放而降低血糖）。尽管没有直接证据证明噻嗪类也会影响钾通道，但噻嗪类可能通过抑制胰岛细胞的钙摄取而抑制胰岛素释放。

215. 噻嗪类利尿药为什么有较高的过敏反应？ 一般来说，药物的过敏反应多与所含的杂质有关，而有些药物的过敏率较高则表明可能在药物合成纯化过程中容易带来过敏性的杂质。

对于小分子药物杂质来说，能过敏说明杂质属于半抗原，而半抗原主要通过修饰大分子（蛋白质）实现成为完全抗原。从化学本质上看，如果含有能修饰其他大分子基团的物质很可能就是半抗原。从经验上看，含有磺酰基、不稳定内酰胺、不稳定酯键的药物过敏反应率较高，噻嗪类利尿药属于磺酰胺类。

216. 利尿药和脱水药有何差异？　利尿药（diuretics）是一类直接作用于肾脏，影响尿液生成过程，促进电解质和水的排出，消除水肿的药物。脱水药（dehydrant agents）又称渗透性利尿药（osmotic diuretics），能提高血浆渗透压而使组织脱水。脱水药需要注射给药，口服不吸收或吸收少，口服不会产生脱水利尿作用，只会产生渗透性导泻作用。

从作用机制上看，利尿药有作用的具体靶分子；而脱水药是没有作用靶分子的，其作用机制是利用溶液的依数性使水分发生转移。从使用剂量上看，利尿药的使用剂量小，一般都是以毫克为单位；而脱水药的使用剂量较大，使用量以克为单位。从作用的后果看，利尿药防治水肿的作用继发于利尿；而脱水药的利尿作用则是继发于脱水。从对心血管的影响看，利尿药不会增加血容量，甚至减少血容量，因此会减轻心脏负担；而脱水药会增加血容量（把组织中的水分"吸"进血管），因此会增加血容量从而增加心脏负担。

4.23　治疗慢性心功能不全药

217. 什么叫慢性心功能不全，有哪些机制，有哪些防治策略？　慢性心功能不全又称充血性心力衰竭，是多种病因所致心脏泵血功能降低，不能排出足够的血液以满足全身组织代谢需要的一种临床综合征。

在慢性心功能不全早期，会激活交感神经系统和肾素-血管紧张素-醛固酮系统，使心肌肥厚，发挥一定的代偿作用。但上述代偿机制为心脏功能进一步损害埋下了隐患，形成恶性循环；主要原因是心肌细胞肥厚后挤压心肌毛细血管网，导致心肌血液供应障碍（能耗与氧供失调），后期易导致心肌细胞缺血损伤。随着病情的发展，最终进入心脏泵血功能衰竭、动脉系统供血不足及静脉系统血液淤滞的失代偿阶段。

因此，慢性心功能不全防治策略可有近期策略和远期策略。近期策略是缓解症状，改善生活质量，即提高心排血量和（或）减轻心脏负荷，包括强心、利尿、扩血管；远期策略是阻止心肌重构恶化或逆转心肌重构，提高生存期。

218. 在慢性心力衰竭过程中，如何理解心肌肥厚后反而会导致心功能下降？　慢性心力衰竭实际上是机体应对外来压力的一种短期"自救"行为。由于外周灌注不足，反馈性要求心肌增加心排血量。对心脏而言，增加心排血量只有两种方式，即增加心肌收缩力和加快心率。

这种方式的心排血量增加意味着心脏需要做更多的功，为了完成这些做功，心肌细胞必须拥有更多的收缩纤维，于是心肌细胞肥大（本来心肌还可以用增生方式，产生更多的心肌细胞以增强心肌做工能力，但在体的心肌细胞是永久细胞，无法增生）。心肌细胞肥大能够提高做功能力，但是心肌细胞体积增大后会导致心脏的显微结构发生改变：①毛细血管受到挤压扭曲供血不足；②心肌细胞之间的电突触（闰盘）连接发生改变传导能力下降，也使心肌同步收缩能力下降，因而收缩效率下降。这些表现导致心肌能量保障和信号保障都会出问题，而且会越来越严重。发展下去，部分心肌细胞可能会发生缺血坏死，坏死的心肌细胞最终被间质细胞填充，心脏的功能不断下降。

219. 强心苷类药物的结构与体内过程是否有关系？　洋地黄毒苷（digitoxin）是含有 3 个洋地黄毒糖（洋地黄糖的脂溶性远高于葡萄糖）的一级苷，亲脂性较强，口服吸收完全，作用持久而缓慢，可注射或口服，但口服多用于慢性病例。羟基洋地黄毒苷（gitoxin）由于在 C16 位引入羟基，亲脂性下降，较难吸收，但甲酰化后（gitaloxin，吉他洛辛）脂溶性提高，吸收改善。地高辛（digoxin）在 C12 位引入羟基，亲脂性降低，口服不易吸收，但可制成注射剂用于急性病例，作用迅速蓄积性小。去乙酰毛花苷（deslanoside，西地兰 D）比毛花苷丙（lanatoside C）少一个乙酰基，亲水性更强，口服吸收更差，只用于注射，作用与地高辛相似，毒性小，安全性大，属于速效强心苷。

同样，脂溶性高的洋地黄毒苷需经肝脏代谢方能排泄，作用时间长，属于长效强心苷；地高辛脂溶性中等，属于中效强心苷；而西地兰糖部分含葡萄糖，且去掉了一个乙酰基，故亲水性进一步增加，属于速效（短效）类强心苷。

因此，强心苷类药物的结构与体内过程是相关联的，特别是糖链（基）部分。上述强心苷的结构参见图 4-2。

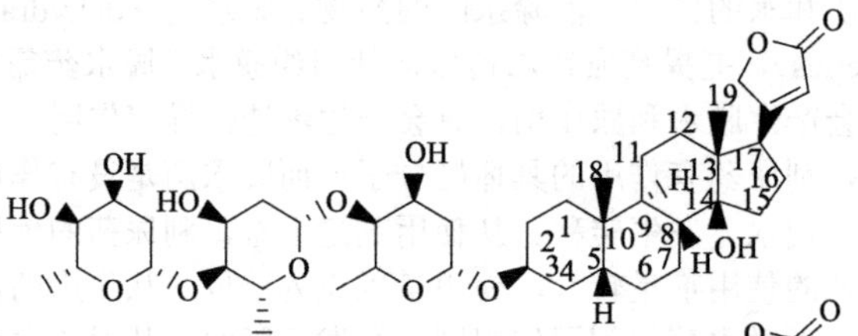

洋地黄毒苷

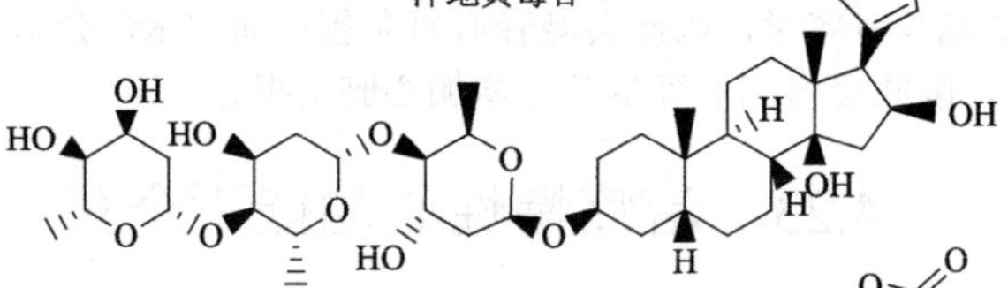

羟基洋地黄毒苷

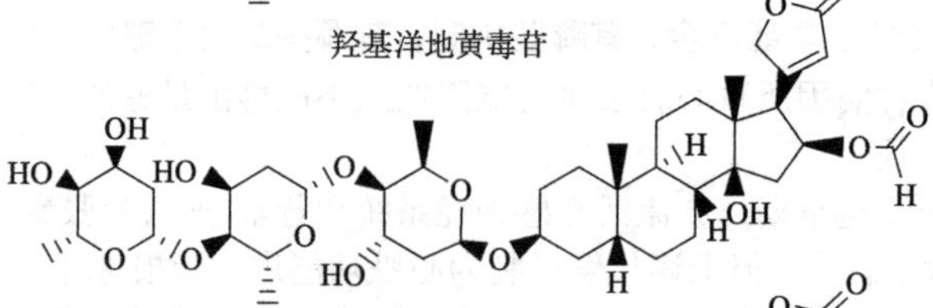

吉他洛辛

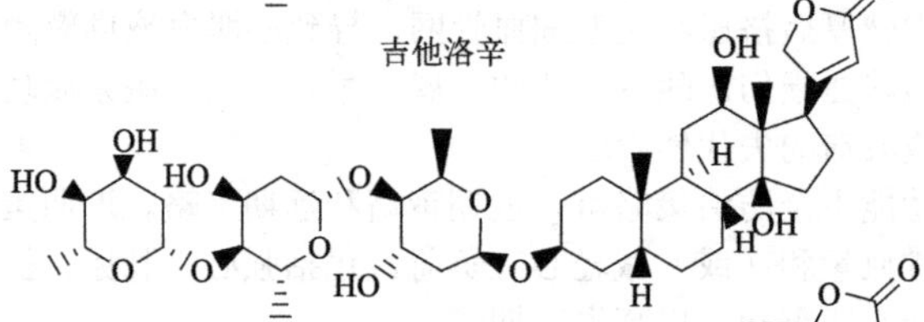

地高辛

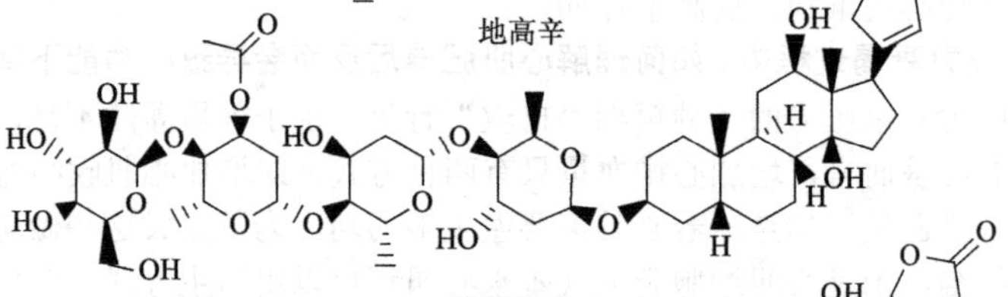

毛花苷丙

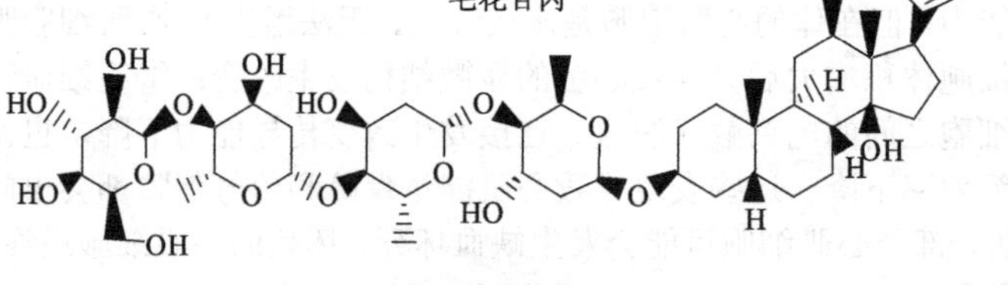

去乙酰毛花苷

图 4-2　几种主要强心苷药物的结构

220. 强心苷类药物为什么不是现在抗慢性心力衰竭的首选药？　强心苷曾经是抗慢性心功能不全的主要药物，甚至是一线药。随着对慢性心功能不全病理生理认识的加深和对强心苷类药物的临床回顾性研究，发现强心苷虽然能在短期内改善慢性心功能不全的症状，提高患者生活质量，但并不能延长患者的生存期，甚至还会缩短生存期。实际上从强心苷的作用机制也能推测出来。

强心苷抑制钠钾泵，导致胞内 Ca^{2+} 浓度升高而增强心肌收缩力（正性肌力），由于不能促

进 Ca^{2+} 回收，也就没有正性舒张作用。持久性地胞内 Ca^{2+} 处于较高水平，实际上就是处于钙超载状态，而钙超载会促进心肌细胞变性坏死。另外，强心苷的正性肌力作用不利于改善心肌的顺应性，长期使用会导致心肌功能下降。

因此，强心苷主要用于短时间内缓解心力衰竭症状，而不宜用于长期治疗。

221. 强心苷类药物中毒为什么会引起各种各样的心律失常？ 强心苷对心肌电生理的影响可以分为两个方面：①对心室以上部分的影响，与兴奋迷走神经有关，迷走神经兴奋既可使窦房结动作电位 3 期 K^+ 外流加速，最大舒张电位（MDP）负值加大，降低窦房结的自律性；也能使心房肌 3 期 K^+ 外流加速从而使复极加快，缩短心房肌的有效不应期（ERP）；还可使房室结 0 期 Ca^{2+} 内流受阻，减慢房室传导。②对心室浦肯野纤维的影响，其直接抑制心肌细胞膜的 Na^+,K^+-ATP 酶，致细胞内缺钾，MDP 负值减小：MDP 上移可缩短浦肯野纤维的 ERP，并可使 MDP 与阈电位的距离缩短，自律性升高。

强心苷中毒时，可以表现为室上为主或心室为主，最严重的是导致室上和心室的联动机制脱节而导致严重的室性心律失常。另外，强心苷中毒时，心肌细胞胞内处于钙超载状态，这将进一步使情况复杂化。正因为如此，适度补钾和补镁是防治强心苷心肌毒性的重要措施。

222. 慢性心功能不全患者可表现出食欲不振、恶心等症状，强心苷类药物中毒也有类似的不良反应，如果使用强心苷治疗治疗慢性心功能不全如何判断药物无效还是中毒？ 如果慢性心功能不全患者的消化道症状在用药过程中从未缓解，提示药物未起作用；如果缓解后又出现或加重提示强心苷中毒。最好再结合使用的剂量和心血管、神经系统的其他表现来判断是否强心苷中毒，有条件的直接测定强心苷的血药浓度即可确定。

223. 肾素-血管紧张素-醛固酮系统抑制药是如何实现抗慢性心功能不全的？ 肾素-血管紧张素-醛固酮系统激活是加剧慢性心功能不全的重要机制。抑制该系统可以：①抑制心肌收缩力，降低心脏对儿茶酚胺的敏感性，优势是有利于让心脏休息从而保护心脏，不利之处是不利于心排血量的增加；②扩张外周血管，有利于降低外周阻力，降低心脏的前后负荷，优势是有利于增加心排血量，不利之处是降低血压可能不利于某些脏器的灌流；③利尿降低血容量，有利于减轻心脏负荷，不利之处是降低血压。综合来看，抑制肾素-血管紧张素-醛固酮系统后，心血管的运行处于一种低压低阻状态，总的心排血量增加，但心脏的负荷减轻，有利于心脏休息。

另外，最重要的是该系统是参与心血管重构的重要因素，抑制该系统的激活，有利于终止甚至逆转心血管重构，改善心脏功能，延长患者生存率。

224. β 受体阻断药对心脏有抑制作用，为什么可以用于抗慢性心功能不全？ 慢性心功能不全可大体分为两个阶段，即代偿期和失代偿期，心力衰竭的阶段不同，药物治疗也可不同。β 受体阻断药可用于代偿期，即 I 度心力衰竭（心功能 II 级）和浅 II 度心力衰竭（心功能 III 级）；处于严重失代偿期的 III 度心力衰竭（心功能 IV 级）不可用。

β 受体阻断药有两方面的作用，一方面是阻断 β 受体，抑制心脏收缩，近期会加重心力衰竭；另一方面通过阻断 β 受体可以上调 β 受体数量，增加对儿茶酚胺的敏感性，继而打断儿茶酚胺不断释放的恶性循环，减轻对心脏的毒性从而产生远期的心脏保护作用。显然，这两方面的作用是对立的。在代偿期使用，对心脏的抑制作用相对较小，但可以实现远期的保护作用；但在失代偿期使用，心脏的抑制作用相对较大，尽管仍然有远期保护作用，但可能导致病情的近期恶化。

在使用 β 受体阻断药抗慢性心功能不全时，最好使用具有内在拟交感活性的 β 受体阻断药。

225. 钙通道阻滞药能抑制心脏，为什么也可以用于抗慢性心功能不全？ 钙通道阻滞药也有抑制心脏收缩的作用。钙通道阻滞药用于慢性心功能不全的情形与 β 受体阻断药相似，主要用于 I 度和浅 II 度心力衰竭，用于 III 度心力衰竭要慎重。III 度心力衰竭使用钙通道阻滞药可能会加重慢性心功能不全甚至导致死亡。

在选择钙通道阻滞药时，主要选择对心脏作用较小而对血管作用较强的药物。因此，钙通道阻滞药用于治疗慢性心功能不全的主要理由是：①减轻心肌钙超载；②扩张血管，减轻心脏的前后负荷，从而减少心脏做功，提高心排血量。

4.24　抗高血压药

226. 什么是高血压病?　　高血压病又称原发性高血压,即排除继发疾病和药物作用后,以体循环动脉血压[收缩压和(或)舒张压]增高为主要特征[收缩压≥140 mmHg和(或)舒张压≥90mmHg],可伴有心、脑、肾等器官的功能或器质性损害的临床综合征。与其他疾病不同,高血压病是一个功能性疾病名称,不含病理部位,这也表明该病的涉及面可能较广,的确,该疾病可以表现在心血管的各个部位。

与高血压病对应的是症状性高血压,如妊娠高血压综合征、肾性高血压(肾脏实质性病变和肾动脉病变引起的血压升高)、嗜铬细胞瘤引起的高血压等。

227. 高血压的病因是什么? 高血压能否治愈?　　高血压的病因尚不清楚,但危险因子是基本清楚的。高血压的危险因素可分为自身因素和环境因素。自身因素主要有遗传、精神状态、年龄和生活习惯及药物干预等。环境因素主要是不良听觉和视觉刺激。由于目前对现有人群的遗传因素无法干预,因此认为干预遗传以外的因素非常重要。

由于高血压的病因不清,因此高血压病是无法治愈的,常需终身用药。

228. 高血压形成的机制是什么?　　血压的形成包括四个要素,三个直接要素(心肌收缩力、外周阻力和血容量)和一个间接要素即调节系统。对三个直接要素而言,调节最快的是心肌收缩力,其次是外周阻力,调节最慢的是血容量。通过神经内分泌作用,机体具有维持血压稳定的能力。高血压的机制就是一切原因导致的升血压神经内分泌作用增强和降血压的神经内分泌作用减弱。

升血压因素增强的主要神经内分泌有:交感系统、肾素-血管紧张素-醛固酮系统、精氨酸加压素、内皮素等;降压因素减弱的主要神经内分泌有:副交感系统、缓激肽系统、心房钠尿肽等。

229. 高血压无法治愈,药物治疗的目的是什么?　　高血压的药物治疗目的是控制血压,防治或延缓并发症的发生,提高生命质量,延长生命。

230. 钙离子参与的主要生理活动有哪些?　　Ca^{2+}是重要的第二信使,参与多种细胞活动。简而言之就是Ca^{2+}参与一切细胞骨架运动,包括肌肉收缩、腺体分泌、细胞迁移、血小板聚集、神经递质释放等。胞内的Ca^{2+}浓度很低,Ca^{2+}进入细胞的途径主要是钙通道,钙通道有L-型、T-型、N-型、P-型等亚型,其中与心血管活动关系密切的主要是L-型钙通道。

231. 试总结β受体阻断药有哪些作用?　　β受体阻断药有多种作用和临床应用。主要的作用有:

1)降血压:阻断心肌$β_1$受体使心肌收缩力减弱,心率减慢,心排血量减少;阻断肾小球旁器部位的$β_1$受体,减少肾素分泌,从而抑制肾素-血管紧张素-醛固酮系统;阻断去甲肾上腺素能神经突触前膜$β_2$受体,消除正反馈作用,减少去甲肾上腺素的释放。

2)抗心律失常:阻断心肌$β_1$受体使心率减慢,减少做功而降低氧耗;延长心舒期,有利于心脏休息和冠脉灌注。

3)抗慢性心功能衰竭:在代偿期使用β受体阻断药可以使β受体上调,从而增强心肌对去甲肾上腺素的敏感性,降低儿茶酚胺的毒性而保护心脏功能。

4)减弱甲亢心脏毒性:甲亢能增强儿茶酚胺的心脏毒性,使甲亢患者迅速发展为心力衰竭,在非手术期间可以用β受体阻断药抑制心脏,防止心力衰竭的发生。

232. 如何理解β受体阻断药的内在活性?　　β受体阻断药可根据有无内在活性分为有内在活性的β受体阻断药和无内在活性的β受体阻断药。一般有内在活性的β受体阻断药用于抗高血压时,停药反跳作用较轻,而无内在活性的β受体阻断药用于抗高血压时,停药反跳作用则较重。究其原因是无内在活性的β受体阻断药属于一般拮抗药,而有内在活性的β受体阻断药属于反向激动药。

因此提示,在用于抗慢性心功能衰竭时,无内在活性的β受体阻断药更有利于β受体表达上调而发挥抗心力衰竭作用。

233. 阻止或逆转高血压的器质性病变是高血压药物治疗追求的重要目标，可能具有此类作用的药物有哪些？ 有望阻止和逆转高血压器质性病变（心血管重构）的药物依次是肾素-血管紧张素-醛固酮系统的抑制剂、钙拮抗药和β受体阻断药。

234. 如何理解卡托普利能引起高钾血症和血管神经性水肿不良反应？ 在肾素-血管紧张素-醛固酮系统中，醛固酮的释放主要受血管紧张素Ⅱ调节，使用卡托普利后血管紧张素Ⅱ生成减少，继而导致醛固酮的释放也减少。醛固酮的主要作用是保钠排钾，释放减少后由于保钠排钾减少，有可能就会导致血钾升高。

卡托普利是血管紧张素转化酶抑制剂，既能抑制血管紧张素转化酶使血管紧张素Ⅰ转化为血管紧张素Ⅱ，也能抑制其同工酶阻止缓激肽降解。局部组织的缓激肽增多后会导致血管神经性水肿。

235. 卡托普利为什么对高血压肾脏有保护作用，同时有可能加重肾衰竭？ 肾衰竭是高血压病的重要并发症，原因是在高血压状态下导致入球小动脉肌样硬化累及肾小球。用卡托普利后，入球小动脉的压力减少，对保护肾小球，恢复肾小球功能是有利的。同时，血压下降后，肾小球的有效滤过压会有所降低，甚至会影响到肾小球滤过率。但相比高血压状态对肾小球危害，利大于弊。

对于双侧肾动脉狭窄的患者来说，肾小球病变相对较轻，高血压是维持肾小球基本滤过率的重要因素。由于卡托普利对包括肾动脉在内的大动脉几乎没有扩张作用，明显降低血压后，肾小球滤过率将大大下降，加重肾衰竭。从理论上讲，这种肾衰竭是肾前性的，解决肾动脉狭窄是关键。

因此，卡托普利降血压对肾功能的影响都存在利弊，如何权衡利弊是关键。卡托普利降血压，对肾功能存在两种影响，既可对抗或减弱高血压对肾小球的远期不利影响，也会因降低血压而近期降低肾小球滤过率（不利）。任何药物的作用对同一疾病的治疗，不总是都是有利，要注意利弊权衡（想想硝酸甘油对心绞痛的治疗）。对于肾动脉狭窄患者来说，降低血压则弊大于利，不宜使用。

236. 与血管紧张素转化酶抑制剂相比，血管紧张素Ⅱ受体拮抗剂具有什么优点？ 主要的优点是：血管紧张素Ⅱ受体拮抗剂不影响缓激肽、P物质的代谢，故不会发生神经血管性水肿和刺激性干咳的不良反应。

237. 为什么交感神经阻断药在抗高血压药物中的地位不断下降？

（1）交感神经阻断药曾经在抗高血压中有着辉煌的历史，作用交感神经系统的各个环节均有成功药物研发的案例，如中枢性抗高血压药可乐定，神经节阻断药樟磺咪芬，神经末梢阻断药利血平，α、β受体阻断药哌唑嗪和普萘洛尔等。

（2）交感系统是一个快调节系统，参与调解的各类蛋白质特别是β受体存在较明显的负反馈调节，因此在抗高血压的治疗中有明显的反跳现象，容易导致病情反复。

（3）交感系统在血压的调节中具有重要地位，但是作为神经调节，主要作用于血压的快速调节，而高血压病是一个慢性病，因此参与血压调节的因素更多的是慢调节系统，其中影响血容量和影响血管阻力的药物有望作用更佳。

（4）目前对肾素-血管紧张素-醛固酮系统的认识越来越透彻，本系统属于神经内分泌系统，对血压的调节具有很强的缓慢调节作用，涉及血容量、血管阻力和心肌收缩力，也涉及中枢的血压调节系统。因此，该系统药物的成功开发基本上取代了交感神经阻断药的地位。

238. 如何理解α₁受体阻断药哌唑嗪的"首剂现象"？ 首剂现象是指初次用药，药物作用过于强烈的一种现象，这种现象不能用量（浓度）效关系来解释，其机制主要与靶点有关。

α₁受体阻断药均有首剂现象，这种现象可能是机体初次接触α₁受体阻断药过于敏感所致。具体的机制不清，但非选择性的α受体阻断药没有首剂现象，如果与β受体阻断药合用，首剂现象还会加强，甚至拉贝洛尔也有首剂现象。

239. 血管扩张药肼屈嗪等具有强大的降压作用，为什么很少单独使用？ 血管扩张药因扩血管作用而降低血压，由于有快速降压作用，容易反射性激活交感系统和醛固酮系统，导致心肌收缩力增强、心率加快（加重心脏负担），肾素和醛固酮分泌增多加重水钠潴留（增加血容量）而对抗血压下降。由于高血压的治疗是一个长期过程，所以该类药物单独使用远期降压效果并不好，一般与交感神经阻断药和肾素-血管紧张素-醛固酮系统抑制药联合使用。

正因为血管扩张药的短期降压效果好，一般用于高血压危象的防控，不宜单独长期使用。

240. 论平稳降压对高血压病治疗的重要性。 平稳降压是高血压治疗的一个重要原则。实践证明，波动性降压对心血管的危害甚至大于高血压病本身。高血压得不到控制会导致卒中、冠心病、心肌梗死和肾衰竭等危险疾病，而控制不好，造成血压波动较大，同样会产生上述危害。

研究表明，由于高血压患者的自动调节功能不正常，血压大幅度下降和升高都会使患者不能承受，引起脑供血不足、缺氧、头晕等症状。研究同时也表明，血压的波动对血管内皮细胞的伤害较大。此外现代医学还证实：清晨醒来时是高血压患者发生各种心脑血管意外的高峰时间段，如果对这段时间的血压控制不佳，造成血压波动性较大，会大大增加发生卒中等的风险，严重时甚至会死亡。所以，平稳降压，使血压缓慢降低，并全天 24 小时将血压稳定控制至关重要。

对于高血压危象来说，需要快速降压以控制症状，但也不宜将血压降得过快过低，还是要维持在一个患者能耐受的相对高水平，然后还是要追求平稳降压。

4.25 抗心绞痛药

241. 为什么心内膜容易发生缺血？ 冠脉循环由冠状动脉、毛细血管和静脉组成。左、右冠状动脉均起自升主动脉，其分支的起始部分走行于心脏表面的心外膜下，又称为输送血管，其特点是不受心肌收缩压迫的影响，具有调节冠脉血流量的作用。冠状动脉继续分支为小动脉、微动脉时则呈直角垂直穿入心肌层，贯穿到心内膜下形成交通网，供应心肌和心内膜下的血液。冠脉血管的这种分支方式易受心肌收缩的挤压，使心内膜下区域易于发生缺血、缺氧。心肌的灌注主要发生在心舒期，如果心舒期缩短、舒张期心内压力过高都不利于心内膜供血，从而发生缺血。

242. 心绞痛的主要防治机制是什么？ 心绞痛发病的主要机制就是心脏的氧供和氧耗失衡，氧供小于氧耗。防治心绞痛的策略有三：①扩张痉挛冠脉，增加血供而增加氧供，该法是解决主要矛盾；②减少心脏做功，即抑制心脏收缩、扩张外周血管、降低室壁张力、减慢心率等，降低心肌耗氧；③既扩张冠脉又减少心脏做功。

另外改善血液的流动性，阻止冠脉狭窄也是重要的防治策略。

243. 为什么 β 受体阻断药不宜用于变异型心绞痛？ 变异型心绞痛主要发病机制是冠脉异常收缩或痉挛所致，因此主要矛盾是冠脉收缩。心脏血管上存在扩张冠脉的 β_2 受体，由于 β 受体阻断药均有一定程度的 β_2 受体阻断作用，使用 β 受体阻断药后虽然能减少心脏做功，但可能会诱发或加重冠脉收缩从而使心肌缺血更为严重。因此，使用 β 受体阻断药不但不能解决变异型心绞痛的主要矛盾，还可能加剧该矛盾，所以不宜使用。

需说明的是，有些版本的教材认为变异型心绞痛不宜使用 β 受体阻断药的原因是由于阻断了冠脉上的 β 受体而使得 α 受体占优势，激动 α 受体导致血管收缩有关，然而 α 受体阻断药虽能扩张血管，但并不是有效的抗心绞痛药，故此说法还有待进一步研究。

244. 硝酸酯类能和 β 受体阻断药合用防治心绞痛吗？ 硝酸酯类可以和 β 受体阻断药合用。理由是两药合用能协同增加心肌氧供，协同减少心肌耗氧。硝酸酯类通过扩张小静脉和小动脉，减少心肌的前后负荷而降低心肌耗氧量，扩张心肌血管开放心肌侧支循环而增加心肌氧供；但不利的是扩张血管导致血压下降会反射性兴奋心脏，因增加心率对降低心肌耗氧不利。β受体阻断药可以抑制心率和心肌收缩力而降低心肌耗氧，但心排血量的下降会使血液潴留在心室，增加室壁张力，对降低心肌耗氧和心内膜供血不利，另外 β 受体阻断药容易使心肌血管趋于收缩状态，对心肌氧供也不利。

两药合用后，硝酸酯类的反射性兴奋心脏作用可以被 β 受体阻断药对抗，β 受体阻断药导致的血液潴留在心室和血管收缩趋势可以被硝酸酯类对抗。因此产生协同抗心绞痛作用。需要注意的是，这两类药对心血管系统均表现为抑制，两药合用后可能导致进一步抑制心血管系统；为了避免过度的心血管抑制，建议两药合用时减量。

245. 硝酸酯类能和钙拮抗药合用防治心绞痛吗？ 可以合用，合用的优势不如硝酸酯类和 β 受体阻断药合用明显。需要注意的是，钙拮抗药中，维拉帕米（verapamil）对心脏的选择性好，硝苯地平（nifedipine）次之。和硝酸酯类合用的钙拮抗药建议用维拉帕米。

硝酸酯类有反射性兴奋心脏的作用，硝苯地平因扩血管作用强也有反射性兴奋心脏的作用，这两药合用并不能实现减少不良反应的目的，但扩血管作用却得到了加强。因此不建议合用。

相反，维拉帕米的心脏选择作用强，而扩血管作用弱。硝酸酯类和维拉帕米合用可以产生类似硝酸酯类和 β 受体阻断药合用的效果，尽管略弱。

246. β 受体阻断药能和钙拮抗药合用能防治心绞痛吗？ 建议 β 受体阻断药和硝苯地平合用，不建议和维拉帕米合用。

同理，硝苯地平扩血管作用较强，但会反射性兴奋心脏，该作用可被 β 受体阻断药拮抗。而维拉帕米的心脏抑制作用较强，和 β 受体阻断药合用会进一步抑制心脏收缩，但两药的缺点却不能因合用而克服，故不主张合用。

247. 同为钙拮抗药，为什么维拉帕米的心脏选择性高，而硝苯地平的血管选择性高？ 维拉帕米是第一个开发上市的钙拮抗药，阻滞的是 L-型钙通道。平滑肌和心肌的收缩依赖外 Ca^{2+} 内流，而 L-型钙通道就是外 Ca^{2+} 内流的主要通道。

维拉帕米分子近似线性（图 4-3A），结合在 L-型钙通道的内侧，因此维拉帕米进入胞内是前提条件，而维拉帕米进入胞内的通道也就是 L-型钙通道（图 4-4）。显然，通道开放的频率高（累计时间长）有利于维拉帕米进入胞内从而与 L-型钙通道的内侧结合而阻断钙通道。心肌的钙通道的开放频率较高，因此维拉帕米对心肌的钙通道有较好的选择性。

硝苯地平分子近似球状（直径较大，图 4-3B），不容易通过 L-型钙通道，它结合在钙通道的外侧，钙通道开闭主要发生在通道外部，开放频率过高反而不利于硝苯地平的结合。相比之下，血管平滑肌钙通道的开放频率远低于心肌，所以硝苯地平对血管平滑肌的作用明显。

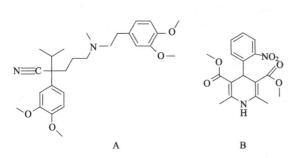

图 4-3 维拉帕米（A）和硝苯地平（B）的结构

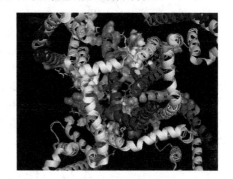

图 4-4 溴-维拉帕米结合在 L-型钙通道（CaVab）的胞内侧（晶体结构来自 PDB：5KMH）。中央紫色的小分子为溴-维拉帕米

4.26 抗动脉粥样硬化药

248. 如何理解他汀类药物具有相同 HMG-CoA 还原酶的抑制作用？ 他汀类药物是 HMG-CoA（羟甲基戊二酰辅酶 A）还原酶抑制剂。这类药物都有羟甲基戊二酸（mevalonic acid）的类似结构（但无 3 位甲基），从而干扰羟甲基戊二酰辅酶 A 与其还原剂结合。特别地，他汀类药物本身无法接受 HMG-CoA 还原酶交来的氢，结合后不容易离开酶的催化中心，从而产生酶的抑制作用。必须说明的是，具有内酯环结构的"他汀"无直接活性（为前药），需打开内酯环才具有活性。

常见的他汀类药物结构参见图 4-5。

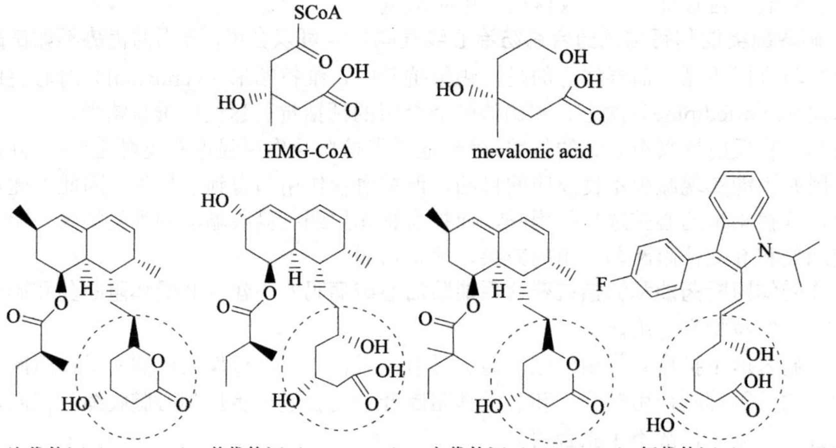

洛伐他汀（lovastatin）　普伐他汀（pravastatin）　辛伐他汀（simvastatin）　氟伐他汀（fluvastatin）

图 4-5　常见的他汀类药物结构

虚线圆圈表示与 HMG-CoA 还原酶相互作用的活性部位

249. 普罗布考会使高密度脂蛋白（HDL）下降，可能对降血脂和冠心病不利，为什么普罗布考在抗动脉粥样硬化方面还受到临床推崇？ 人们在普罗布考抗动脉粥样硬化作用的认识方面有反复。临床反映普罗布考防治动脉粥样硬化作用明显，但实验研究发现普罗布考的降血脂作用一般，特别地，普罗布考还降低 HDL。一般认为升高 HDL，降低极低密度脂蛋白（VLDL）和低溶度脂蛋白（LDL）对降血脂有利；因此单纯用降血脂作用不好解释其抗动脉粥样硬化作用。后来的研究表明，血脂（特别是胆固醇）升高只是动脉粥样硬化的一个高危因素，真正加速动脉粥样硬化形成的是氧化型低密度脂蛋白（ox-LDL）。普罗布考的抗动脉粥样硬化作用源于其抗氧化作用。由于普罗布考是脂溶性抗氧化剂，因此能很好地阻止 ox-LDL 的形成从而表现出优越的抗动脉粥样硬化作用。这也提示，脂溶性抗氧化剂均有较好的抗动脉粥样硬化作用，相比之下，水溶性抗氧化剂的作用在抗动脉粥样硬化方面则表现较差（图 4-6）。

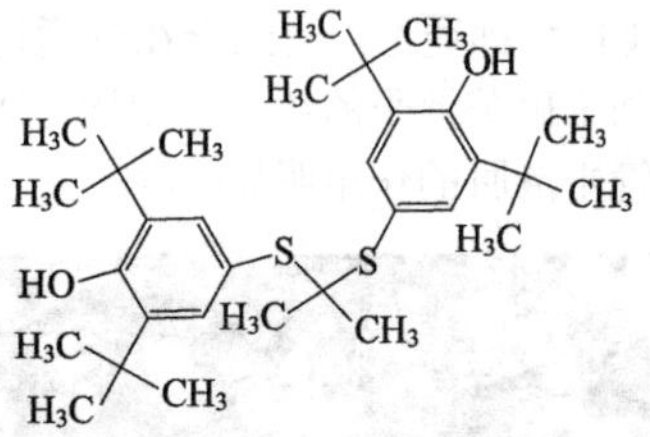

图 4-6　普罗布考的结构

普罗布考的结构表明其具有较强的脂溶性，每分子含的两个羟基即是其活性结构

4.27　作用于血液系统的药物

250. 为什么说二氢叶酸可以改善恶性贫血的血常规，但不能改善其神经症状？ 恶性贫血是胃内缺乏“内因子”从而导致维生素 B_{12} 吸收障碍所致的一种疾病，血常规表现为巨幼红细胞性贫血，同时还会导致精神失常等神经症状。维生素 B_{12} 是叶酸代谢所需的辅酶，也是甲基丙二酰辅酶 A 变位酶的辅酶（转化为琥珀酰辅酶 A）。所致的巨幼红细胞贫血是因为叶酸代谢障碍所致，所以可以用二氢叶酸（叶酸的活性形式）纠正。但二氢叶酸不参与甲基丙二酰辅酶 A 的转化。对于支链脂肪酸的分解代谢来说，如果缺乏变位酶，意味着甲基丙二酰辅酶 A 是其终产物，不能继续代谢分解，由此导致甲基丙二酸堆积。甲基丙二酸脂溶性较高，主要堆积在神经系统，阻止鞘磷脂形成，故产生神经症状。因此，要解决恶性贫血的神经症状必须补充维生素 B_{12}。

251. 止血和凝血是怎么回事？ 止血是指血液不再从血管破损处流出的现象。血管损伤后的止血反应一般包括三个过程：①血管收缩，血液从破口处流出量减少，如果破口较小，该过程有望实现止血，该过程反应快但维持时间较短。②血小板聚集，血管破口暴露出胶原和释放的其他因子（ADP、5-HT 等），导致血小板趋化聚集以填补破口，进一步制止血液从破口流出。③激活凝血系统，血管破口可释放组织因子激活凝血因子，而趋化聚集的血小板释放出的活性物质进一步加速凝血反应。止血的能力则可用出血时间来衡量，出血时间越长表示止血能力越差。

凝血则是血液从液态转变成固态的过程。根据启动过程可分为外源性凝血和内源性凝血。凝血的过程涉及一系列凝血因子。内源性凝血由 FXⅡ因子引发，外源性凝血途径由组织因子引发。凝血时间延长则表明凝血功能障碍。由于参与凝血的因子均清楚，可以根据特定的环节设计凝血时间检测实验。

从以上的概念可以判断，止血和凝血是有区别的。尽管在大多数情况下，止血功能的变化和凝血功能的变化是一致的。

252. 为什么市场上的止血药较少而活血化瘀类药物较多？ 活血化瘀作用实际上和止血作用是相反的，其作用机制涉及舒张血管、抗血栓、抗凝、内皮保护等方面，其表现形式为改善血液流变学特性。

血液是机体重要的组成部分，在缺医少药的远古时代，止血功能较差的个体是不适合生存的，因此在进化的过程中机体倾向于"不能丧失血液"，甚至随着年龄的增加，机体的含水量下降，血液的流动性也是在下降的，总体上的止血功能是增强的。研究表明，高血压、冠心病、脑缺血栓塞、高血脂等疾病均有不同程度的"血瘀"。因此，"血液淤积"的情形反而增多，由此也就开发出较多的活血化瘀类药物。相比活血化瘀药物，止血药物则相对较少。

253. 血容量扩张剂不含血细胞和营养成分，是如何防治低血容量性休克的？ 血液含有血细胞、蛋白质、多肽、细胞因子、小分子营养物质和水等成分，其主要功能是营养、输送氧气养分、带走组织中的二氧化碳和代谢废物等功能。从细胞和营养成分的角度讲，血液具有较大的代偿缓冲能力，因此在低血容量性休克时，补充这些物质不是关键的。因此，在低血容量休克中，血液及时运走组织中的二氧化碳和代谢废物是第一位的，补充氧气和养分是第二位的（临床可见一些严重慢性贫血的患者仍能保持生活自理），而补充营养物质则是第三位的。二氧化碳和代谢废物是有一定水溶性的，血容量的增加则有利于增加组织灌注，带走代谢废物，这对维持细胞代谢的基本功能至关重要。当然严重失血性的低血容量性休克还是建议输血治疗，但这不妨碍在治疗低血容量性休克时，强调"血容量比血细胞更重要"的观点。

254. 为什么高分子右旋糖酐有"血瘀"作用，而低分子右旋糖酐有"活血化瘀作用"？ 临床常用的有右旋糖酐 10、右旋糖酐 40 和右旋糖酐 70，其平均分子量分别为10kDa、40kDa、70kDa；也分别称低分子、中分子和高分子右旋糖酐。低分子右旋糖酐具有活血化瘀作用，而高分子右旋糖酐则具有加重"血瘀"的作用。从扩充血容量的维持时间上讲，分子量越大维持的时间就越久，因为不易被肾清除。

血浆是胶体溶液，最多的蛋白质是白蛋白，其平均分子量在 60kDa 左右。胶体溶液最大的特点是，分子量越大，溶液的黏度就越大，表现出的流动阻力也较大。右旋糖酐溶液也是胶体溶液，低分子右旋糖酐的平均分子量远小于白蛋白分子量，因此该溶液的黏度会低于血浆而产生活血化瘀作用；而高分子右旋糖酐的平均分子量大于白蛋白的分子量，该溶液的黏度将会大于血浆黏度而表现出加重"血瘀"的作用。

5 内脏系统药理

5.28 作用于呼吸系统的药物

255. 如何理解呼吸系统药物的药理？   如同总论所述，药理学的各论是按照药物选择性进行划分的。例如，主要调节心血管系统功能的归为心血管药理，主要调节消化系统和呼吸系统功能的分别归为消化系统药物药理（简称消化药理）和呼吸系统药物药理（简称呼吸药理）。要注意的是，内脏系统药理不考虑给药途径，在实践中常有人把呼吸道给药的药物都列为呼吸药理，这显然是不对的。

256. 根据所学知识试分析：在哮喘防治方面，肾上腺素和沙丁胺醇哪个的疗效会更好，哪个会更常用，为什么？   哮喘的发生与过敏原刺激呼吸道导致呼吸道炎症有关，当炎症发生时，支气管收缩、黏液分泌增多（往往有痰）使气道阻力增加而发生哮喘。因此，具有抑制炎症发生、扩张支气管或化痰（如果有痰的话）功效的药物均有防治哮喘的作用。

肾上腺素具有激动 α 和 β 受体的作用，激动 β_2 受体扩张支气管可产生强大的哮喘防治作用，激动 α_1 受体可以收缩支气管的血管，减少炎性渗出（使痰减少），这也对哮喘防治有利。而沙丁胺醇是 β 受体激动药，只有激动 β_2 受体扩张支气管作用，而无抑制炎性渗出作用。故沙丁胺醇防治哮喘的作用总体上是不如肾上腺素的。

但在实际应用中，因肾上腺素作用广泛，特别是心血管不良反应较多且有时还严重；哮喘患者往往是中老年人群，多具有高血压、心脏病、糖尿病等疾病；因此，考虑到不良反应，肾上腺素在哮喘的防治中不如沙丁胺醇常用。

257. β 受体激动药对哮喘作用强大且迅速，为什么不作为防治哮喘的首选药？ β 受体激动药对哮喘作用强大且迅速，但该类药物容易产生快速耐受性，导致疗效迅速下降，因此不宜作为首选药。按照常用顺序，应该首先是茶碱类、M 受体阻断药类和抑制过敏介质释放类（如色甘酸钠），因为这些药物无明显耐受性，可以用于哮喘的防治；其次才是 β 受体激动药，但这类药物主要用于症状控制和急救；糖皮质激素对哮喘有特效，且无明显耐受性，但因为会降低机体和用药部位的免疫力，可能会导致疾病恶化或复杂化，因此，该类药物也只用症状控制和急救，特别是当 β 受体激动药效果较差时使用。新型抗哮喘药物如钙离子拮抗剂没有耐受和免疫力下降的缺点，但扩支气管的作用尚有待临床进一步验证。

5.29 作用于消化系统的药物

258. 如何理解自体活性物质这一概念？   自体活性物质有广义和狭义之分。广义的自体活性物质泛指机体合成的具有特定生理功能的物质，包括各种激素、局部激素及其他活性分子。狭义概念一般是指局部激素，包括组胺、前列腺素、白三烯、5-羟色胺和血管活性肽类（P 物质、激肽类、血管紧张素、利尿钠肽、血管活性肠肽、降钙素基因相关肽、神经肽 Y 和内皮素等）及一氧化氮和腺苷等。

自体活性物质药物除了包括自体活性物质外，还包括其衍生物，或作用于自体活性物质靶点的其他分子。

259. 如何理解自体活性物质的"局部作用"和"全身作用"？   狭义的自体活性物质是局部激素类药物。局部激素的作用主要通过以下方式实现：①释放局部激素的细胞都是散在分布在组织中，没有形成类似内分泌腺的结构，因此正常情况下释放的量较少，主要在局部扩散；②释放的局部激素与受体在空间上较近，有利于自体活性物质发挥作用；③自体活性物质存在快速作用消除机制，一旦释放，要么被快速摄取，要么被附近的酶降解而使作用消失。

在某些特殊情况下，自体活性物质也会导致全身反应。如Ⅰ型变态反应时，由于发生迅猛，肥大细胞和嗜碱粒细胞大量脱颗粒释放组胺等自体活性物质，可以导致全身性血压下降甚至休克。

因此自体活性物质的局部作用是相对的。

260. 如何理解皮下注射组胺的"三联反应"？   小剂量组胺皮内注射，可出现"三联反应"：首先毛细血管扩张出现红斑；接着毛细血管通透性增加，在红斑上形成水肿性丘疹；最后通过轴索反射致小动脉扩张，在丘疹周围形成红晕。麻风患者由于皮肤神经受损，"三重反应"不完全，可作为麻风病的辅助诊断。

261. 如何理解组胺对某些平滑肌有扩张反应，而对另一些平滑肌又有收缩反应？   组胺对血管平滑肌的作用是舒张，对血管外平滑肌的作用是收缩。这种现象和乙酰胆碱的作用相似。

在大多数情况下，药物对某一类细胞的作用往往是一致的，虽然在作用程度上会有些差异，但一般不会翻转。现已明确，乙酰胆碱收缩血管外平滑肌的作用是直接作用，舒张血管的作用是间接作用，是内皮介导的（参见图2-1）。因为去除内皮后，乙酰胆碱对血管的作用表现为较弱的收缩作用。至于组胺的作用是否也有相似的机制，目前尚不明确。

262. 组胺是参与过敏性休克的重要效应物质，为什么抗组胺药不是过敏性休克治疗的首选药？   过敏性休克是Ⅰ型变态反应，是抗原抗体引发的一种速发型病理性免疫反应，效应阶段是嗜碱粒细胞和肥大细胞脱颗粒，瞬间释放大量的血管活性物质，包括组胺、肝素、缓激肽、白三烯等。由于组胺只是其中的一部分，因此抗组胺药对抗过敏性休克的效果有限。

而对于其他类型的变态反应，由于释放慢，组胺的活性只在局部表现明显作用，因此抗组胺药的效果就好得多。

263. 与第一代 H_1 受体阻断药相比，第二代 H_1 受体阻断药有何特点？   一般来说，根据新药研发的规律，第二代药物在安全性、有效性、稳定性等方面会超过第一代药物，以克服第一代药物的某些缺点和不足。H_1 受体阻断药的研发也是这样。

第一代 H_1 受体阻断药是在组胺类结构构效关系不清楚的前提下筛选出来的，主要的缺点是：①这类药物对 H_1 受体的选择性低，除了作用于 H_1 受体外，对 M 受体均有不同程度的抑制作用，甚至会抑制钠通道而表现出局麻作用；②中枢作用明显，容易导致中枢抑制，在使用方面受到限制，如机械驾驶和高空作业人员不宜使用；③药物的半衰期短，不适用某些需长时间给药的情形。

相比之下，第二代 H_1 受体阻断药对 H_1 受体表现出更高的选择性，对 M 受体几乎无作用；药物的极性增加，给药后不易进入中枢，几乎无中枢抑制作用；部分药物的半衰期延长，一次用药后的维持时间更长，增加患者用药的依从性和方便性。

264. 如何理解 H_1 受体阻断药的防晕止吐作用？ H_1 受体阻断本身没有防晕止吐作用，H_1 受体阻断药的防晕止吐作用仅限于某些第一代 H_1 受体阻断药。在第一代 H_1 受体阻断药中，中枢抗胆碱作用越强，其防晕止吐作用也越强，如前面介绍的东莨菪碱也具有较好的防晕止吐作用。另外中枢性 H_1 受体阻断药可能有利于增强防晕止吐作用。第二代 H_1 受体阻断药基本上无此作用。

265. 如何用信号通路的思维理解抑制胃酸分泌药？   胃酸由胃壁的壁细胞分泌，受多种激素调控。促进胃酸分泌的主要激素有组胺、乙酰胆碱和促胃液素（胃泌素），分别通过激活 H_2、M_1 和胃泌素受体发挥作用。这些激素受体均为细胞膜受体，属于 G 蛋白偶联受体家族，激活后通过不同途径将信息传递到胞内，然后再通过一系列信号通路促使壁细胞将 H^+，K^+-ATP 酶组装在细胞膜上并激活之，将胞内的 H^+ 泵出到胞外（图5-1），将胞外的 K^+ 泵入胞内。由此可见，抑制细

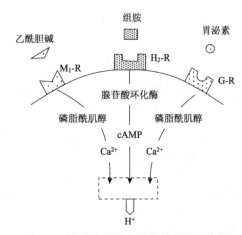

图 5-1 胃酸分泌的主要信号通路示意图

胞膜上的 H_2 受体、M_1 受体、胃泌素受体或 H^+，K^+-ATP 酶，以及胞内信号通路中的其他任何环节均可抑制胃酸分泌。

因信号通路不同，H_2 受体、M_1 受体和胃泌素受体（G-R）激活在促进胃酸分泌方面可以产生一定的相互增强作用，其中以 H_2 受体激活的最强。H^+，K^+-ATP 酶是胃酸分泌的最后通路，抑制 H^+，K^+-ATP 酶则可以产生可靠的抑制胃酸分泌作用。理论上讲，抑制 H_2、M_1 和胃泌素受体胞内信号的其他环节也能产生胃酸分泌的抑制的作用。但从药代动力学角度讲，这要求药物必须进入细胞内，无疑增加了作用的难度，所以现在上市的胃酸分泌抑制药均是作用膜蛋白的。

H_2 受体、M_1 受体、胃泌素受体和 H^+，K^+-ATP 酶的经典抑制剂分别为西咪替丁、哌仑西平、丙谷胺和奥美拉唑，结构式参见图 5-2。

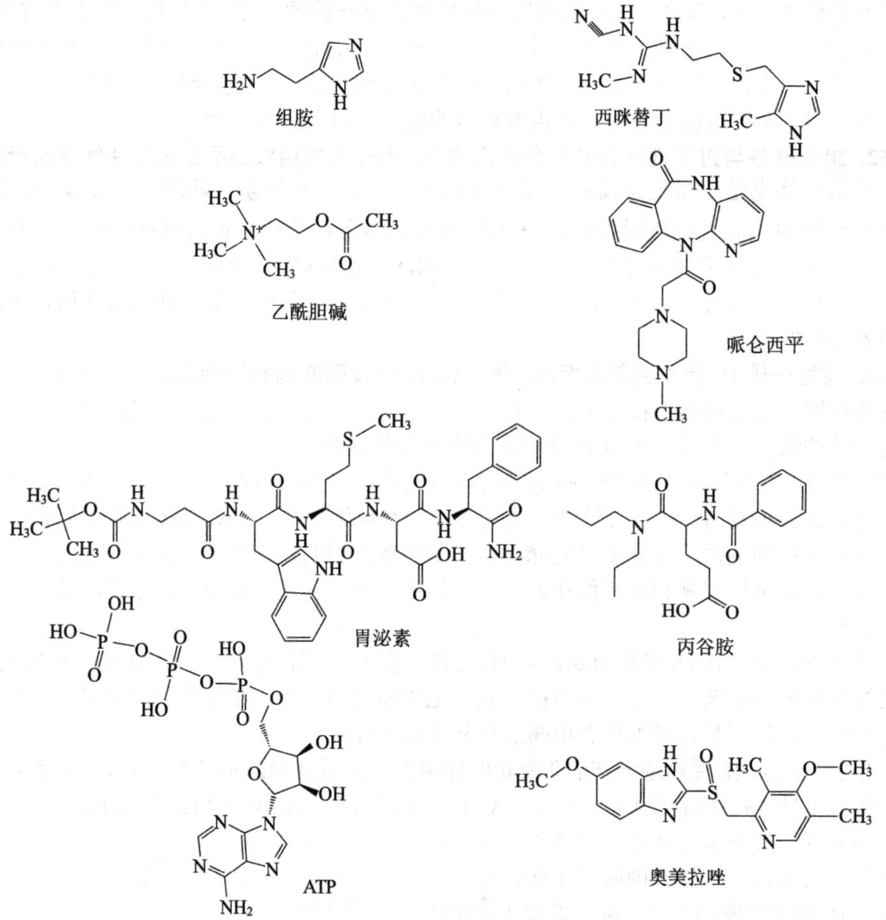

图 5-2 影响胃酸分泌的内源性活性物质和代表性药物

266. 消化性溃疡的病因与幽门螺杆菌感染有关，为什么很少单用抗菌药物进行治疗？ 胃酸的侵蚀作用增强、胃十二指肠黏膜的保护能力下降和幽门螺杆菌感染是对消化性溃疡的关键认识。前两个是病理生理学上的认识，最后一个是病因学上的认识。幽门螺杆菌感染的病因学认识为治愈该病提供了理论依据。

幽门螺杆菌生活在酸性环境，能够分解尿素产生二氧化碳和氨气，其中氨气能在局部中和胃酸，为该菌的生长扩散提供局部近似中性的微环境。由于胃酸的存在，过酸的环境让进入胃液的药物处于不利于抗菌药物发挥作用的状态（大多抗菌药含氮，在酸性条件下带正电荷，极性增大不利于进入细菌体内）。为此有必要将胃液的 pH 提高到近似中性，所以需与抗酸药或抑制胃酸分泌药合用。

267. 既增强胃蛋白酶活性促进消化又抗消化性溃疡的药物是否存在，为什么？ 根据目前的认识，既促进胃蛋白酶活性，又具有抗消化性溃疡的药物是不存在的。胃蛋白酶只有在较低的 pH 环境（pH=2 左右）下具有较好的蛋白酶活性，但该条件的 pH 对消化性溃疡的治疗是不利的。降低胃液中的酸度是治疗消化性溃疡的前提。显然，增强胃蛋白酶活性和治疗消化性溃疡是矛盾的。

5.30　子宫平滑肌兴奋药和抑制药

268. 用药物引产和催产的前提是什么？　从原理上说，药物引产和催产仅用于单纯性宫缩无力的自然生产，其他类型的生产均应慎用或禁用。其他类型的生产包括产道异常、胎位不正、头盆不称、前置胎盘及有剖宫产史等。

269. 为什么麦角制剂禁用于催产和引产？　与缩宫素比较，麦角制剂所致的宫缩作用强而持久，剂量稍大即产生子宫强直性收缩，对子宫体和子宫颈的兴奋作用无明显差别，因此仅用于产后子宫止血及子宫复原，禁用于催产和引产。

实际上，只有模拟体内激素的作用才能产生催产或引产效果，目前用于催产引产的药物只有缩宫素和前列腺素类。

6 内分泌系统药理

6.31 肾上腺皮质激素类药物

270. 根据所学的知识判断：市场上有可的松眼药水和氢化可的松眼药水，你认为哪个药物在同等剂量下的抗炎疗效会更好，为什么？ 可的松和氢化可的松均为糖皮质激素类抗炎药，其中氢化可的松为可的松的活性形式，也就是说可的松的直接抗炎作用较弱，在肝脏转化为氢化可的松后疗效增强。由于眼药水滴加在角膜和结膜上，这些部位缺乏将可的松转化为氢化可的松的酶，故可的松眼药水的抗炎效果要比氢化可的松眼药水差。

类似的还有泼尼松和泼尼松龙（泼尼松的氢化形式），上述药物的结构式参见图 6-1。

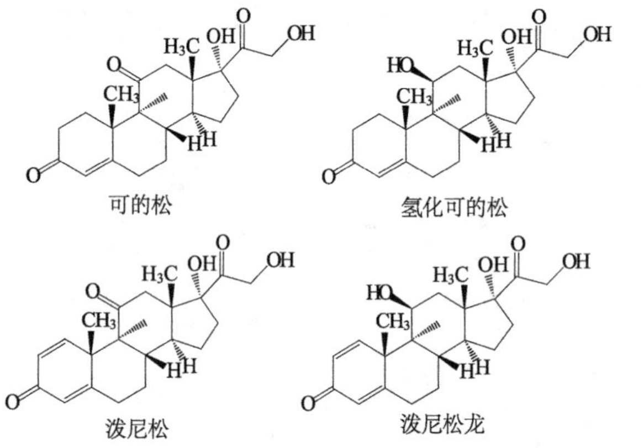

图 6-1 可的松、氢化可的松、泼尼松和泼尼松龙的结构式

271. 如何理解糖皮质激素的多种药理作用？ 糖皮质的作用很复杂，总体来说，糖皮质激素的作用是在应激状态调动机体一切因素以适应环境。因此糖皮质激素对外界刺激的反应是没有特异性的，这也决定了糖皮质激素的药理作用多种多样，不良反应也是复杂的。

糖皮质激素的这种作用可以理解为一种"掩耳盗铃"式行为，通过"麻痹"自身的反应以渡过应激。由于此时的机体无法消除应激刺激，这种应激刺激是始终存在的，也是对机体不利的，特别是生物性的应激刺激下，如微生物感染，机体的这种做法只能带来短暂的缓解期，但远期后果可能是灾难性的。因此，糖皮质激素的应用在临床上是严控的。但也不可否认，这种短暂的缓解可为机体逃离应激环境或赢得抢救时机，从该角度看，还是有积极意义的。

272. 如何理解糖皮质激素的药理作用和生理作用？ 糖皮质激素的生理作用是在生理剂量下产生的作用，主要是调节糖、脂和蛋白质代谢，也涉及部分水盐代谢；药理作用则是在药理剂量下的作用，除了调节糖、脂、蛋白质和水盐代谢外，还表现出不同程度的抗炎、抗免疫、抗内毒素、抗休克等作用。需要说明的是，生理作用是药理作用的基础，药理作用是生理作用的延伸；在讨论糖皮质激素药理作用的时候不能忽视其生理作用。

273. 如何理解应激反应和应急反应？ 应激（stress）是机体在各种内外环境因素及社会、心理因素刺激时所出现的全身性非特异性适应反应，又称为应激反应，参与的三大激素是催乳素、促肾上腺皮质激素、生长激素。应激是在出乎意料的紧迫与危险情况下引起的高速而高度紧张的情绪状态。应激的最直接表现即精神紧张，指各种过强的不良刺激，以及对它们的生理、心理反应的总和。应激反应指所有对生物系统导致损耗的非特异性生理、心理反应的总和。应激或应激反应是指机体在受到各种强烈因素（应激源）刺激时所出现的非特异性全身反应。

应急反应（emergency reaction；fight-flight reaction）指机体突然受到强烈的有害刺激时，机体发生应对或逃避有害刺激的反应。参与的主要神经内分泌是交感神经-肾上腺髓质系统。

应激反应和应急反应在概念上有区别，但在机制上是存在联系的。应激反应会伴随或继发引起交感神经和肾上腺髓质系统增强，而应急反应也会引发垂体肾上腺轴功能增强。

274. 为什么说糖皮质激素类药会引起肾上腺皮质功能亢进和肾上腺皮质功能不全的表现？ 下丘脑-垂体-肾上腺皮质轴精密调节糖皮质激素的合成与释放，存在负反馈机制。糖皮质激素增多会抑制下丘脑和垂体功能，继而减少内源性糖皮质激素的合成与释放；相反，当糖皮质激素减少时会负反馈激动下丘脑和垂体功能，促进内源性糖皮质激素的合成与释放。如果调解异常就会表现出肾上腺皮质功能亢进（库欣综合征）和肾上腺皮质功能不全（艾迪生病）的表现。

在用药过程中，由于外源性的糖皮质激素增多，因此用药过程中血液中的糖皮质激素含量是增加的，这与内源性糖皮质激素合成与释放增多的效果是一致的，因而表现出肾上腺皮质功能亢进，类似库欣综合征。但这种表现是假象，因为由于负反馈抑制，内源性糖皮质激素的合成与释放能力是下降的。

停药后，由于丧失了外源性糖皮质激素，同时又由于内源性糖皮质激素合成与释放的受到抑制（恢复需要时日），因此血液中的糖皮质激素就会处于一个很低的水平，这样就表现出肾上腺皮质功能不全。这说明，长期使用糖皮质激素，为了避免停药出现肾上腺皮质功能不全，应缓慢停药。

因此，糖皮质激素所致的肾上腺皮质功能亢进和肾上腺皮质功能不全表现在不同阶段。

275. 为什么说隔日疗法对垂体-肾上腺皮质轴的影响较小？　　糖皮质激素的合成与释放存在日周期（图 6-2A），白天合成释放多，晚上合成释放少。白天以早上 8 点到 11 点合成释放最多，在合成释放的高峰期给予糖皮质激素，对内源性糖皮质激素的合成释放抑制最小。因此发明了隔日疗法策略。

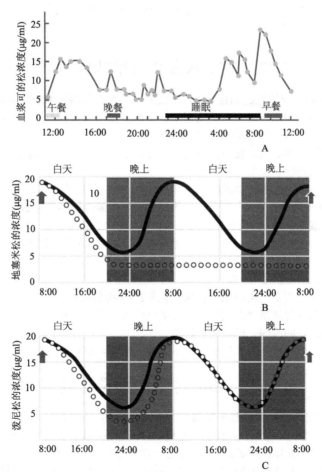

图 6-2　糖皮质激素合成的 2 天内的正常波动（A）和早上给药一次地塞米松（B）和
泼尼松（C）所致的内源性糖皮质激素合成的 2 天内的波动

横坐标：血浆 17-羟类固醇（μg/100ml）；■■■，预计的正常分泌曲线；
○○○，使用外源性激素后 17-羟类固醇合成分泌曲线；↑，给药时间点

　　在隔日疗法中，不宜用长效类糖皮质激素如地塞米松，而建议用中效类糖皮质激素如泼尼松。因为长效类糖皮质激素的作用时间可达 48h，即使隔日给药（48h 给药 1 次）也会对内源性糖皮质激素的合成与释放产生强烈的抑制作用（图 6-2B）。中效类糖皮质激素的作用时间约为 24h，给药后对机体内源性糖皮质激素合成与释放的抑制作用小，且 48h 给药一次，相当于还有 24h 恢复时间（图 6-2C），因此这种给药方式对内源性糖皮质激素的合成与释放抑制作用最小。

　　隔日疗法不宜采用短效类如可的松。这类药物因为作用时间太短，隔日疗法虽然对内源性糖皮质激素的抑制作用轻，但会产生较长的无效期，不利于疾病的防治。

　　276. 有没有抗糖皮质激素药？　　糖皮质激素与胞内糖皮质激素受体（GR）结合，继而进入细胞核调节基因表达调控。理论上也存在糖皮质激素受体层面的拮抗药。目前证明有该拮抗作用的是米非司酮。该药本身是合成的孕激素拮抗药，临床用于人工流产，后来发现该药能拮抗糖皮质激素作用。该药的作用机制包括：①增强 GR-热休克蛋白 90 复合体的稳定性，阻止糖皮质激素与 GR 结合；②与 GR 结合引起的受体构象变化不能激活转录。

　　从功能上部分拮抗糖皮质激素只有胰岛素，对抗其在物质代谢方面的作用。

　　从抑制糖皮质激素合成的角度，对抗糖皮质激素功能的主要是美替拉酮。美替拉酮为 11β-羟化酶抑制剂，能抑制皮质醇的产生。如垂体功能正常，服用本品后 ACTH 分泌增多，后者使肾上腺皮质中皮质醇前体 11-去氧皮质醇的合成和释放增加，使尿中 17-生酮类固醇排泄增加，11-去氧皮质酮和脱氢异雄酮也增多。本品能抑制参与合成糖皮质激素、氢化可的松及醛固酮的 11β-羟化酶的作用。

6.32　甲状腺素和抗甲状腺素药

　　277. 治疗甲减和治疗甲亢的药相比，为什么治疗甲亢的药物多于治疗甲减的药物？　　该命题说明甲减的发病率远少于甲亢。从历史上来讲，地方性甲减曾经是许多内陆地区的常见病，但经过加碘盐的防治，地方性甲减疾病已几乎杜绝。随着社会的发展，社会的节奏越来越快，环境污染加重、碘的过量摄入，使甲亢的发病率逐年增加。由于甲亢疾病较甲减多发，故抗甲亢药物多于抗甲减的药物。

　　从学术的角度看，如果哪一类的药物种类特别多，表明相应的疾病多发，而且还不好控制。

　　278. 临床上用药常常连用 3～7 天，如果疗效不明显就会更换药物进行治疗，硫脲类药物治疗甲亢能否也采取该策略，为什么？　　对于大多数疾病，连续用药 3～7 天，如果无明显效果，医生一般会更换药物进行治疗。但对于硫脲类药物治疗甲亢来说，药物的起效往往较慢。如用甲巯咪唑治疗甲亢，只能抑制甲状腺素合成，不能加速排泄，只有等过多的甲状腺素自然代谢后，疗效才能出现，一般需 2～4 周。

　　另一个例子是用左旋多巴治疗帕金森病，也需 2～3 周后症状才会得到改善。原因是帕金森病患者脑内的多巴胺神经递质是匮乏的，左旋多巴作为多巴胺的前体，在脑内多巴胺能神经元转化成多巴胺需要较长的时间，因此起效较慢。

　　因此，药物的疗效要结合其作用机制、作用特点才能判断起效的快慢，不能一概而论。

6.33　胰岛素及口服降糖药

　　279. 为什么糖尿病的发病率越来越高？　　总体上来说，不单是糖尿病，心血管疾病、其他代谢性疾病的发病率也在不断增高，而且还呈现低龄化趋势。疾病谱的变化与社会环境和饮食结构相关。人们为了应对快节奏和复杂的现代社会，神经内分泌也随之发生了改变，使人们处于一个应激状态，相比之下人们的肾上腺髓质、交感神经、肾素-血管紧张素-醛固酮等神经内分泌系统处于一个相对兴奋状态；再加上物质丰富，缺乏科学的养生手段导致相关疾病发病率增高，糖尿病就是其中之一。

　　参与应激的神经内分泌因素几乎都是升高血糖的，而胰岛素是机体唯一可降低血糖的激素。因此，分泌胰岛素的 β 细胞不堪重负，最终导致糖尿病的发生。

280. 如何理解糖尿病的本质？　糖尿病的表现就是血糖升高。血糖是机体的主要能量来源，血糖升高的目的是为了解决中枢神经系统、骨骼肌等组织的能量供应。然而，由于胰岛素相对或绝对缺乏，血糖很难进入细胞内。因此，虽然血糖很高，但是细胞是缺乏能源物质的，这时只好消耗脂肪和蛋白质。脂肪的代谢会产生很多酸性物质，其中包括酮体，酮体可以转运出细胞以保障中枢神经系统和肌肉组织的能源供应。蛋白质是组成机体的材料，蛋白质的消耗导致细胞蛋白含量下降，一般先消耗细胞骨架蛋白，导致组织疏松无力。

长期发展下去，细胞内的能源物质缺乏越来越严重，给出的信号促使机体不断调高血糖水平，于是形成恶性循环。

281. 如何理解胰岛素制剂必须注射？　胰岛素活性高且是多肽。活性高要求剂量准确，过高可能导致低血糖，过低无降血糖作用。胰岛素多肽含三个二硫键，则表明口服吸收差，结构不稳定，二硫键还原后无活性，且氧化后很难复性，多肽表明容易受到多种蛋白酶的破坏，且胰岛素分子量为 5.8kDa，分子大不容易吸收，因此不能口服。基于胰岛素的性质，口服无效，只能注射给药。

由于胰岛素必须注射给药，使用不方便。为此，有人试图将胰岛素开发成气雾剂或喷雾剂进行呼吸道或鼻腔黏膜给药，但这些部位给药存在很大的变数，吸收剂量准确问题无法解决。因此，胰岛素依然只能注射给药。至于其他黏膜给药的气雾剂或喷雾剂能开发成功，主要是大多数药物的作用是一过性的，安全范围较大；这些是胰岛素所不具备的。

282. 为什么糖尿病患者使用胰岛素时要注意补钾？　胰岛素的降糖作用是促进葡萄糖转运体整合到细胞膜上，从而将细胞外的葡萄糖转运至细胞内。这样，一方面改善了细胞的饥饿，另一方面也降低了血糖。葡萄糖转运进入细胞内会伴随 K^+ 内流和 Na^+ 外流，这实际上说明葡萄糖的转运是一种继发于钠钾泵转运的主动转运，能量来自钠钾泵。由于大量的葡萄糖和 K^+ 进入细胞内，胞外的糖和 K^+ 浓度就会下降，在降低血糖的同时降低血钾，所以在用胰岛素降糖的时候要注意补钾。

283. 哪些途径有望降低血糖？　根据糖代谢的生化途径，降低血糖的因素可以归纳为两类，即减少糖的来源和增加糖的去路。前者主要有消化道吸收、糖异生、糖原分解；后者主要有糖原合成和糖的氧化分解。涉及的升糖激素有儿茶酚胺类、胰高血糖素、糖皮质激素、生长激素等；涉及的降糖激素只有胰岛素。

因此，只要能增加糖的去路，减少糖的来源；降低升糖激素的作用，增强降糖激素的作用；以及影响参与上述作用中的受体、转运体、酶的作用均可实现降糖作用。

284. 如何理解磺酰脲类药物的降血糖机制？　磺酰脲类降糖药是 K_{ATP} 抑制剂，K_{ATP} 是 ATP 敏感钾通道，是细胞复极化和维持静息电位的一个重要的钾通道，胞内 ATP 浓度升高则可抑制该通道的开放，ATP 浓度下降则可开放该通道。胰岛的 β 细胞高表达这种钾通道，胞内 ATP 水平是细胞活性状态的重要标志，ATP 含量高表明细胞代谢旺盛，需要葡萄糖，K_{ATP} 关闭有利于静息电位上移触发胰岛素释放，胰岛素释放则促进葡萄糖进入胞内（图 6-3）。相反，细胞 ATP 浓度下降表明细胞代谢受到抑制，多发生在缺血缺氧状态，ATP 的下降不足以维持 ATP 酶活性，同时又激活 K_{ATP} 促使胞内 K^+ 外流，这有利于维持静息电位对抗缺血缺氧。

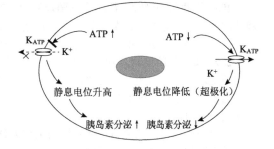

图 6-3　K_{ATP} 开关与胰岛素释放的机制

然而，这也是一个恶性循环，如果胰岛 β 细胞受伤，胰岛素分泌障碍，继而胰岛素分泌就是一个持续下降的过程，这也说明 1 型糖尿病会是一个发展很快的疾病。磺酰脲类则可以抑制 K_{ATP}，减少 K^+ 外流，升高膜电位，使 β 细胞兴奋性增加，促进胰岛素释放，有望阻止该恶性循环。实际上，使用磺酰脲类降糖治疗，2 糖尿病患者的生存期是延长的。

7 化疗药物药理

理解化疗的概念：化疗即化学治疗，是用药物直接针对病原体（微生物、寄生虫和肿瘤）的治疗，包括针对病原体的生活史、生化过程而产生抑制或杀灭作用的治疗。一般增强免疫力等间接作用于病原体的治疗则不属于化学治疗。

7.34 抗菌药物概论

285. 化疗药物中"菌"是一个什么概念？ 狭义地从中文字面意思上讲，菌主要指细菌和真菌。然而，在药理学中，抗菌药中的"菌"主要指原核生物，如细菌、支原体、螺旋体、放线菌等，但一般不包括真菌。抗真菌药在化疗药中是单列的。

286. 抗菌药、抗生素概念的差别？ 抗菌药指的是一切具有直接抑制或杀灭原核病原微生物的药物。抗生素则是由微生物或植物产生的具有抑制或杀灭原核病原微生物的药物及其衍生物，包括天然、全合成和半合成的。由此来看，抗菌药的概念较抗生素大；但在临床应用中，抗生素占绝大多数。

287. 如何定义抑菌药和杀菌药？ 根据教材定义，抑菌药是只能抑制但是不能杀灭病原微生物的药物；杀菌药是不但能抑制，还能杀灭病原微生物的药物。抑菌和杀菌只存在量的差别，没有本质的不同，提高抑菌药浓度往往可以让抑菌药成为杀菌药。教材类似的表述让很多初学者很茫然。

其实对于将具体药物定义为抑菌药和杀菌药是有根据的。抗菌作用包括抑菌作用和杀菌作用，抗菌药都有体外最低抑菌浓度（MIC）和最低杀菌浓度（MBC）。当然，最低杀菌浓度肯定高于最低抑菌浓度。在药物的具体使用中，还得考虑机体能接受的血药浓度，一般最大治疗用血药浓度是以几乎不引起明显（或机体能接受）的不良反应（过敏除外）为度，有时也把该浓度定义为最小中毒浓度，对应的剂量就是最小中毒量。

将最小中毒浓度（实际工作中，更多的是用治疗浓度）与最小抑菌浓度和最小杀菌浓度进行对比，如果最小中毒量只高于最小抑菌浓度，达不到最小杀菌浓度，那么这个药物就只能定义为抑菌药；如果最小中毒浓度能高于最小杀菌浓度，那么就定义为杀菌药。

因此抑菌药和杀菌药的定义是有标准的。

288. 杀菌药的治疗指数高于抑菌药的说法对不对？ 根据抑菌药和杀菌药的判定标准，杀菌药的治疗指数是高于抑菌药的。但治疗指数高的药物并非绝对安全，因为不良反应中的超敏反应是剂量关系不明显的一类"毒性"，现在也有人称"超敏反应"为"免疫毒性"。

289. 如何理解抗菌药和消毒防腐药？ 消毒防腐药是针对人体或周围环境的抗菌或抗病毒的药物。消毒防腐药具有抗菌作用，抗菌药也具有抗菌作用，两者差别如下：

物质基础不同：抗菌药往往结构复杂；消毒防腐药往往结构简单，主要是酸、碱、醇、醛、氧化剂、表面活性剂、重金属等。

作用靶点不同：抗菌药有针对性的生物大分子；消毒防腐药往往就是生物大分子，特别是蛋白质变性剂，没有靶点选择性。

临床应用不同：抗菌药的用药方式广泛，口服、注射、外用的都有，抗菌药不能用于环境抗菌以减少耐药菌产生；消毒防腐药往往都是外用，或用于环境消毒。

使用剂量不同：抗菌药的使用剂量较小；消毒防腐药的使用剂量往往都较大。

安全性不同：抗菌药的安全性较高；消毒防腐药都有较大的毒性，不能大剂量地用于人体。

耐药性的产生不同：微生物对抗菌药较容易产生耐药性；微生物对消毒防腐药不易产生耐药性（天然耐受除外）。

290. 如何理解病原体耐药的本质？ 耐药是指病原体对化疗药物不敏感的现象。根据作用机制，病原体耐药的本质就是胞内与靶点相互作用的有效游离浓度下降而无法起作用的现象。因此，病原体产生耐药的机制有如下几种：

1）产生钝化酶。将进入到胞内的活性药物降解，由此降低胞内活性药物的浓度，如各种羟化酶等。

2）降低细胞膜的通透性。将活性药物阻挡在胞外，也可以降低胞内活性药物的浓度。

3）启动主动排出系统。将进入到胞内的药物主动排出到胞外，由此降低胞内活性药物的浓度。

4）产生伪靶点。产生伪靶点，吸引胞内的活性药物与其结合，以减轻活性药物对功能靶点的影响，如青霉素结合蛋白。

病原体耐药也可以是上述耐药的组合方式。以上方式都没有遗传因素的直接参与。以上耐药方式均涉及蛋白质，因此还有一种情况就是，微生物有可能将获得的耐药作用用遗传的方式固定下来，从而传递给其他微生物，这就是耐药质粒的产生。

291. 细菌会不会对消毒防腐药产生耐药性？ 细菌的耐药性分为两种，一种是固有耐药，另一种是获得性耐药。一般说的耐药性不包括固有耐药现象。获得性耐药也分两种情形，一种是自身诱导出来的，另一种是"传染"过来的，涉及质粒转染。抗菌药有具体的靶点，长期作用可以诱导导出细菌的耐药性。消毒防腐药往往是生物大分子变性剂，没有针对性的靶点，除了部分细菌具有一定的天然抵抗外，是不大可能产生耐药性的。所以消毒防腐药可以广泛用于环境消毒杀菌，但抗菌药是不可滥用的。

292. 临床应用抑菌药和杀菌药，在血药浓度的要求上有什么不同？ 总而言之，使用抑菌药追求稳态血药浓度，且要使稳态血药浓度高于最小抑菌浓度；而使用杀菌药则不追求稳态血药浓度，在不明显引起机体不良反应的情况和固定剂量的前提下，追求药物的峰浓度。典型的例子就是使用青霉素从来不追求稳态血药浓度，而建议将日剂量分1～2次快速给药，追求峰浓度以更好地体现杀菌作用。

293. 如何理解抗菌后效应。 抗菌后效应概念和总论中提到的后遗效应意思是一样的，差别是：前者针对的是细菌，后者针对的是人。一般来说，抗菌药物的浓度与抗菌效果具有一定的关联性（量效关系），但是这种关系有一定滞后性，对杀菌药来说，这种滞后性更加明显。因此，用了杀菌药后，大多数细菌处于杀灭状态，小部分处于休眠状态；当停用药物后，杀菌药的浓度可能下降到最小杀菌浓度甚至最小抑菌浓度以下，细菌还是处于休眠尚未进入增殖的一种状态的现象。但随着时间的推移，细菌会"醒"过来进入增殖状态。一般来说，抑菌药不会有明显的抗菌后效应。

7.35 β-内酰胺类抗生素

294. 如何理解青霉素类药物的抗菌机制？ 现在已经阐明，β-内酰胺类药物青霉素和头孢类的抗菌作用机制就是抑制转肽酶的活性，阻止细菌细胞壁成分黏肽的交叉连接。如果黏肽未能形成交叉连接，这种细胞壁的机械强度就很差，细胞内是高渗，失去细胞壁的保护就容易让细胞膜破裂，因内含物释放而死亡。相反黏肽交联以后，机械强度增加，可以维持细胞的形态，对抗胞外的低渗。

细菌细胞壁的黏肽主要是双糖十肽。相邻的两个双糖十肽，在转肽酶的作用下，脱去一条双糖十肽中的第五个D-丙氨酸，使第四个丙氨酸的酰基与另一条双糖十肽末端甘氨酸的氨基交叉连接而构成网状细胞壁。此类药物（图7-1）的结构与D-丙氨酰-D-丙氨酸（参见图7-1A）相似，竞争抑制转肽酶，使双糖十肽的第五个D-丙氨酸不能脱去而阻止了黏肽的交叉连接。

有些书提到该类药物能激活自溶酶，这应该不是主要作用，即使有该作用，也有可能是继发作用。由于抑制了部分黏肽的交叉连接，导致细胞壁结构不完整，可能继发性启动一种类似细胞自噬的机制而使细胞溶解。但这种作用不是主要的作用，作用的启动也不是很可靠，因为已经证实在该类药物的作用下，细菌可以以溶原状态存在。

295. 青霉素治疗肾盂肾炎，为什么组织中会存在溶原状态的细菌？ 肾盂肾炎主要发生在

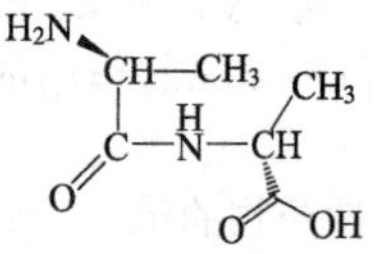

图 7-1　D-丙氨酰-D-丙氨酸（A）、青霉素 G（B）和头孢唑林（C）的结构

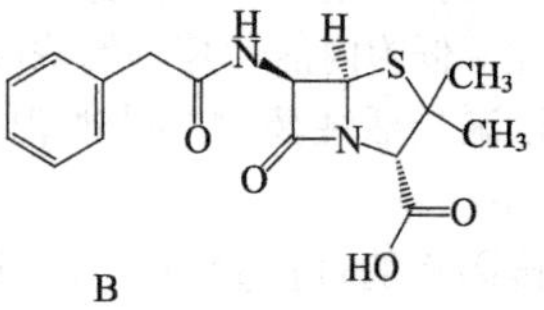

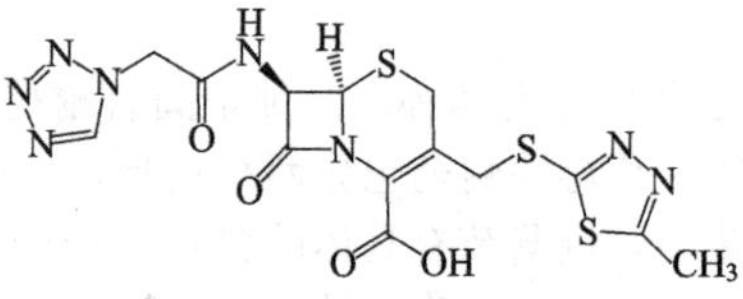

肾髓质。肾髓质是一个渗透压较高的部位。肾髓质的细菌在青霉素类药物的作用下，细胞壁将变得不完整，甚至失去了细胞壁的保护作用。但由于肾髓质的渗透压较高，细菌也可能不会因此而破裂，因此细胞继续以完整的结构存在，保持增殖活性。失去细胞壁但仍处于生存状态的细菌就是细菌的一种溶原状态。如果停药，肾髓质中的细菌还会长出细胞壁。这也是青霉素类药物在治疗肾髓质感染时，能一定程度控制病情，但不能根治，或造成假性根治的原因。试想，这种细菌离开肾髓质的高渗环境，自然就破裂死亡，尿检容易显阴性。

296. 青霉素 G 的半衰期少于 30min，为什么临床上每日一般只用 2 次，最多用 4 次，而不用 48 次？　青霉素类药物属于杀菌药，在临床应用时在同等剂量下追求峰浓度而不是追求稳态血药浓度。主要理论依据有：

1）青霉素类药物是杀菌药，对敏感菌的最小抑菌浓度很低，一次用药可以维持 6～8h 的抗菌作用。

2）作为杀菌药的青霉素，具有一定的抗菌后效应，该效应可以维持 2h 以上。

3）青霉素是繁殖期杀菌药，细菌在遭受一次青霉素打击后，苏醒过来还需要 3～4h 才能进入指数生长期。

4）将以上时间相加，青霉素一次用药能控制细菌不明显增殖的时间可达 12h 以上，因此，一般情况下一天用药两次即可。

5）假定追求稳态血药浓度，因青霉素不稳定，那获得的血药浓度可能始终无法超过最低抑菌浓度，即无法起到抗菌效果；另外，还因青霉素的不稳定，长时间的缓慢给药可能导致大量的青霉素在进入机体前就已经降解破坏，不但失去抗菌作用，反而容易引发很多不良反应，如过敏性休克。

297. 为什么青霉素 G 对革兰阴性球菌有效而对革兰阴性杆菌几乎无效？　青霉素 G 是典型的抗革兰阳性菌药物，但除了可以抗革兰阳性菌外，对很多革兰阴性菌也有抗菌作用，但对革兰阴性杆菌无抗菌作用。理由如下：

1）不管什么细菌，均有细胞壁结构，其中黏肽是革兰阳性菌细胞壁的主要成分，是革兰阴性菌细胞壁的次要成分。抑制细胞壁黏肽的交叉连接对细胞都是不利的，都会使细胞壁抗渗透压的能力下降。

2）细菌破裂死亡是青霉素类药物作用的结果，细胞不破裂，青霉素就无法杀死细菌。革兰阳性菌的黏肽是细胞壁的主要成分，那么细胞壁破坏后细菌容易裂解死亡。

3）对于革兰阴性菌来说，黏肽不是细胞壁的主成分，破坏黏肽后，球菌和杆菌的效应是不一样的。球菌的比表面积已经是最小值，细胞壁被破坏后，球菌细胞内的高渗会吸水进入，而球菌细胞不易发生形变，相对容易被撑破；而杆菌的细胞壁黏肽遭青霉素破坏后也会一定程度降低对细胞的保护作用，但是杆菌的比表面积还有缓冲空间，这时可以变成椭圆状甚至近球状，这个变化增加了细胞体积，降低了胞内的渗透压，因此革兰阴性杆菌不会裂解死亡。这类似球状气球容易吹破，而同样材质的棒状气球在同等条件下不容易吹破。所以青霉素类药物对革兰阴性杆菌无抗菌作用。

298. 如何理解青霉素过敏的物质基础，为什么青霉素过敏较头孢类多见？　青霉素的过敏是有物质基础的。根据结构推测，青霉素的过敏原属于小分子半抗原。半抗原往往要和大分子（特别是蛋白质）结合才能形成完全抗原。根据分子结构推测和实践证明，青霉素的过敏物质基础是青霉素的杂质。如果严控青霉素的杂质，则可以进一步控制青霉素过敏反应的发生率。青

霉素的四元 β-内酰胺环是很不稳定的，容易断裂，断
裂过程中产生的活性基团容易与蛋白质交联和变成
完全抗原（图 7-2），青霉素上的羧基等也有可能修饰
蛋白质而变成完全抗原。青霉素类的完全抗原形成多
来自不稳定的四元 β-内酰胺环，作为五元 β-内酰胺环
头孢类要稳定得多，所以过敏反应相对少见。

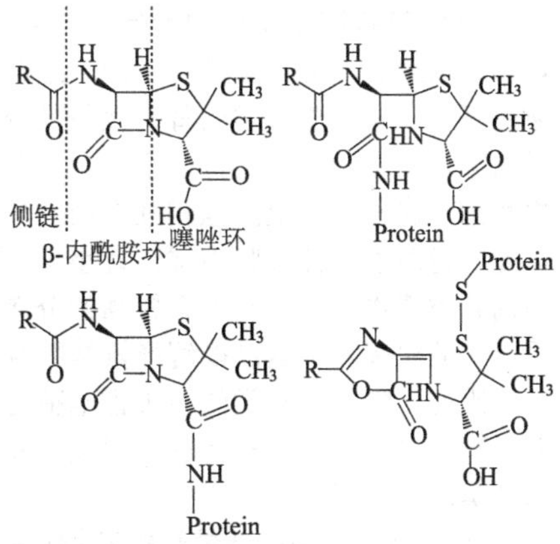

**299. 服用头孢类药物时饮酒，为什么容易出现
醉酒反应？** 部分头孢菌素类抗生素，如头孢哌酮、
头孢哌酮/舒巴坦、头孢匹胺、拉氧头孢、头孢孟多
等，服用后饮酒易出现醉酒反应且以头孢哌酮和头孢
哌酮/舒巴坦的醉酒反应最为常见，又以头孢哌酮致
"双硫仑样反应"的报道最多。双硫仑是乙醛脱氢酶
抑制剂，使乙醇氧化成乙醛后不能进一步脱氢氧化成

图 7-2 青霉素类药物的半抗原

乙酸。乙醛的毒性较乙醇强，从而发生醉酒样不良反应。这些头孢有一个共同的特点就是结构
中含有一个甲基四氮唑基团，可以与辅酶 A 竞争抑制肝脏乙醛脱氢酶的活性。

300. 克拉维酸本身无抗菌作用，它是如何增强 β-内酰胺类药物的抗菌活性的？ 为了对付
β-内酰胺类药物的作用，许多细菌都有降解 β-内酰胺结构的酶，即 β-内酰胺酶。这种酶的高表
达导致与细菌接触的 β-内酰胺类药物很快开环失效。克拉维酸是 β-内酰胺酶抑制剂，抑制 β-
内酰胺酶活性，只有微弱的抗菌作用。但克拉维酸与 β-内酰胺类药物合用后，可以不可逆地与
β-内酰胺酶结合从而抑制其活性，使其结构不易被破坏，使其抗菌作用得以明显增强。克拉维
酸是 β-内酰胺类药物的抗菌增效剂。

7.36 大环内酯类、林可霉素类抗生素

301. 为什么说红霉素是青霉素的代用品？ 在抗菌药相对缺乏的年代，大多敏感菌感染性
疾病优先使用青霉素（主要是青霉素 G）治疗。青霉素的毒性很少，但存在过敏反应，严重者
可致过敏性休克，因此部分人群无法使用青霉素。在稍后发现的红霉素的抗菌谱与青霉素非常
接近，也主要针对革兰阳性菌、革兰阴性球菌、螺旋体等微生物；对革兰阴性杆菌无效。因此，
红霉素在相当一段时间内成了青霉素的代用品。红霉素抗菌谱与青霉素接近，但抗菌机制不同，
因此也曾经用作青霉素耐药的情况下的代用品。美中不足的是大环内酯类总体上属于抑菌药（快
速抑菌药），在用药方案上与青霉素略有差异。

随着喹诺酮类药物的开发，临床上选择红霉素的情形相对减少。

302. 为什么口服的大环内酯类大多是肠溶制剂，在碱性环境下抗菌效果较好？ 大环内酯
类在强酸和强碱性条件下容易开环失效。机体唯一的强酸环境在胃，如果直接口服，大环内酯
类会在胃酸的作用下开环而失效。制成肠溶制剂后，因肠道是弱碱性环境，水解内酯环的作用
较弱，而且大环内酯类都有碱性的氨基，在弱碱性条件下有利于转化成分子型而有利于吸收。
大环内酯类药物的抗菌机制是抑制细菌菌体蛋白的合成，因此必须跨过细菌的胞膜进入菌体内
才能起效，显然分子型更容易实现简单扩散进入细菌体内。所以大多数口服大环内酯类是肠溶
制剂，且在碱性环境下抗菌效果好。

7.37 氨基糖苷类抗生素

303. 氨基苷类药物抗全身感染为什么不能口服？ 氨基糖苷类药物是强碱性药物，极性
高。自然极性高的药物不容易吸收，所以无法用口服的方式实现全身治疗。氨基糖苷类药物的
极性高，因此几乎不需要肝脏代谢就可以从肾脏排泄。

有一点提醒一下，氨基糖苷类药物对灵长类无精神方面的不良反应，但啮齿动物可能存在
明显的精神方面的作用。例如，给大鼠灌胃庆大霉素，一两天后大鼠即变得躁狂易怒。

304. 氨基糖苷类药物为什么有共性的肾损害？ 氨基糖苷类的肾损害主要是损害近曲小管刷状缘细胞，并可累及肾小球，这种毒性相对隐秘，但后果往往很严重，因为肾小球在体内无法再生。氨基糖苷类的肾毒性与其分子结构有关。氨基糖苷类药物往往带有多个正电荷，而近曲小管刷状缘细胞上含多个带负电荷的涎酸基，这种多价电荷吸引作用导致氨基糖苷富集在皮质部。这种电荷上的强相互作用导致近曲小管刷状缘细胞溶酶体变性，继而可引起近曲小管坏死，近曲小管接近肾小球，肾小球继而也受累及。由于近曲小管主要集中在肾皮质，因此氨基糖苷类药物在肾皮质具有较高的分布。显然，这种高分布毫无治疗意义，因为几乎未见肾皮质感染的病例，但这足以解释氨基糖苷类药物具有共性的肾损伤作用。

因此，氨基糖苷类的多价正电荷是导致肾损伤的基础，其他多价正电荷药物如多黏菌素、万古霉素也有类似的肾毒性。相反，实验表明多价阴离子药物如多聚天冬氨酸则可以降低氨基糖苷类药物的肾毒性。

305. 为什么说氨基糖苷类药物过敏性休克的抢救成功率低于青霉素？ 氨基糖苷类，特别是链霉素有较高的过敏不良反应。总体上讲，氨基糖苷类药物发生过敏的概率低于青霉素，但与青霉素类药物过敏不同，氨基糖苷类药物如果一旦发生过敏性休克，抢救的成功率较青霉素低。主要原因有：

（1）氨基糖苷类药药物过敏性休克也是 I 型病理性免疫反应，介导的是 IgE，效应物主要是组胺等心血管活性物质的释放。针对该反应，抢救措施和青霉素过敏性休克是一致的，首选肾上腺素抢救。

（2）氨基糖苷类还有一个不良反应可能会加重过敏性休克，那就是神经肌肉阻断。该作用是副作用，一般也不严重。但如果在过敏性休克时发生神经肌肉阻断，可能会使过敏性休克的病情变得复杂化。神经肌肉阻断的机制：氨基糖苷是一类多价阳离子化合物，干扰了神经肌接头多价阳离子钙离子的活动。因此抢救过敏性休克还应补充钙离子以对抗氨基糖类药物的抑制作用，首选氯化钙。

需要纠正的一个观点是：曾经有学者认为神经肌肉阻断是由于氨基糖苷类药物络合了钙离子，从而使游离钙离子浓度降低所致。这个观点是不合理的，因为氨基糖苷类药物是一类多价阳离子化合物，阳离子是无法络合阳离子的。

7.38　四环素类及氯霉素

306. 为什么氯霉素现在临床较为少用？ 氯霉素是一个发现较早的广谱抗菌药，曾经广泛在临床上使用。氯霉素不良反应多且个别不良反应还特别严重，加之随着药物研发的突破，新型高效低毒的抗菌药物投入临床，所以氯霉素目前在临床较为少用。

氯霉素最严重的不良反应是导致再生障碍性贫血，虽然发生率不是很高，部分也可逆，但所致的不可逆性再生障碍性贫血是无法预知的，也是几乎是无药可治的。因此，在有选择的情况下，临床不再优先使用氯霉素。但该药并没有淘汰，而是作为某些感染性疾病治疗的最后一道防线被保留在临床。

7.39　人工合成抗菌药

307. 如何理解喹诺酮类药物对骨牙组织的不良反应？ 目前临床在用的喹诺酮类药物绝大多数都含氟元素，即氟喹诺酮类。因此喹诺酮类药物对动物骨牙组织的影响主要是来自氟元素。氟元素是机体必需的微量元素之一，补充适量的氟有利于牙齿硬组织的形成和骨钙的沉积，有利于人体对钙和磷的吸收，加速骨骼形成，增强牙齿的抗龋能力。但是如果每天摄入的氟元素超过 4mg，就会产生毒副作用，主要表现是牙齿成釉细胞变性剥离，牙釉质合成障碍、发育不良甚至形成氟斑牙，严重的会影响体内氟、磷、钙的正常比例，导致骨骼畸形，关节病变，甚至造成脊柱硬化、断折。

308. 如何理解磺胺甲基异噁唑与甲氧苄啶的联合用药？ 磺胺甲基异噁唑和甲氧苄啶是

联合用药的典范，简单地说就是联合用药后能起到增效减毒作用。

合用的依据是：

（1）作用机制上的协同。磺胺甲基异噁唑抑制的是细菌的叶酸合成酶，甲氧苄啶抑制的是细菌的四氢叶酸还原酶，作用的是同一代谢路线上的不同靶点，在作用机制上具有协同作用。注意，一般作用靶点完全相同的药物合用是不主张的，但作用同一靶点的不同部位不受此限制。

（2）抗菌作用的协同。合用后增强了抗菌作用，同时拓宽了抗菌谱。

（3）药代动力学行为相似。磺胺甲基异噁唑是中效类磺胺药，甲氧苄啶的药代动力学行为与磺胺甲基异噁唑相似，合用后体内过程接近。

（4）合用后因用药剂量减少，各自的不良反应减轻，如磺胺甲基异噁唑乙酰化后的肾小管沉淀明显减轻，甲氧苄啶抑制骨髓方面的作用也明显减轻。

（5）合用后因抗菌作用增强，实现了抑菌药联合用药，达到了杀菌药的效果，因此细菌的耐药性减轻。一般来说，抑菌药较容易产生耐药性，磺胺甲基异噁唑和甲氧苄啶都是抑菌药，这两药单用还是比较容易产生耐药性的，但联合用药后，耐药性的产生明显减少。

309. 如何理解磺胺类药物的肾损害？　磺胺类药物的肾损害作用主要是代谢产物沉积在肾小管所致。磺胺经肝脏转化后生成乙酰化的磺胺，虽然极性增加，但水溶性大大下降，进入肾小管后，乙酰化的磺胺重吸收少，但水分重吸收多，相当于乙酰化的磺胺在肾小管中得到了浓缩，这更容易让乙酰化的磺胺析出结晶，堵塞肾小管而产生肾损害。

当然，相比氨基糖苷类的肾小球毒性，这种毒性的后果相对较轻，因为体内的肾小管具有可再生性，如果发生肾小管损伤时及时停用磺胺类，肾功能有望得到恢复。尽管如此，磺胺类药物的肾脏毒性还是要引起注意。

310. 口服呋喃妥因为什么只产生泌尿系抗菌作用？　呋喃妥因是一个很特殊的药，特殊之处在于口服吸收，产生的却是局部抗菌作用，这种局部作用是另一种意义上的选择性，即抗尿路感染。呋喃妥因是一种毒性相对较大的抑菌药。因为毒性较大，只能口服，口服的剂量在血液中还是达不到最小抑菌浓度。好在该药主要经肾脏排泄，在肾小管及以后的泌尿道能通过尿液浓缩作用提高局部浓度而起到泌尿道抗菌作用。

其实，类似的药物还有第一代研发的喹诺酮类如萘啶酸和吡哌酸。

7.40　抗真菌药

311. 为什么说真菌和病毒属于难治性感染？　真菌的细胞壁比细菌坚固复杂，药物不容易进入真菌细胞内；另外，真菌生长较慢，药物很难短时间奏效，而且容易发生耐药。还有哺乳动物细胞也是真核细胞，真菌的中心法则和细胞代谢方式与哺乳动物有更大的相似性，因此要获得具有针对性的高效低毒药物很难做到。实际上，目前上市的抗真菌药往往都有较大毒性。

与真菌不同，病毒是严格的细胞内寄生，病毒在机体细胞内的复制实际上很大程度上就是利用宿主细胞的中心法则。因此，要选择性灭杀病毒在药代动力学上要具有较高的穿透性，以进入细胞；在药效学上选择性要区别病毒和机体的代谢，但病毒高度依赖机体的代谢途径，使得开发对病毒具有较高选择性的药物是很难的。而且，病毒的基因组较小，增殖快，部分病毒在增殖过程中容易发生突变，躲避药物的作用而产生耐药。同样，目前直接针对病毒的药物的毒性也是较大的。由于病毒是严格的细胞内寄生，因此药物是不可能将病毒杀完的，病毒感染的根治依赖于机体的免疫系统。当然，用抗病毒药物降低病毒在体内的水平，显然有利于机体免疫系统完成对病毒的清剿，实现根治。

312. 可以用疫苗防治真菌感染吗？　到目前为止，尚未见真菌疫苗，同理，也未见寄生虫疫苗。

免疫是机体免疫系统抗击其他微生物或生物大分子入侵的方式。免疫系统对蛋白质类生物大分子免疫效果好，对病毒和细菌的免疫力也可，但对真菌和寄生虫虽有免疫反应，但几乎没有实际的免疫效果。机体免疫的方式主要有体液免疫和细胞免疫两种方式，分别针对可溶性抗原和颗粒性抗原。真菌是细胞体积较大颗粒，如果要真正意义上消除该颗粒入侵，有效的方式是细胞免疫，但是真菌的细胞较大，淋巴细胞很难将其吞噬，即使吞噬也很难将其"消化"，因为真菌有较厚较复杂的细胞壁。因此，细胞免疫对真菌有反应，但反应的效果并不很理想。

类似的，机体对寄生虫和肿瘤细胞的免疫效果也是很差的，这也是没有寄生虫疫苗和肿瘤疫苗（即使有，也效果不好）的重要原因。

7.41　抗病毒药

313. 许多抗病毒药都是作用于生物的中心法则某些环节，抗病毒药能抗菌吗？　　不单是抗病毒药，许多化疗药的作用机制都是基于中心法则的。虽然在机制上说得过去，抗病毒药、抗肿瘤药可能也具有抗菌作用，但实践证明，大多数抗病毒药和抗肿瘤药是没有抗菌作用的，药理学的相关章节也从未涉及抗病毒药具有抗菌作用。为什么呢？

一方面是药物的选择性，细菌是原核生物，病毒是严格的细胞内寄生，使用的往往是宿主的中心法则，宿主是真核生物。在分子生物学上，真核和原核的中心法则原则上是相似的，但在具体的运转上还是有差异的，作用于真核细胞中心法则的某些环节可能不一定对原核生物有效。

另一方面是细胞代谢方面的差异。例如，原核细胞的通透性是较差的，具有双层细胞膜，原核生物很多物质是自己从头合成的。因此某些抗病毒药可能很难进入细菌体内而发挥作用。

314. 许多病毒的防治可以使用疫苗，为什么艾滋病还没有研制出疫苗？　　根据遗传物质的差异，病毒分为 DNA 病毒和 RNA 病毒。DNA 病毒进入宿主细胞后直接可以作为模板借用宿主的中心法则体系进行复制、转录和翻译。RNA 病毒侵入宿主细胞后，先用 RNA 翻译出逆转录酶，逆转录酶将病毒 RNA 逆转录成 DNA 后才能像 DNA 病毒一样复制。

DNA 病毒的遗传稳定，疫苗的研制比较容易成功。相比 DNA 复制过程，RNA 病毒逆转录酶的保真性是较差的，因此逆转录过程容易发生突变。病毒突变后，会使得原来研制的疫苗失去免疫作用。因此，艾滋病的疫苗研制是很困难的。即使流感疫苗（一种 RNA 病毒）已经研制成功，但是使用范围也是很窄的，因为每年流行的流感病毒亚型可能不同，新亚型病毒的出现则需要新的针对性疫苗。

7.42　抗结核药

315. 为什么主张用联合用药的方式治疗结核菌感染？　　首先，结核杆菌是一种生长较缓慢的细菌。因为代谢较缓慢，相对其他细菌来说，结核菌对杀菌药物不敏感，最有效的疗程也在 3 个月以上。其次，结核菌特别容易产生耐药性。如果结核杆菌长期暴露在非致死浓度下，很容易产生耐药性。最后，抗结核药物大多毒性大，单独使用很难达到杀菌剂的效果，因此，只好采用联合用药，以起到杀菌药的效果。

316. 为什么快代谢型患者容易发生异烟肼肝毒性反应？　　异烟肼在体内主要经 N-乙酰基转移酶 2 和乙酰辅酶 A 乙酰化生成乙酰化异烟肼，随后水解成乙酰肼和异烟腙。乙酰肼也可水解成肼或乙酰化成二乙酰肼（图 7-3）。而肼的化学性质活泼，是导致异烟肼肝毒性的重要代谢产物。异烟肼的代谢分慢代谢型和快代谢型。如果代谢加快，则肼生成多，导致肝毒性加大，所以快代谢型易发生肝毒性。然而异烟肼在体内会干扰维生素 B_6 的代谢，慢代谢型的非肝毒性不良反应则较多。

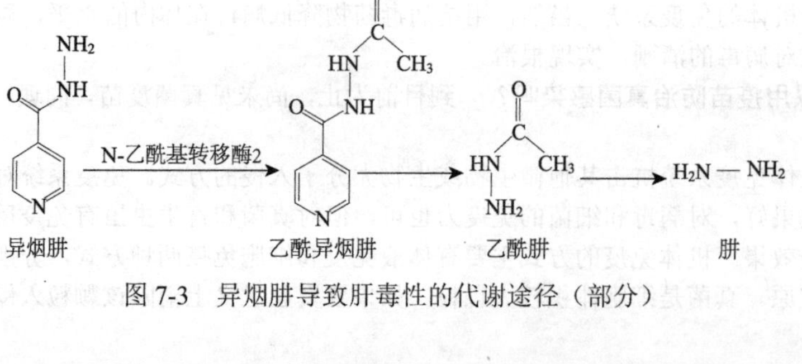

图 7-3　异烟肼导致肝毒性的代谢途径（部分）

317. 为什么青霉素和链霉素的发现都是药物发现的重大事件？　　青霉素的发现和链霉素的发现是药物发现史中里程碑性的事件，弗莱明·瓦克斯曼因此获得过诺贝尔生理学或医学奖。这两个药都是很具代表性的抗生素。前者很大程度上解决了一般感染性疾病问题，后者使与癌症同誉的"结核病"变得可控，分别开创了用抗生素抗感染治疗和抗结核治疗的先河。按照诺贝尔奖的授奖规则，同性质的事件一般不会重复授奖。青霉素和链霉素同属抗生素，按理也不会重复授奖，但在药物发现上，青霉素属于被动发现，而链霉素则属于主动发现，即是从链霉菌培养物中主动发现的。链霉素的主动发现就掀起了抗生素主动发现的新药研发高潮。

318. 为什么脆弱的麻风杆菌曾经引发全社会恐慌？　　麻风杆菌是一种较为脆弱的分枝杆菌，强阳光照射 2～3h 后即可丧失繁殖能力，煮沸 8min 可灭活。离体后的麻风杆菌在夏季日光照射 2～3h 即丧失其繁殖能力，在 60℃ 处理 1h 或紫外线照射 2h，可丧失其活力。一般应用煮沸、高压蒸汽、紫外线照射等处理即可将其杀死。脆弱的麻风杆菌引起社会恐慌的原因有：

（1）麻风病潜伏期长，长达数年。

（2）麻风感染后分布在各种体液中，传染性强。

（3）曾经无特效药可治。

（4）致病后果严重，可导致容颜尽改，致畸致残，最后丧失劳动能力。

7.43　抗　疟　药

319. 为什么说青蒿素的发现具有重大意义？　　青蒿素的发现在抗疟治疗中具有里程碑的意义。

（1）青蒿素是在当时喹啉类药物严重耐药的背景下发现的，青蒿素对传统抗疟药耐药的疟原虫均敏感，因此为疟疾的治疗提供了新选择。

（2）青蒿素是一类全新的化合物，只含碳、氢、氧三种元素，不含氮，这在药物中是令人意外的。

（3）青蒿素的发现，中医药典籍给出了重大线索，用中西医结合的思路和方法为世界医药事业作出了典范性贡献，激励着广大中医药工作者在新药发现之路上不断前进。

320. 常说的传染病包括哪些感染？　　常说的传染病包括病毒、细菌、真菌和寄生虫病，但不是所有的病毒、细菌、真菌和寄生虫感染都属于传染病。传染病的特点是有病原体、有传染性和流行性，感染后常有免疫性。

很明显，作为病原体的肿瘤不属于传染病。

7.44　抗血吸虫病药及抗其他寄生虫药

321. 为什么说伊维菌素的发现也是药物发现的重大事件？　　伊维菌素是从放线菌中发现的抗寄生虫药物，对丝虫病有特效。在卫生条件较差的非洲，丝虫病是一种常见病，因可以通过疫水传播，可导致"河盲病"。传统的化学药物如乙胺嗪不良反应重。伊维菌素及其衍生物的研发为多种寄生虫特别是丝虫病的治疗提供了较好选择，特别是为卫生条件较差的第三世界做出了突出贡献，因此，伊维菌素的发现和青蒿素的发现一同获得了 2015 年的诺贝尔生理学或医学奖。

322. 土霉素为什么能防治肠内阿米巴病？　　在阿米巴原虫的生活史中，有一个阶段是肠内阿米巴小滋养体阶段，该阶段小滋养体主要以肠道内细菌如大肠杆菌为食。抑制肠道细菌繁殖自然就阻断了小滋养体的食物来源，导致小滋养体不能长成具有较强组织侵袭力的大滋养体而具有抗肠内阿米巴的作用。土霉素能抑制多种肠道细菌的繁殖而呈现抗肠内阿米巴作用，类似的药物还有巴龙霉素等。当然，基于此原理的抗阿米巴药物不具有抗肠外阿米巴作用。

323. 抗肠道蠕虫有没有必要全身用药？　　蠕虫主要包括：①肠道线虫类，如蛔虫、钩虫、蛲虫、鞭虫及粪类圆线虫等；②肠道绦虫类，如猪肉绦虫、牛肉绦虫、短膜壳绦虫及阔节裂头绦虫等；③肠道吸虫类，如姜片虫、肝吸虫等。

肠道蠕虫主要寄生在肠道内，如无肠道感染，不建议全身用药，主要采用口服形式杀灭寄生在肠道内的蠕虫，口服时避免油腻食物，以减少吸收。主要原因是抗蠕虫药的毒性一般较大，可间断性使用，不宜长期使用。

7.45　抗恶性肿瘤药物

324. 抗肿瘤药物中的抗代谢药是干扰中心法则运行的，这些抗肿瘤药物是否有抗菌作用？ 抗肿瘤药物中的抗代谢药虽然是干扰中心法则的，但都没有明显的抗菌作用，这已经被实验证明，如氟尿嘧啶和甲氨蝶呤都没有抗菌作用。解释是：

（1）细菌是原核生物，肿瘤细胞是真核细胞，它们的中心法则中参与的蛋白质是有明显不同的，所以作用于真核中心法则的靶点未必对原核细胞也有作用。

（2）细菌有细胞壁，还有双层细胞膜，其通透性较肿瘤细胞差，药物可能不容易进入到胞内。比如原核生物所需的叶酸全是自己合成的，外源性的叶酸及叶酸类似物如甲氨蝶呤是无法进入菌体内的。

325. 机体为什么会得肿瘤？哪些组织细胞容易癌变？ 机体发生肿瘤总体上的机制是细胞的中心法则运转加快甚至失去了控制。正常细胞变成肿瘤细胞主要有两个基因机制：一是基因突变机制，二是转录异常机制，其中前者是主要的。细胞增殖涉及基因复制，尽管真核细胞基因复制的保真程度很高，但是还是会出错，甚至这种错误难以纠正，这种出错既是进化的机制也是肿瘤发生的机制。因此更替较快的细胞比较容易发生癌变，如血液细胞，这种恶性肿瘤主要表现在白血病和淋巴瘤。

另一个因素与致癌物的刺激有关。与致癌物接触机会较高的组织细胞也容易发生癌变。随着环境污染的加重，接触致癌物机会较多的是消化系统和呼吸系统上皮细胞，如肝癌、胃癌、肺癌等。

还有一个因素是激素的异常刺激作用，如宫颈癌、乳腺癌、前列腺癌等。

综上可知，尽管所有的细胞均有癌变风险，但那些非激素敏感的"永久细胞"如肌肉细胞（骨骼肌、心肌、非性器官平滑肌）、神经细胞的癌变率是较少见的。

326. 如何理解抗肿瘤药物的致瘤作用？ 抗肿瘤药物就是抑制或杀灭肿瘤细胞的药物，由于选择的相对性，就有可能对正常细胞也会产生杀伤破坏作用。抗肿瘤药物中，如果作用的是共性生化机制，这样的抗肿瘤药物就表现为细胞毒药物，这些药物在抗肿瘤的同时也有较高的致瘤性。因为在滥杀细胞时，细胞也往往会启动"自救"机制，有可能导致基因突变而成为新的肿瘤细胞。

另外一些针对性很强的抗肿瘤药物，或干扰激素平衡的药物，其致瘤性就相对低得多。总的来说，烷化剂的致瘤性是最高的，其次是干扰 DNA 合成的，再其次是干扰转录、蛋白质合成和组装的。

327. 为什么抗肿瘤药物容易导致多种多样的不良反应，安全性较差；但很少有抗肿瘤药物退市，为什么？ 总体上讲，抗肿瘤药物是安全性最差的一类药物。不同的药物对安全性有不同的要求。一般来说，对安全性要求偏低的药物主要有："救命"药和不可替代药。而对调节生理功能、改善生存生活质量的药，安全性要求是较高的。抗肿瘤药物属于"救命"药的行列，部分还具有不可替代性，因此，其安全性虽然偏低，但依然在临床上使用，这实际上也要求临床医生要多关注抗肿瘤药物的不良反应，随时平衡"利"和"弊"。

328. 如何理解抗肿瘤药物容易引发骨髓抑制、消化道反应和脱发等不良反应？ 抗肿瘤药物大多是细胞毒药物，肿瘤细胞是增殖较快的细胞，除此之外，骨髓细胞、血液细胞、消化道上皮细胞、毛发细胞等也是增殖较快的细胞，这些细胞也容易受到抗肿瘤药物的抑制或杀伤，因此发生骨髓抑制、消化道反应和脱发等不良反应。

随着科技的进步，高选择性和靶向性化疗是以后的方向，将来药物对非肿瘤细胞的影响有望变得更加轻微。

8 其他药理

8.46 作用于免疫系统药物

329. 赫赛汀是单克隆抗体药物，通过封闭乳腺癌细胞生长激素受体而具有抗乳腺癌作用，赫赛汀属于化疗药还是免疫调节剂？ 赫赛汀是化疗药，不是免疫调节剂。根据化疗药物的定义，化疗药物是指对病原体（微生物、寄生虫、肿瘤）具有直接抑制或杀灭作用的药物，显然赫赛汀通过封闭乳腺癌细胞高表达的生长激素受体而抑制乳腺癌细胞的增殖，这种作用是直接的。

免疫调节剂则是调节机体免疫功能的药物，包括免疫增强剂和免疫抑制剂。显然，赫赛汀对机体免疫功能的直接影响是较小的，因此不属于免疫调节剂。

330. 干扰素具有抗病毒、抗肿瘤作用，是化疗药吗？ 干扰素属于免疫增强剂，不属于化疗药物。干扰素的抗病毒、抗肿瘤作用必须是在整体或者免疫系统存在下才具有的，离开了免疫系统或者宿主，干扰素对病毒和肿瘤细胞无直接的抑制或杀灭作用。

331. 从分子角度理解免疫的本质？ 免疫是指机体免疫系统识别自身与异己物质，并通过免疫应答排除抗原性异物，以维持机体生理平衡的功能。机体的物质可分为大分子和小分子。机体与外界存在物质交换，这种交换的物质是小分子，是允许的；机体与外界的大分子交换是禁止的。但这种禁止并不能阻止外界大分子物质进入机体。小分子物质进入机体的主要处理方式是肝脏等器官的代谢排泄作用；大分子进入机体的主要处理方式是"免疫"。

机体通过免疫作用来识别、处理外源大分子及外源大分子团块。外源大分子有时也是内源大分子异化所致；而外源性大分子团块则往往是微生物和寄生虫。从分子识别的角度讲，超出一定的范围后，分子特别小（小分子）或分子团块特别大（异物团块），免疫效果也是较差的。而分子的表面结构越复杂则免疫效果越好。机体对小分子是不会免疫的，如果要产生免疫作用，它（即半抗原）必须成为大分子的一部分。

第二部分 练习提高篇

1 药理学总论

1.1 绪　　言

一、选择题

（一）单项选择题

1. 药理学研究的是（　　）
   A. 药物对机体的作用
   B. 机体对药物的影响
   C. 药物与机体间的相互作用
   D. 药物的合理应用
   E. 以上说法皆对

2. 药效学是研究（　　）
   A. 在药物影响下机体功能的变化
   B. 提高药物疗效的途径
   C. 如何提高药物质量
   D. 机体如何对药物进行处理
   E. 药物的体内过程

3. 药代动力学是研究（　　）
   A. 在药物影响下机体功能的改变
   B. 药物的不良反应
   C. 如何改进药物给药途径
   D. 机体如何对药物进行处理
   E. 药物的临床应用

4. 药物（　　）
   A. 可以预防疾病
   B. 可以治疗疾病
   C. 可以用于疾病的诊断
   D. 与毒药无化学本质的区别
   E. 以上说法皆对

（二）多项选择题

5. 药理学的研究对象包括（　　）
   A. 药物　　　　　　　B. 人体
   C. 病原体　　　　　　D. 肿瘤细胞
   E. 药物结构

6. 药效学的研究内容包括（　　）
   A. 在药物影响下机体功能的变化
   B. 药物的不良反应
   C. 药物的临床应用
   D. 机体如何对药物进行处理
   E. 药物的体内过程

7. 药代动力学的研究内容包括（　　）
   A. 血药浓度随时间变化的规律
   B. 药物的药理效应
   C. 药物的构效关系
   D. 机体如何对药物进行处理
   E. 药物的体内过程

二、判断题

1. 药物的血药浓度随时间的变化规律是药效学的主要研究内容之一。
2. 临床药理学的实验对象只包括患者。
3. 药物与毒药之间无化学本质的区别。

三、填空题

1. 药理学是研究_____与_____相互作用及作用规律的学科，其主要研究内容包括：_____和_____。
2. 药理学的主要研究方法包括_____、_____和_____。
3. 药效学研究的是_____对_____的作用。

四、名词解释

1. pharmacology
2. pharmacokinetics
3. pharmacodynamics
4. drug

五、问答题

什么是药理学？其研究的主要内容是什么？

【参考答案】

一、选择题
（一）单项选择题：1-4：CADE
（二）多项选择题：5. ABCD；6. ABC；7. ADE

二、判断题
1. 错误。这是药代动力学的主要研究内容。
2. 错误。Ⅰ期临床实验的对象是健康人。
3. 正确。

三、填空题
1. 药物；机体（包括病原体）；药物效应动力学；药物代谢动力学
2. 实验药理学方法；实验治疗学方法；临床药理学方法
3. 药物；机体

四、名词解释
1. 药理学：研究药物与机体（包括病原体）相互作用及作用规律的学科，其主要研究内容包括药物效应动力学和药物代谢动力学。

2. 药物代谢动力学：研究的是机体对药物的作用，即药物在机体的影响下所发生的变化及其规律，包括药物的吸收、分布、代谢及排泄过程，特别是研究血药浓度随时间变化的规律等。

3. 药物效应动力学：研究药物对机体的作用，包括药物的药理效应、作用机制、临床应用及不良反应。

4. 药物：能影响机体器官生理功能和（或）细胞代谢活动的化学物质，可用于预防、诊断、治疗疾病和计划生育目的，与毒物没有化学本质的区别。

五、问答题
什么是药理学？其研究的主要内容是什么？
　药理学是研究药物与机体（包括病原体）相互作用及作用规律的学科，其主要研究内容包括药物效应动力学和药物代谢动力学。

1.2 药物效应动力学

一、选择题

（一）单项选择题

1. 药物的基本作用是（　）
　A. 治疗作用和不良反应
　B. 局部作用和全身作用
　C. 兴奋作用和抑制作用
　D. 选择性作用和非选择性作用
　E. 特异性作用

2. 下列药物哪些是对因治疗（　）
　A. 硝酸甘油　　　B. 头孢拉定
　C. 阿司匹林　　　D. 卡托普利
　E. 吗啡

3. 副作用发生在（　）
　A. 治疗量　　　B. 低于治疗量
　C. 中毒量　　　D. 极量
　E. ED_{50}

4. 某患者使用东莨菪碱预防晕车，但觉得口干，想喝水，这是药物的（　）
　A. 停药反应　　　B. 副作用
　C. 特异质反应　　D. 后遗效应
　E. 毒性反应

5. 连续多次使用地西泮治疗失眠，效果减弱，为获得治疗效果需不断增加地西泮用量，这是因为药物产生了（　）

A. 副作用　　B. 依赖性　　C. 成瘾性
D. 耐受性　　E. 耐药性

6. 下列哪个参数可以更好地表示药物安全性（　）
　A. 最小有效量　　　B. 半数有效量
　C. 半数致死量　　　D. 治疗指数
　E. 等效剂量

7. 下列药物中安全性较高的是（　）
　A. $ED_{50}=50mg/kg$，$LD_{50}=100mg/kg$
　B. $ED_{50}=20mg/kg$，$LD_{50}=50mg/kg$
　C. $ED_{50}=30mg/kg$，$LD_{50}=50mg/kg$
　D. $ED_{50}=10mg/kg$，$LD_{50}=50mg/kg$
　E. $ED_{50}=40mg/kg$，$LD_{50}=50mg/kg$

8. A 药比 B 药效价强度高，正确的依据是（　）
　A. A 药的 ED_{50} 比 B 药大
　B. A 药的 ED_{50} 比 B 药小
　C. A 药的 LD_{50} 比 B 药大
　D. A 药的 LD_{50} 比 B 药小
　E. A 药的 LD_{50}/ED_{50} 比 B 药大

9. 关于药物的亲和力，下列说法正确的是（　）
　A. 药物穿透生物膜的能力
　B. 药物与受体结合后产生效应的能力
　C. 可以用解离常数 K_D 表示，K_D 越大，表明亲和力越低
　D. 药物水溶性的大小
　E. 药物脂溶性的强弱

10. 关于药物的内在活性,下列说法正确的是（　）
    A. 药物水溶性的大小
    B. 药物与受体结合后产生效应的能力
    C. 药物与受体结合的能力
    D. 药物穿透生物膜的能力
    E. 药物脂溶性的强弱

11. 部分激动药的特点是（　）
    A. 有较强的亲和力,有较强的内在活性
    B. 有较强的亲和力,无内在活性
    C. 无亲和力,有较强的内在活性
    D. 有较强的亲和力,内在活性较弱
    E. 无亲和力,无内在活性

12. 药物与受体结合后,可以激动或阻断受体,这取决于药物的（　）
    A. 亲和力　　B. 内在活性　　C. 脂溶性
    D. 剂量　　　E. 选择性

13. 某药物的量效曲线向右平行移动,提示（　）
    A. 药物的效能增加
    B. 药物的效能减弱
    C. 药物的效价强度增加
    D. 药物的效价强度减弱
    E. 药物作用机制的改变

14. 药物作用是指（　）
    A. 药物产生药理效应的能力
    B. 药物和生物大分子间的初始作用
    C. 药物的内在活性
    D. 药物的理化性质
    E. 药物的脂溶性

15. 受体的本质是（　）
    A. 配体的一种　　　B. 第二信使
    C. 神经递质　　　　D. 酶
    E. 蛋白质

16. 某一长期使用糖皮质激素的患者,停药 3 个月后,皮质功能仍未恢复,这属于药物的（　）
    A. 停药反应　　　　B. 副作用
    C. 特异质反应　　　D. 后遗效应
    E. 毒性反应

17. 副作用的产生是由于（　）
    A. 患者的遗传变异
    B. 药物的安全范围小
    C. 患者的特异性体质
    D. 患者的肝肾功能不良
    E. 药物作用的选择性低

18. 量效曲线图上,A 药在 B 药的左侧,且 B 药的量效曲线比 A 药高,则下述哪种评价是正确的（　）
    A. B 药的效价强度和最大效能均较大
    B. A 药的效价强度和最大效能均较大
    C. A 药的效价强度比 B 药大
    D. A 药的效能比 B 药大
    E. B 药的效价强度比 A 药大

19. 药物的效能反映药物的（　）
    A. 内在活性　　B. 时效关系　　C. 亲和力
    D. 量效关系　　E. 效价强度

20. N 胆碱受体属于（　）
    A. G 蛋白偶联受体　　　B. 离子通道受体
    C. 酪氨酸激酶受体　　　D. 细胞内受体
    E. 以上均不是

21. 药理效应是（　）
    A. 药物的初始作用　　B. 药物作用的原因
    C. 药物作用的特异性　D. 药物作用的选择性
    E. 药物作用的结果

22. pD_2 是（　）
    A. 解离常数　　　　　　B. 解离常数的负对数
    C. 拮抗常数的负对数　　D. 拮抗常数
    E. 氢离子浓度的负对数

23. 拮抗参数 pA_2 是（　）
    A. 使激动剂的效应增加 1 倍时所加竞争性拮抗剂浓度的负对数
    B. 使激动剂的效应不变时所加激动剂浓度的负对数
    C. 使激动剂的效应增加 1 倍时所加激动剂浓度的负对数
    D. 使激动剂的浓度增加 1 倍而效应不变时所加竞争性拮抗剂浓度的负对数
    E. 使激动剂的浓度增加 1 倍而效应不变时所加非竞争性拮抗剂浓度的负对数

（二）多项选择题

24. 药物作用的两重性包括（　）
    A. 治疗作用　　　　B. 兴奋作用
    C. 抑制作用　　　　D. 不良反应
    E. 局部作用和全身作用

25. 以下哪些属于药物的不良反应（　）
    A. 毒性反应　　　　B. 副作用
    C. 停药反应　　　　D. 过敏反应
    E. 首关消除

26. 以下哪些属于药物的第二信使（　）
    A. cAMP　　　　B. ATP　　　　C. GTP
    D. cGMP　　　　E. Ca^{2+}

27. 竞争性拮抗药的特点是（　）
    A. 本身能产生与激动药相反的药理效应
    B. 能减弱激动药的最大效应
    C. 使激动药的量效曲线平行右移
    D. 不能改变激动药的效能

E. 削弱激动药的效价强度

28. 部分激动药的特点是（　）

A. 本身可以产生药理效应

B. 具有激动剂与拮抗剂的双重特性

C. 内在活性较弱

D. 亲和力较强

E. 与完全激动剂合用，可以拮抗完全激动剂的作用

29. 配体与受体结合的化学力包括（　）

A. 离子键　　　B. 共价键　　　C. 氢键

D. 范德瓦耳斯力　E. 亲和力

30. 有关效能和效价强度的叙述，正确的是（　）

A. 效能是药物的最大效应

B. 效能高的药物效价强度也高

C. 效价强度用药物产生同等效应时的剂量来衡量

D. 半最大效应浓度（EC_{50}）越小的药物其效价强度越大

E. 效价强度是药物的最大效应

31. 下列药物中能产生竞争性拮抗作用的是（　）

A. 毛果芸香碱与肾上腺素

B. 毛果芸香碱与阿托品

C. 地西泮与氟马西尼

D. 纳洛酮与吗啡

E. 去甲肾上腺素与硝酸甘油

32. 下列有关内在活性的描述，正确的是（　）

A. 内在活性是药物与受体结合的能力

B. 内在活性是药物与受体结合后引起效应的能力

C. 内在活性越大，则药物效价强度越强

D. 内在活性越大，则药物效能越强

E. 内在活性越大，则药物作用维持时间越长

33. 有关量效关系的描述，正确的是（　）

A. 在一定范围内，药理效应强度与血浆药物浓度呈正相关

B. 质反应的量效曲线可以反映药物效能和效价强度

C. ED_{50}是只在质反应中出现的剂量

D. 量反应的量效关系呈常态分布曲线

E. 量反应的量效曲线可以反映药物效能和效价强度

34. 可作为用药安全性的指标有（　）

A. LD_{50}/ED_{50}　　　　B. 治疗窗

C. $ED_{95} \sim LD_5$之间的距离　D. ED_{50}/LD_{50}

E. LC_{50}/EC_{50}

35. 下列正确的描述是（　）

A. 药物可通过占领受体发挥效应

B. 药物激动受体一定可以产生兴奋效应

C. 抑制的效应一定是通过阻断受体实现

D. 肾上腺素受体属于G蛋白偶联受体

E. 药理效应的高低与占领的受体数目成正比

36. 关于副作用，以下说法正确的是（　）

A. 在治疗量发生

B. 与患者体质异常有关

C. 与药物选择性低有关

D. 与治疗作用之间会随着治疗目的不同而转换

E. 是药物固有的作用

二、判断题

1. 药物的量效关系指的是在任意浓度范围内药物剂量与效应之间的依赖关系。

2. 药物不良反应仅指的是在正常剂量下发生的给患者带来痛苦或不适的作用。

3. 在量反应中，ED_{50}指的是导致50%的动物出现有效反应的剂量。

4. 效能高的药物其效价强度也一定高。

5. 治疗指数越大的药物其安全性也越高。

6. 胰岛素受体属于酪氨酸激酶受体。

7. A药的治疗指数比B药的高，提示A药肯定比B药安全。

8. 在量反应中，最大效应越大者意味着其效能越高。

9. 内在活性越大的药物其效价强度越高。

10. 非竞争性拮抗药能降低激动药的最大效应。

11. K_D越小，则pD_2越大，意味着药物亲和力越高。

12. pA_2越大，则意味着拮抗药的拮抗能力越强。

13. 激动受体就会产生兴奋的效应。

14. 副作用的产生主要与患者体质异常有关。

15. 横坐标为对数浓度时，量反应的量效曲线为对称S形曲线。

16. 剂量越小变态反应的程度越轻。

17. 随着剂量的增加，药物的药理效应会一直增强。

18. 效能和效价强度都可以反映药物作用的强弱。

19. 竞争性拮抗药不会影响激动药的最大效应。

20. 长期阻断受体会引起受体的向下调节，停药时出现反跳现象。

21. 特异性高的药物产生的药理效应选择性一定高。

三、填空题

1. 药物作用的基本表现是_____和_____。

2. 药物作用的两重性是_____和_____。

3. 根据治疗目的，治疗作用分为_____和_____。

4. 根据受体占领学说，药物产生效应不仅需要_____还需要_____。

5. 根据受体蛋白结构、信号转导过程等特点受体可以分为_____、_____、_____、_____等类型。

6. 请列举四种第二信使：_____、_____、_____、_____。

7. 治疗指数是_____和_____的比值。

8. 根据内在活性的不同，可以把作用于受体的药物分为_____、_____、_____三类。

四、名词解释

1. adverse drug reaction　2. side effect

3. toxic reaction　　　　4. residual effect

5. withdrawal reaction　6. dose-effect relationship

7. efficacy　　　　　　8. potency

9. therapeutic index

五、问答题

1. 什么是药物的不良反应？其种类有哪些？

2. 在某一药物的量效曲线上可以得到哪些信息？半数有效量与半最大效应剂量的区别是什么？

3. 效价强度与效能在临床用药上有何意义？

4. 简述药物作用与药理效应的区别与联系。

5. 试比较竞争性拮抗药与非竞争性拮抗药对激动药量效曲线的不同影响。

6. 什么是药物作用的特异性？什么是药物作用的选择性？

六、案例分析题

某患者长期使用β受体阻断药普萘洛尔治疗其高血压，后因发生间歇性跛行而停止使用该药，突然停药时出现了心肌梗死，该现象属于药物的哪种不良反应，应如何避免，并请解释该现象发生的原因？

【参考答案】

一、选择题

（一）单项选择题：1-5：CBABD；6-10：DDBCB；11-15：DBDBE；16-20：DECAB；21-23：EBD

（二）多项选择题：24. AD；25. ABCD；26. ADE；27. CDE；28. ABCDE；29. ABCD；30. ACD；31. BCD；32. BD；33. AE；34. ABCE；35. ADE；36. ACDE

二、判断题

1. 错误。药物剂量与效应之间的依赖关系只在一定浓度范围内才成立。

2. 错误。任何剂量下发生的给患者带来痛苦或不适的作用都是不良反应。

3. 错误。在量反应中，ED_{50} 指的是能引起 50% 最大效应的剂量。

4. 错误。效能与效价强度之间并无平行的关系。

5. 错误。不一定，比如青霉素治疗指数大，但其会发生的过敏反应严重程度与剂量无关。

6. 正确。

7. 错误。不一定，治疗指数大只能表示药物相对安全。

8. 正确。

9. 错误。内在活性的大小体现出来的是效能。

10. 正确。

11. 正确。

12. 正确。

13. 错误。激动受体并不一定就会产生兴奋效应。

14. 错误。副作用的产生主要与药物选择性低有关。

15. 正确。

16. 错误。变态反应的严重程度与剂量无关。

17. 错误。不一定，量效曲线是有平台的。

18. 正确。

19. 正确。

20. 错误。是向上调节。

21. 错误。不一定高，如阿托品。

三、填空题

1. 兴奋；抑制

2. 治疗作用；不良反应

3. 对因治疗；对症治疗

4. 亲和力；内在活性

5. G 蛋白偶联受体；配体门控离子通道受体；酪氨酸激酶受体；细胞内受体

6. 环磷腺苷（cAMP）；环磷鸟苷（cGMP）；肌醇磷脂；钙离子

7. LD_{50}；ED_{50}

8. 完全激动药、部分激动药、拮抗药

四、名词解释

1. **不良反应**：不符合用药目的并为患者带来痛苦或不适的反应。

2. **副作用**：在治疗剂量下发生的与治疗目的无关

的作用，是药物的固有作用，与药物选择性低有关。

3. 毒性反应：药物剂量过大、疗程过长或消除器官功能低下时体内药物蓄积过多发生的危害性反应。

4. 后遗效应：停药后血药浓度已降至最低有效浓度（阈浓度）以下时仍残存的药理效应。

5. 停药反应：长期使用某种药物，突然停药后原有疾病重现或加剧，又称反跳现象或回跃反应。

6. 量效关系：在一定范围内，药理效应与剂量（或浓度）之间的依赖关系。

7. 效能：药物的最大效应，反映药物与受体结合产生效应的能力（即药物内在活性）。

8. 效价强度：能引起等效反应（一般采用 50% 效应量，即 ED_{50} 或 EC_{50}）的相对剂量或浓度。效价强度反映药物与受体的亲和力，其值越小，则效价强度越大。

9. 治疗指数：LD_{50}/ED_{50}，是衡量药物安全性的指标之一，相对而言，该值越大药物越安全。

五、问答题

1. 什么是药物的不良反应？其种类有哪些？

不符合用药目的并为患者带来痛苦或不适的反应称为不良反应，包括副作用、毒性反应、后遗效应、停药反应、特异质反应、过敏反应、依赖性等。

2. 在某一药物的量效曲线上可以得到哪些信息？半数有效量与半最大效应剂量的区别是什么？

量反应的量效曲线可得到的信息：最小有效量（或浓度）、半最大效应剂量（或浓度）（ED_{50} 或 EC_{50}）、效价强度、效能；质反应的量效曲线可得到的信息：半数有效量（ED_{50}）、半数致死量（LD_{50}）、治疗指数。半数有效量（ED_{50}）是指引起 50% 实验动物出现有效（或阳性）反应的药物剂量，是质反应的量效曲线可获得的信息；半最大效应剂量（ED_{50}）是能引起 50% 最大效应

的剂量，是量反应的量效曲线可获得的信息。

3. 效价强度与效能在临床用药上有何意义？

效价强度指能引起等效反应（一般采用 50% 效应量，即 ED_{50} 或 EC_{50}）的相对剂量或浓度。反映药物与受体的亲和力，其值越小，则效价强度越大。而效能是药物的最大效应，反映药物与受体结合产生效应的能力（即药物内在活性）。二者含义不同并不平行，相对来说，效能有较大实际意义。不区分效能和效价强度而只论某药较另药强若干倍容易产生歧义。

4. 简述药物作用与药理效应的区别与联系。

药物作用指的是药物与机体生物大分子的初始作用，是产生药理效应的原因。药理效应是药物作用所引起的机体生理功能的改变，是机体对药物作用的反应，即是药物作用的结果。二者意义接近，通常并不严加区别，但当二者并用时，应体现先后顺序。

5. 试比较竞争性拮抗药与非竞争性拮抗药对激动药量效曲线的不同影响。

竞争性拮抗药使激动药量效曲线平行右移，E_{max} 不变。而非竞争性拮抗药使激动药量效曲线右移，E_{max} 下降。

6. 什么是药物作用的特异性？什么是药物作用的选择性？

药物作用的特异性指的是药物在一定剂量下，对不同受体作用的差异性。药物作用的选择性是指药物在一定剂量下，对不同组织器官作用的差异性。药物作用的特异性和选择性并不一定平行，即特异性高的药物不一定引起选择性高的药理效应。

六、案例分析题

β 受体阻断药普萘洛尔突然停药时出现心肌梗死，该现象属于停药反应，这是因为长期阻断受体，使得受体敏感性增高，或受体数量向上调节所致。可以通过在停药时逐渐减量（需要 10~15 天）来避免这种停药反应的发生。

1.3 药物代谢动力学

一、选择题

（一）单项选择题

1. 按一级动力学消除的药物，其血浆半衰期等于（ ）

    A. $k/0.693$　　B. $0.693/k$　　C. $C_0/2k_0$

    D. $k_0/2C_0$　　E. $2.303/k$

2. 关于离子障，以下说法正确的是（ ）

A. 离子型药物可以自由穿透，非离子型药物不可穿透

B. 离子型药物不可以自由穿透，非离子型药物亦不可穿透

C. 离子型药物可以自由穿透，非离子型药物亦可自由穿透

D. 离子型药物不可以自由穿透，非离子型药物可自由穿透

E. 以上皆错

3. 大多数药物在体内跨膜转运的主要方式是（　）
　　A. 简单扩散　　B. 主动转运　　C. 易化扩散
　　D. 滤过　　　　E. 胞饮

4. 按一级动力学消除的药物，其血浆半衰期（　）
　　A. 随给药剂量变化　　B. 随给药途径变化
　　C. 随给药间隔变化　　D. 随给药时辰变化
　　E. 固定不变

5. 某一级动力学消除的药物血浆半衰期为 12h，单次给药后其在体内基本消除的时间是（　）
　　A. 6h　　　　B. 12h　　　　C. 24h
　　D. 36h　　　E. 60h

6. 在碱性尿液中，弱碱性药物（　）
　　A. 解离多，重吸收少，排泄快
　　B. 解离少，重吸收多，排泄慢
　　C. 解离少，重吸收少，排泄快
　　D. 解离少，重吸收多，排泄慢
　　E. 解离少，重吸收多，排泄快

7. 一级动力学消除的药物，等剂量等间隔给药，到达稳态血药浓度的时间长短取决于（　）
　　A. 给药剂量　　　　B. 给药间隔
　　C. 半衰期　　　　　D. 生物利用度
　　E. 曲线下面积（AUC）

8. 一级动力学消除的药物，每 $t_{1/2}$ 给药一次，为尽快到达稳态血药浓度，可首次给予（　）
　　A. 半倍剂量　　　　B. 加倍剂量
　　C. 3 倍剂量　　　　D. 4 倍剂量
　　E. 5 倍剂量

9. 关于表观分布容积（V_d）小的药物，下列说法哪种正确（　）
　　A. 与组织的亲和力大
　　B. 与血浆蛋白结合少，集中分布于血浆
　　C. 与血浆蛋白结合多，集中分布于血浆
　　D. 与血浆蛋白结合少，可进入细胞内液
　　E. 以上皆错

10. 保泰松可明显升高苯妥英钠的游离药物浓度，这是因为保泰松（　）
　　A. 增加苯妥英钠的吸收
　　B. 抑制苯妥英钠的代谢
　　C. 增加苯妥英钠的代谢
　　D. 减少苯妥英钠与血浆蛋白的结合
　　E. 增加苯妥英钠与血浆蛋白的结合

11. 药物的 pK_a 是（　）
　　A. 药物解离 100% 时的 pH
　　B. 药物解离 90% 时的 pH
　　C. 药物解离 60% 时的 pH
　　D. 药物解离 50% 时的 pH

E. 药物解离 30% 时的 pH

12. 药物按零级动力学消除是（　）
　　A. 单位时间内按恒定的比例消除
　　B. 单位时间内按恒定的量消除
　　C. 单位时间内按变化的量消除
　　D. 大多数药物消除的方式
　　E. $t_{1/2}$ 不变

13. 丙磺舒能够延长青霉素作用时间，其原因是（　）
　　A. 丙磺舒可以抑制 β-内酰胺酶
　　B. 丙磺舒能增加青霉素的吸收
　　C. 丙磺舒能影响青霉素的分布
　　D. 丙磺舒能抑制青霉素的吸收
　　E. 丙磺舒能抑制青霉素的排泄

14. 静脉注射某药 60mg，测得其血药浓度为 20μg/ml，其表观分布容积为（　）
　　A. 3L　　　B. 25L　　　C. 30L
　　D. 300L　　E. 3000L

15. 以下给药途径，没有首关消除的是（　）
　　A. 舌下　　　B. 直肠　　　C. 静脉
　　D. 口服　　　E. 吸入

16. 药物经过生物转化后不会（　）
　　A. 活性增强　　　　B. 活性消失或减弱
　　C. 毒性增强　　　　D. 毒性减弱
　　E. 脂溶性增强

17. 以一级动力学消除的某药，其初始血药浓度是 20μg/L，消除速率常数 k 是 0.03，该药物的血浆半衰期是（　）
　　A. 3.33h　　B. 23h　　C. 33h
　　D. 230h　　E. 330h

18. 某催眠药的 $t_{1/2}$ 为 1h，给予 100mg 剂量后，患者在体内药物只剩 12.5mg 时便清醒过来，该患者睡了（　）
　　A. 0.5h　　B. 2h　　C. 3h
　　D. 4h　　　E. 5h

19. 药物的时量曲线下面积（AUC）反映（　）
　　A. 药物达到稳态浓度时所需要的时间
　　B. 药物的血浆 $t_{1/2}$ 长短
　　C. 药物消除的量
　　D. 药物在体内的分布情况
　　E. 在一定时间内药物吸收进入循环的相对量

20. 利福平使避孕药效果下降，这是因为（　）
　　A. 利福平对抗避孕药的作用
　　B. 利福平诱导肝药酶使避孕药代谢加速
　　C. 利福平加速避孕药的排泄
　　D. 利福平减少了避孕药的吸收
　　E. 利福平影响避孕药的分布

21. 到达时量曲线的峰值时，表明（　）
    A. 药物吸收过程已完成
    B. 药物在体内分布已达到平衡
    C. 药物吸收速度与消除速度相等
    D. 药物的疗效最好
    E. 药物消除过程才开始
22. 以一级动力学消除的某药，在达吸收高峰后抽血 2 次，血浆药物浓度分别为：200μg/ml 和 6.25μg/ml，两次抽血间隔是 12h，该药的血浆半衰期是（　）
    A. 48h   B. 24h   C. 12h
    D. 2.4h   E. 1.2h
（二）多项选择题
23. 药物在肝脏代谢后会（　）
    A. 活性增强   B. 活性消失或减弱
    C. 毒性增强   D. 毒性减弱
    E. 水溶性增强
24. 关于一级动力学消除，正确的是（　）
    A. 单位时间内按恒定的比例消除
    B. 单位时间内按恒定的量消除
    C. 单位时间内按变化的量消除
    D. 大多数药物消除的方式
    E. $t_{1/2}$ 不变
25. 下列反应中属于药物在肝脏代谢 I 相反应的是（　）
    A. 氧化反应   B. 还原反应
    C. 水解反应   D. 与葡糖醛酸结合
    E. 与硫酸结合
26. 下列关于药物与血浆蛋白结合后的叙述，正确的是（　）
    A. 是可逆的   B. 不进行分布
    C. 不进行代谢   D. 不进行排泄
    E. 不失去药理活性
27. 零级消除动力学的特点是（　）
    A. 单位时间内药物消除的比例恒定
    B. 单位时间内药物消除的量恒定
    C. 消除速度与初始血药浓度有关
    D. 消除速度与初始血药浓度无关
    E. $t_{1/2}=0.693/k$
28. 影响药物分布的因素有（　）
    A. 药物与血浆蛋白的结合
    B. 器官血流量
    C. 药物与组织的亲和力
    D. 体内屏障
    E. 药物的 pK_a 与体液的 pH
29. 与肝药酶的抑制剂合用时，药物的效果比单

独应用时会（　）
    A. 增强   B. 减弱   C. 不变
    D. 无效   E. 相反
30. 一级动力学消除的药物，关于其稳态血药浓度，下列描述正确的是（　）
    A. 其波动幅度与给药间隔呈正比
    B. 等剂量等间隔给药时，需经 4～5 个 $t_{1/2}$ 才能达到稳态血药浓度
    C. 其高低与给药总量成正比
    D. 缩短给药间隔可以提前到达稳态血药浓度
    E. 给药间隔为一个 $t_{1/2}$ 时，首剂量加倍可以提前到达稳态血药浓度
31. 影响药物血浆 $t_{1/2}$ 的因素有（　）
    A. 给药剂量   B. 给药间隔   C. 肝功能
    D. 肾功能   E. 给药途径
32. 关于药物在体内代谢的叙述，正确的是（　）
    A. 生物转化是药物消除的主要方式之一
    B. 主要的氧化酶是细胞色素 P450 酶
    C. CYP450 酶的活性个体差异较大
    D. 有些药物可改变肝药酶的活性
    E. CYP450 酶对底物具有高度的选择性
33. 关于生物利用度的叙述正确的是（　）
    A. 药物经血管外给药后能被吸收进入体循环的相对量
    B. 药物经血管外给药后能被吸收进入体循环的相对速度
    C. 相对生物利用度主要用于比较两种制剂的吸收情况
    D. 与制剂的质量无关
    E. 常被用来作为制剂的质量评价

二、判断题
1. 离子型药物比分子型药物容易吸收。
2. 分子型药物比离子型药物容易排泄。
3. 相对来说，酸性药物在碱性环境中浓度高。
4. 静脉给药吸收速度最快。
5. 舌下给药可以完全避免首过效应。
6. 药物与血浆蛋白结合后，不能进行跨膜转运。
7. 肝功能严重不良的患者，适宜使用可的松。
8. 大多数药物经过肝脏的生物转化后活性减弱或丧失。
9. 肝脏是个用于解毒的器官。
10. 以一级动力学进行消除的药物，给药剂量越大，药物血浆半衰期越长。
11. 以零级动力学消除的药物，其消除的速率与药物浓度无关。
12. 以一级动力学消除的药物，每次使用负荷剂

量，可以提前到达稳态血药浓度。

13. 一级动力学消除的药物，缩短给药间隔，可使到达稳态血药浓度的时间提前。

14. 酸性尿液中，酸性药物的排泄速度比碱性药物快。

15. 局部给药只能产生局部作用。

16. 乳汁呈酸性，故弱碱性药物在乳汁的浓度较弱酸性药物高。

17. 表观分布容积代表药物在体内真实分布的体液容积。

18. 同一剂型、同一剂量、不同生产厂家的药物应用于同一患者时，其血药浓度相同。

19. 药物进入血液后，吸收、分布、代谢、排泄几乎同时开始。

20. 药物代谢后，水溶性增强，有利于肾排泄。

21. 血浆半衰期指的是药效下降一半的时间。

22. 吸收是指药物从给药部位到达组织器官的过程。

三、填空题

1. 药物的体内过程包括：_____、_____、_____和_____。

2. _____和_____都是药物从体内消失的过程，称为消除。

3. 酸性药物在酸性尿液中，重吸收_____，排泄_____。

4. 一级动力学消除是指药物单位时间内消除恒定_____的药物，零级动力学消除是指药物单位时间内消除恒定_____的药物。

5. 药物血浆浓度的下降涉及_____、_____和_____三个过程。

四、名词解释

1. first pass effect　　2. hepato-enteral circulation
3. half life　　4. clearance
5. apparent volume of distribution
6. bioavailability

五、简答题

1. 何谓 ADME 系统？

2. 何谓药物在体内的排泄、处置及消除？

六、案例分析题

　　某一室模型一级动力学消除的催眠药，静脉注射某剂量的该药后，血药浓度为 2mg/L，经过 8h 后，患者醒来，此时血药浓度为 0.125mg/L，试问该药的消除半衰期是多长？若将剂量加倍，患者的睡眠时间会加倍吗？为什么？

【参考答案】

一、选择题

（一）单项选择题：1-5：BDAEE；6-10：BCBCD；
　　11-15：DBEAC；16-20：EBCEB；21-22：CD

（二）多项选择题：23. ABCDE；24. ACDE；
　　25. ABC；26. ABCD；27. BD；28. ABCDE；
　　29. AB；30. ABCE；31. CD；32. ABCD；33. ABCE

二、判断题

1. 错误。因为离子障现象，离子型药物比分子型药物难吸收。

2. 错误。分子型药物易发生重吸收，故比离子型药物难排泄。

3. 正确。

4. 错误。静脉给药不存在吸收。

5. 错误。舌下给药只能在较大程度上避免首过效应。

6. 正确。

7. 错误。可的松需经过代谢才有效，故肝功能严重不良的患者，不适宜直接使用可的松。

8. 正确。

9. 错误。有时候代谢物反而具有毒性。

10. 错误。以一级动力学进行消除的药物，血浆半衰期与给药剂量无关。

11. 正确。

12. 错误。负荷剂量一般只用一次，每次使用负荷剂量，不会提前到达稳态血药浓度。

13. 错误。一级动力学消除的药物，到达稳态血药浓度的时间只与半衰期有关。

14. 错误。酸性尿液中，酸性药物的重吸收多，排泄速度慢。

15. 错误。局部给药的药物若发生了吸收，则也会产生全身作用。

16. 正确。

17. 错误。表观分布容积只是一个理论上的参数，并不代表药物真实的分布容积。

18. 错误。同一剂型、同一剂量、不同生产厂家的药物生物利用度不一定相同，故血药浓度不一定相同。

19. 正确。

20. 正确。

21. 错误。血浆半衰期指的是血浆药物浓度下降一半的时间。

22. 错误。吸收是指药物从给药部位到达血液循环的过程。

三、填空题

1. 吸收；分布；代谢；排泄
2. 代谢；排泄
3. 增加；减少
4. 比例；量
5. 分布；代谢；排泄

四、名词解释

1. **首过效应**：从胃肠道吸收进入门静脉系统的药物在到达全身血循环前必先通过肝脏，如果肝脏对其代谢能力很强或由胆汁排泄的量大，则使进入全身血循环内的有效药物量明显减少的现象。
2. **肝肠循环**：有的药物在肝细胞内与葡糖醛酸结合后分泌到胆汁中，随后排泄到小肠中被细菌产生的酶水解，游离药物可经肠黏膜上皮细胞吸收，经肝门静脉重新进入体循环，这种药物在小肠、肝、胆汁间的循环称为肝肠循环。
3. **半衰期**：药物在体内的量或血浆药物浓度下降一半所需要的时间。
4. **清除率**：单位时间内多少体积血浆中的药物被清除，即机体消除器官在单位时间内清除药物的血浆容积。
5. **表观分布容积**：理论上当药物均匀分布时，体内药物按血浆药物浓度在体内分布所需体液容积。
6. **生物利用度**：药物经血管外给药后能被吸收进入体循环的相对量及速度。

五、简答题

1. 何谓 ADME 系统？

药物的吸收（absorption）、分布（distribution）、代谢（metabolism）和排泄（excretion），该过程称为药物的体内过程，又称 ADME 系统。

2. 何谓药物在体内的排泄、处置及消除？

排泄指药物及其代谢产物经机体的排泄器官或分泌器官排出体外的过程；药物的处置包括药物的分布、代谢和排泄；药物的消除指的是药物的代谢和排泄。

六、案例分析题

该药物的半衰期是 2h。若将剂量加倍，患者的睡眠时间不会加倍，因为若剂量加倍，即血药浓度为 4mg/kg，经过 5 个半衰期后，患者醒来（即血药浓度为 0.125mg/L 时），而这时患者只多睡了 2h。

1.4 影响药效的因素

一、选择题

（一）单项选择题

1. 药物的配伍禁忌是指（ ）
    A. 肝药酶活性的抑制
    B. 药物在吸收时发生相互作用
    C. 两种药物在体内发生的拮抗作用
    D. 药物在排泄时发生竞争性抑制
    E. 药物体外配伍过程中发生的物理和化学变化
2. 安慰剂是一种（ ）
    A. 阳性对照药
    B. 使患者在精神上得到鼓励和安慰的药物
    C. 辅助治疗药
    D. 不具有药理活性的剂型
    E. 可以增加疗效的药物
3. 麻黄碱短期内多次用药后效果下降,称为（ ）
    A. 依赖性 B. 耐受性 C. 耐药性
    D. 快速耐受性 E. 抗药性

（二）多项选择题

4. 联合用药可发生的作用包括（ ）
    A. 协同作用 B. 拮抗作用 C. 配伍禁忌
    D. 个体差异 E. 以上皆是
5. 长期用药后,机体对药物反应的改变包括（ ）
    A. 耐受性 B. 依赖性 C. 快速耐受
    D. 耐药性 E. 停药综合征
6. 在机体方面影响药物作用的因素包括（ ）
    A. 年龄 B. 性别 C. 病理因素
    D. 遗传因素 E. 精神因素
7. 在药物方面影响药物作用的因素包括（ ）
    A. 给药途径 B. 药物剂型
    C. 药物制备工艺 D. 药物的合用
    E. 物种差异

二、判断题

1. 青霉素与丙磺舒合用增强青霉素的作用属于药效学方面的相互作用。
2. 青霉素与庆大霉素混合滴注引起效价降低,属于药代学方面的相互作用。

三、填空题

1. 药物相互作用主要包括：_____、_____和_____三方面的相互作用。

2. 药物的依赖性包括_____和_____两种。

四、名词解释

1. tolerance　　　　2. drug resistance

【参考答案】

一、选择题

（一）单项选择题：1-3：EDD

（二）多项选择题：4. ABC；5. ABE；6. ABCDE；

　　　7. ABCD

二、判断题

1. 错误。这是药代动力学方面的相互作用。

2. 错误。属于配伍禁忌。

三、填空题

1. 药效学；药代动力学；药剂学

2. 生理依赖；精神依赖

四、名词解释

1. 耐受性：机体在连续多次用药后反应性降低，

五、问答题

试述药代动力学方面药物相互作用的主要影响环节。

要达到原来反应必须增加剂量。

2. 耐药性：病原体或肿瘤细胞对反复应用的化学治疗药物的敏感性降低。

五、问答题

试述药代动力学方面药物相互作用的主要影响环节。

影响药代动力学的药物相互作用包括：①药物吸收方面的相互作用而影响吸收；②药物与血浆蛋白结合的相互竞争；③肝药酶诱导剂或抑制剂对被酶转化药物的影响而发生药效减弱或增强；④肾脏排泄药物方面的相互作用。

2 外周神经系统药理

2.5 传出神经系统药理概论

一、选择题

（一）单项选择题

1. 下列有关传出神经的说法，正确的是（　　）
   A. 包括自主神经（植物神经）和运动神经
   B. 也称自主神经
   C. 有节前纤维和节后纤维之分
   D. 从中枢发出后，都要经过神经节更换神经元，才达到效应器
   E. 从中枢发出后，中途不更换神经元，直接支配效应器

2. M 受体命名的依据是（　　）
   A. 乙酰胆碱可兴奋之
   B. 毒蕈碱可兴奋之
   C. 多巴胺可兴奋之
   D. 烟碱可兴奋之
   E. 去甲肾上腺素可兴奋之

3. 外周肾上腺素能神经可合成和释放的主要递质是（　　）
   A. 肾上腺素
   B. 去甲肾上腺素
   C. 多巴胺
   D. 间羟胺
   E. 异丙肾上腺素

4. 乙酰胆碱作用消失的主要原因是（　　）
   A. 扩散入血液中被肝肾破坏
   B. 被突触前膜胺泵再摄取
   C. 被神经末梢的胆碱乙酰化酶水解
   D. 在突触间隙被胆碱乙酰化酶破坏
   E. 被神经突触间隙的胆碱酯酶水解

5. 去甲肾上腺素合成的初始原料是（　　）
   A. 酪氨酸
   B. 赖氨酸
   C. 甲硫氨酸
   D. 苏氨酸
   E. 异亮氨酸

6. 去甲肾上腺素释放到突触间隙其作用消失的主要原因是（　　）
   A. 单胺氧化酶代谢
   B. 儿茶酚胺氧位甲基转移酶代谢
   C. 胆碱酯酶代谢
   D. 神经末梢重摄取
   E. 肝药酶代谢

7. 激动外周 β 受体可引起（　　）
   A. 心脏兴奋，收缩压下降，瞳孔缩小

   B. 支气管收缩，冠状血管舒张
   C. 心脏兴奋，支气管舒张，糖原分解
   D. 支气管收缩，糖原分解，瞳孔缩小
   E. 心脏兴奋，皮肤黏膜内脏血管收缩

8. 外周多巴胺受体主要分布在（　　）
   A. 瞳孔括约肌
   B. 汗腺唾液腺
   C. 皮肤黏膜小血管
   D. 肾脏、肠系膜和冠状动脉
   E. 心肌细胞和窦房结

9. 心肌细胞上的受体主要是（　　）
   A. β_1　　　B. β_2　　　C. β_3
   D. α_1　　　E. α_2

10. 突触前膜 α_2 受体激动可引起（　　）
    A. 腺体分泌增加
    B. 支气管舒张
    C. 骨骼肌血管舒张
    D. 去甲肾上腺素释放减少
    E. 乙酰胆碱释放减少

（二）多项选择题

11. 胆碱能神经包括（　　）
    A. 交感、副交感神经节前纤维
    B. 交感神经节后纤维的大部分
    C. 支配汗腺分泌的交感神经
    D. 运动神经
    E. 副交感神经节后纤维

12. 哪些是 M 样作用（　　）
    A. 心脏兴奋
    B. 骨骼肌收缩
    C. 缩瞳
    D. 腺体分泌增加
    E. 胃肠平滑肌收缩

13. 去甲肾上腺素能神经兴奋可引起（　　）
    A. 心脏兴奋
    B. 支气管收缩
    C. 皮肤黏膜血管收缩
    D. 腺体分泌增加
    E. 扩瞳

二、判断题

1. 所有的交感神经节后纤维释放的是去甲肾上腺素。
2. 乙酰胆碱作用的消失是被突触前膜重摄取。

三、填空题

1. 胆碱受体包括_____和_____。

2. 肾上腺素受体包括_____和_____。
3. 胃肠平滑肌上分布的胆碱受体是_____，骨骼肌运动终板的胆碱受体是_____。

四、问答题

传出神经系统药物有哪些分类？

【参考答案】

一、选择题

（一）单项选择题：1-5：ABBEA；6-10：DCDAD
（二）多项选择题：11. ACDE；12. CDE；13. ACE

二、判断题

1. 错。只能说绝大部分交感神经节后纤维释放的是去甲肾上腺素，少数释放的是乙酰胆碱。例如，支配汗腺和骨骼肌血管的神经纤维释放的是乙酰胆碱。

2. 错。乙酰胆碱作用的消失是被突触间的乙酰胆碱酯酶水解。

三、填空题

1. M；N
2. α；β
3. M；N_2

四、问答题

传出神经系统药物有哪些分类？

拟似药	拮抗药
胆碱受体激动药	**胆碱受体阻断药**
1. M、N 受体激动药（乙酰胆碱）	1. M 受体阻断药
2. M 受体激动药（毛果芸香碱）	（1）非选择性 M 受体阻断药（阿托品）
3. N 受体激动药（烟碱）	（2）M_1 受体阻断药（哌仑西平）
抗胆碱酯酶药（易逆：新斯的明；难逆：有机磷酸酯类）	2. N 受体阻断药
肾上腺素受体激动药	（1）N_1 受体阻断药（美卡拉明）
1. α 受体激动药	（2）N_2 受体阻断药（筒箭毒碱）
（1）α_1、α_2 受体激动药（去甲肾上腺素）	**肾上腺素受体阻断药**
（2）α_1 受体激动药（去氧肾上腺素）	1. α 受体阻断药
（3）α_2 受体激动药（可乐定）	（1）α_1、α_2 受体阻断药（酚妥拉明）
3. β 受体激动药	（2）α_1 受体阻断药（哌唑嗪）
（1）β_1、β_2 受体激动药（异丙肾上腺素）	（3）α_2 受体阻断药（育亨宾）
（2）β_1 受体激动药（多巴酚丁胺）	2. β 受体阻断药
（3）β_2 受体激动药（沙丁胺醇）	（1）β_1、β_2 受体阻断药（普萘洛尔）
3. α、β 受体激动药（肾上腺素）	（2）β_1 受体阻断药（美托洛尔）
4. α、β 及多巴胺受体激动药（多巴胺）	3. α、β 受体阻断药（拉贝洛尔）

2.6　胆碱受体激动药

一、选择题

（一）单项选择题

1. 毛果芸香碱对眼睛的影响是（　　）
   A. 视近物模糊，视远物清楚
   B. 视近物清楚，视远物模糊
   C. 视近物远物都清楚
   D. 视近物远物都模糊
   E. 以上皆错

2. 毛果芸香碱降低眼内压是因为（　　）
   A. 缩瞳，前房角间隙扩大

   B. 缩瞳，前房角间隙缩小
   C. 扩瞳，前房角间隙扩大
   D. 扩瞳，前房角间隙缩小
   E. 房水生成减少

3. 乙酰胆碱扩血管的作用机制是（　　）
   A. 激动血管平滑肌 α 受体
   B. 阻断血管平滑肌 α 受体
   C. 激动血管内皮细胞 M 受体，促进 NO 释放
   D. 激动血管平滑肌 M 受体，促进 NO 释放
   E. 促进 PGI_2 释放

4. 毛果芸香碱缩瞳的机制是（　　）

A. 激动瞳孔开大肌 α 受体

B. 激动瞳孔括约肌 M 受体

C. 激动睫状肌 M 受体

D. 抑制胆碱酯酶

E. 阻断瞳孔括约肌 M 受体

5. 毛果芸香碱不具有的作用是（　　）

A. 缩瞳　　　　　B. 降低眼内压

C. 调节痉挛　　　D. 骨骼肌收缩

E. 腺体分泌增加

（二）多项选择题

6. 毛果芸香碱的主要药理效应包括（　　）

A. 缩瞳　　　　　B. 骨骼肌收缩

C. 腺体分泌　　　D. 心脏兴奋

E. 胃肠道平滑肌收缩

7. 下列药物中可以激动 M 受体的是（　　）

A. Acetylcholine　　B. Pilocarpine

C. Atropine　　　　D. Eserine

E. Neostigmine

8. 毛果芸香碱的临床应用包括（　　）

A. 腹气胀、尿潴留　B. 阿托品中毒解救

C. 青光眼　　　　　D. 虹膜炎

E. 口腔干燥

9. 毛果芸香碱对眼睛的作用是（　　）

A. 缩瞳　　　　　B. 悬韧带松弛

C. 调节痉挛　　　D. 降低眼内压

E. 视远物清楚

二、判断题

1. 毛果芸香碱过量中毒时会出现大汗淋漓、腹痛及肌肉震颤。

2. 毛果芸香碱用于虹膜炎的治疗是因为其有助于炎症的减轻。

3. 毛果芸香碱对汗腺和唾液腺的作用较其他腺体强。

4. 毛果芸香碱使用后使晶状体变得扁平。

三、填空题

1. 拟胆碱药包括_____和_____两类。

2. 毛果芸香碱对眼睛的作用是：_____、_____和_____。

四、问答题

试述毛果芸香碱的药理作用及临床应用。

五、案例分析题

患者，男性，35 岁，因感到眼剧烈胀痛，视力急剧下降，同时伴恶心呕吐等全身症状就诊。经医生诊断为急性闭角型青光眼，需进行手术。在手术前，医生使用了毛果芸香碱使其眼压基本恢复正常，病情得到暂时缓解。

问题：毛果芸香碱使得眼内压下降的机制是什么？

【参考答案】

一、选择题

（一）单项选择题：1-5：BACBD

（二）多项选择题：6. ACE；7. AB；8. BCDE；9. ABCD

二、判断题

1. 错误。不会出现肌肉震颤。

2. 错误。目的是为了防止虹膜与晶状体发生粘连。

3. 正确。

4. 错误。晶状体变凸。

三、填空题

1. 胆碱受体激动药；胆碱酯酶抑制剂

2. 缩瞳；降低眼内压；调节痉挛

四、问答题

试述毛果芸香碱的药理作用及临床应用。

毛果芸香碱药理作用：①眼睛：缩瞳、降低眼内压、调节痉挛；②腺体：促进腺体分泌。毛果芸香碱临床应用：青光眼、虹膜炎、口腔干燥症、阿托品解毒。

五、案例分析题

毛果芸香碱通过缩瞳作用使虹膜向中心拉紧，虹膜根部变薄，从而使前房角间隙扩大，房水易于通过小梁网及巩膜静脉窦进入血液循环，使眼内压降低。

2.7　抗胆碱酯酶药和胆碱酯酶复活药

一、选择题

（一）单项选择题

1. 下列关于新斯的明的描述，正确的是（　　）

A. 为叔胺类化合物

B. 口服吸收好

C. 可以用于治疗青光眼

D. 可以抑制胆碱酯酶

E. 易透过血脑屏障

2. 新斯的明对下列哪个器官作用最强（　　）
　　A. 胃肠道　　B. 心脏　　C. 骨骼肌
　　D. 眼睛　　　E. 腺体

3. 下列关于毒扁豆碱的描述，错误的是（　　）
　　A. 为季铵类化合物
　　B. 可以抑制胆碱酯酶
　　C. 可以用于治疗青光眼
　　D. 口服吸收好
　　E. 易透过血脑屏障

4. 新斯的明的临床应用不包括（　　）
　　A. 重症肌无力　　　　B. 腹气胀
　　C. 阵发性室上性心动过速　　D. 青光眼
　　E. 筒箭毒碱中毒解救

5. 新斯的明引发"胆碱能危象"的原因是（　　）
　　A. 过敏反应
　　B. 反跳现象
　　C. 用量不足，肌无力未得到控制
　　D. 剂量过大转入抑制，肌无力加重
　　E. 剂量过大至肌张力亢进

（二）多项选择题

6. 新斯的明治疗重症肌无力的机制是（　　）
　　A. 抑制胆碱酯酶
　　B. 激动 M 受体
　　C. 激动神经肌肉接头的 N_2 受体
　　D. 促进神经末梢释放 Ach
　　E. 促进神经末梢释放去甲肾上腺素

7. 下列药物可以抑制胆碱酯酶的是（　　）
　　A. Neostigmine　　　　B. Pilocarpine
　　C. Physostigmine　　　D. Atropine
　　E. Acetylcholine

8. 胆碱酯酶抑制剂与 M 受体激动剂作用的共同点是（　　）
　　A. 兴奋平滑肌　　　　B. 收缩骨骼肌
　　C. 促进腺体分泌　　　D. 扩瞳
　　E. 缩瞳

9. 解救有机磷酸酯类中毒时，阿托品使用剂量达到"阿托品化"时，可以缓解的中毒症状是（　　）

　　A. 瞳孔缩小　　　　B. 腺体分泌增加
　　C. 肌束颤动　　　　D. 大小便失禁
　　E. 部分中枢症状

10. 新斯的明不宜用于（　　）
　　A. 阵发性室上性心动过速
　　B. 支气管哮喘
　　C. 琥珀胆碱中毒解救
　　D. 机械性肠梗阻
　　E. 手术后腹气胀

二、判断题

1. 新斯的明可用于琥珀胆碱中毒的解救。

2. 阿托品可以解除有机磷酸酯类中毒时的所有症状。

3. 胆碱酯酶复活药对有机磷酸酯类中毒时的 M 样症状解救作用明显。

三、填空题

1. 根据与胆碱酯酶结合后解离的速度的,抗胆碱酯酶药可分为_____和_____。

2. 有机磷酸酯类中毒特异性的解毒药是_____和_____。

3. 解救有机磷酸酯类中毒时,阿托品的使用原则是：_____、_____和_____。

四、问答题

1. 试比较毒扁豆碱与新斯的明体内过程的不同点。

2. 试比较毒扁豆碱与毛果芸香碱对眼睛作用的异同点。

五、案例分析题

　　患者，男性，42 岁，务农。喷洒农药敌百虫时未采取防护措施，入院时大汗淋漓、呼吸困难、颈胸部肌束颤动，神志不清。给予阿托品和氯解磷定治疗后，症状缓解。

　　问题：1. 该患者敌百虫中毒的机制。

　　2. 解救有机磷酸酯类中毒时，为何要联合使用阿托品和氯解磷定？

- -

【参考答案】

一、选择题

（一）单项选择题：1-5：DCADD

（二）多项选择题：6. ACD；7. AC；8. ACE；
　　9. ABDE；10. BCD

二、判断题

1. 错误。新斯的明不能用于非竞争型肌松药中

毒的解救。

2. 错误。对肌肉震颤、肌无力无效。

3. 错误。对 N 样症状，尤其对肌肉震颤、肌无力症状效果好。

三、填空题

1. 易逆性抗胆碱酯酶药；难逆性抗胆碱酯酶药

2. 阿托品；氯解磷定

3. 及早；足量；反复

四、问答题

1. 试比较毒扁豆碱与新斯的明体内过程的不同点。

　　新斯的明：脂溶性低，口服吸收少，难透过血脑屏障（无中枢作用）及角膜；毒扁豆碱：脂溶性高，口服易吸收，易透过血脑屏障（有中枢作用）及角膜。

2. 试比较毒扁豆碱与毛果芸香碱对眼睛作用的异同点。

　　相同点：都可用于治疗青光眼。不同点：①作用机制不同，毒扁豆碱为胆碱酯酶抑制剂，毛果芸香碱为直接激动 M 受体的激动剂；②毒扁豆碱作用较毛果芸香碱强、久，且刺激性强。

2.8　胆碱受体阻断药

一、选择题

（一）单项选择题

1. 下列哪个器官对阿托品最为敏感（　　）
  - A. 心脏　　　　B. 中枢　　　　C. 平滑肌
  - D. 血管　　　　E. 腺体

2. 阿托品对眼睛的作用是（　　）
  - A. 缩瞳，降低眼内压，调节痉挛
  - B. 扩瞳，升高眼内压，调节痉挛
  - C. 缩瞳，升高眼内压，调节麻痹
  - D. 扩瞳，升高眼内压，调节麻痹
  - E. 扩瞳，降低眼内压，调节痉挛

3. 阿托品对哪种平滑肌的松弛作用最明显（　　）
  - A. 支气管平滑肌　　　B. 胃肠道平滑肌
  - C. 膀胱逼尿肌　　　　D. 子宫平滑肌
  - E. 胆道平滑肌

4. 阿托品对下列哪个器官的作用与其阻断 M 受体无关（　　）
  - A. 心脏　　　　B. 中枢　　　　C. 平滑肌
  - D. 血管　　　　E. 腺体

5. 治疗胆绞痛宜选用（　　）
  - A. 阿托品　　　B. 哌替啶　　　C. 吗啡
  - D. 阿托品+哌替啶　E. 阿司匹林

6. 下列哪项不是阿托品的副作用（　　）
  - A. 面色潮红　　B. 腹泻　　　　C. 口干
  - D. 视物模糊　　E. 心率加快

7. 下列哪项不是阿托品的临床应用（　　）
  - A. 验光配镜　　　B. 胃肠绞痛
  - C. 快速型心律失常　D. 感染性休克
  - E. 解救有机磷酸酯类中毒

五、案例分析题

1. 中毒机制：有机磷酸酯类与胆碱酯酶结合生成难以水解的磷酰化胆碱酯酶，持久抑制胆碱酯酶，导致乙酰胆碱在体内大量堆积，产生中毒症状。

2. 合用阿托品与氯解磷定原因：中度或重度有机磷酸酯类中毒时，患者症状包括 M 样、N 样及中枢神经系统症状；阿托品通过阻断 M 受体，缓解 M 样症状，大剂量还可阻断神经节 N_1 受体，拮抗有机磷酸酯类兴奋神经节的作用；但阿托品不能阻断 N_2 受体，不能制止骨骼肌震颤，也不能复活胆碱酯酶，故需要与胆碱酯酶复活药氯解磷定合用，以便使中毒症状迅速全面得以控制。

8. 可用于晕动病治疗的 M 受体阻断药是（　　）
  - A. Atropine　　　　　　B. Scopolamine
  - C. Anisodamine　　　　D. Homatropine
  - E. Pilocarpine

9. 阿托品用于全麻前给药的目的是（　　）
  - A. 镇痛
  - B. 镇静
  - C. 增强麻醉药作用
  - D. 抑制呼吸道腺体分泌
  - E. 松弛支气管平滑肌

10. 阿托品可用于感染性休克的主要原因是（　　）
  - A. 兴奋心脏，增强心脏功能
  - B. 扩张血管，改善微循环
  - C. 兴奋中枢
  - D. 抑制呼吸道腺体分泌
  - E. 松弛支气管平滑肌

（二）多项选择题

11. 可用于阿托品中毒解救的药物有（　　）
  - A. Pilocarpine　　　　　B. Physostigmine
  - C. Adrenaline　　　　　D. Scopolamine
  - E. Neostigmine

12. 阿托品可用于治疗（　　）
  - A. 虹膜睫状体炎　　　B. 胃肠绞痛
  - C. 缓慢型心律失常　　D. 感染性休克
  - E. 解救有机磷酸酯类中毒

13. 阿托品禁止用于（　　）
  - A. 虹膜睫状体炎　　　B. 幽门梗阻
  - C. 前列腺增生　　　　D. 缓慢型心律失常
  - E. 青光眼

14. 东莨菪碱可用于（　　）
  A. 麻醉前给药　　　　B. 晕动病
  C. 帕金森病　　　　　D. 感染性休克
  E. 妊娠呕吐及放射病呕吐
15. 山莨菪碱可用于（　　）
  A. 麻醉前给药　　　　B. 晕动病
  C. 青光眼　　　　　　D. 感染性休克
  E. 内脏绞痛
16. 阿托品对眼睛的影响有（　　）
  A. 扩瞳　　　　　　　B. 升高眼内压
  C. 调节麻痹　　　　　D. 视近物清楚
  E. 视远物清楚
17. 下列药物中可用于胃肠绞痛治疗的是（　　）
  A. 毛果芸香碱　　　　B. 阿托品
  C. 东莨菪碱　　　　　D. 山莨菪碱
  E. 丙胺太林
18. 下列药物中可扩瞳的是（　　）
  A. 毛果芸香碱　　　　B. 阿托品
  C. 托吡卡胺　　　　　D. 后马托品
  E. 丙胺太林

二、判断题

1. 使用阿托品后眼睛视近物清楚。
2. 阿托品使眼内压升高，故禁用于青光眼患者。
3. 同为 M 受体阻断药，东莨菪碱对中枢的作用与阿托品相似。
4. 阿托品对心脏的兴奋作用与迷走神经张力高低有关。
5. 阿托品对处于过度活动状态的平滑肌解痉作

用明显。
6. 阿托品单独用于胆绞痛的治疗效果好。
7. 儿童验光使用后马托品效果好。
8. 阿托品不宜用于高热和心率过快的患者。
9. 阿托品中毒时会出现腹泻、面色潮红、体温升高等症状。

三、填空题

1. 阿托品对中枢的主要影响是_____；东莨菪碱对中枢的主要影响是_____。
2. 阿托品主要阻断_____受体，大剂量时也可以阻断_____受体。
3. 阿托品可用于治疗_____心律失常。
4. 胆绞痛的治疗需要合用_____与_____。

四、问答题

1. 试述阿托品临床应用的药理学基础。
2. 试述阿托品与哌替啶合用治疗胆绞痛的药理学依据。
3. 试比较山莨菪碱与阿托品作用的异同点。
4. 试比较东莨菪碱与阿托品作用的异同点。

五、案例分析题

某患者由于误服了大量某药片出现神志不清、烦躁不安，被送至急诊室。体检发现心动过速、体温升高、皮肤潮红、瞳孔扩大，此患者可能服用了下列哪种药？应如何治疗？
  A. 苯巴比妥　　　　　B. 吗啡
  C. 阿司匹林　　　　　D. 阿托品
  E. 乐果

【参考答案】

一、选择题

（一）单项选择题：1-5：EDBDD；6-10：BCBDB
（二）多项选择题：11. ABE；12. ABCDE；13. BCE；
  14. ABCE；15. DE；16. ABCE；17. BDE；
  18. BCD

二、判断题

1. 错误。眼睛视远物清楚。
2. 正确。
3. 错误。二者对中枢的作用相反。
4. 正确。
5. 正确。
6. 错误。阿托品对胆道平滑肌作用较弱，所以单用效果不好。
7. 错误。儿童验光仍需使用阿托品。
8. 正确。

9. 错误。不会出现腹泻。

三、填空题

1. 兴奋；抑制
2. M；N₁
3. 缓慢型
4. 阿托品；哌替啶

四、问答题

1. 试述阿托品临床应用的药理学基础。

临床应用	药理学基础
各种内脏绞痛	解除平滑肌痉挛
全身麻醉前给药、严重盗汗和流涎症	抑制腺体分泌
虹膜睫状体炎	使虹膜括约肌和睫状肌松弛，减轻疼痛并充分休息，有利于炎症消退

续表

临床应用	药理学基础
检查眼底	扩瞳
验光配镜	调节麻痹作用，使晶状体固定，以便准确地测定晶状体的屈光度
缓慢型心律失常	加快心率、加速传导
感染性休克	扩血管，改善微循环
解救有机磷酸酯类中毒	阻断 M 受体，缓解 M 样症状

2. 试述阿托品与哌替啶合用治疗胆绞痛的药理学依据。

阿托品对胆道平滑肌作用松弛较弱，单用效果不好；哌替啶会收缩胆道括约肌，单用会加重胆绞痛；二者合用，通过阿托品对胆道平滑肌的松弛作用，减轻哌替啶对胆道的影响，保留哌替啶强大的镇痛作用，故合用效果好。

3. 试比较山莨菪碱与阿托品作用的异同点。

相同点：二者皆为 M 受体阻断药。不同点：

①与阿托品相比，山莨菪碱解除内脏平滑肌痉挛及小血管痉挛作用选择性高，而抑制腺体分泌和扩瞳作用较阿托品弱。②山莨菪碱不易通过血脑屏障，故很少产生中枢兴奋作用。

4. 试比较东莨菪碱与阿托品作用的异同点。

相同点：二者皆为 M 受体阻断药。不同点：①二者外周作用虽相似，但作用强度不同。东莨菪碱对眼和抑制腺体分泌作用较阿托品强，对心血管作用较弱。②二者中枢作用不同，东莨菪碱易通过血脑屏障，中枢作用主要以抑制为主，而阿托品的中枢作用以兴奋为主。

五、案例分析题

此患者可能是服用了 D（阿托品）引起的中毒。

治疗措施：①洗胃、导泄，维持呼吸、循环功能；②用镇静药（地西泮）对抗其中枢兴奋症状；③用拟胆碱药毛果芸香碱或毒扁豆碱对抗其外周作用。

2.9 肾上腺素受体激动药

一、选择题

（一）单项选择题

1. 过敏性休克治疗的首选药是（ ）
   A. AD   B. 糖皮质激素
   C. 组胺受体阻断药   D. NA
   E. 钙剂

2. 可用于扩瞳的肾上腺素受体激动药是（ ）
   A. 肾上腺素   B. 去甲肾上腺素
   C. 去氧肾上腺素   D. 间羟胺
   E. 多巴酚丁胺

3. 下列药物中具有排钠利尿作用的是（ ）
   A. 肾上腺素   B. 多巴胺   C. 麻黄碱
   D. 间羟胺   E. 异丙肾上腺素

4. 肾上腺素的临床应用中不包括（ ）
   A. 过敏性休克   B. 心搏骤停
   C. 支气管哮喘   D. 药物中毒性低血压
   E. 局部止血

5. 伴有心肌收缩力减弱、尿量减少的休克患者适宜选用（ ）
   A. 肾上腺素   B. 去甲肾上腺素
   C. 异丙肾上腺素   D. 多巴胺
   E. 多巴酚丁胺

6. 选择性激动 β_1 受体的肾上腺素受体激动药是（ ）
   A. 肾上腺素   B. 去甲肾上腺素
   C. 异丙肾上腺素   D. 多巴酚丁胺
   E. 多巴胺

7. 去氧肾上腺素可用于扩瞳的原因是（ ）
   A. 激动瞳孔括约肌 M 受体
   B. 阻断瞳孔括约肌 M 受体
   C. 激动瞳孔开大肌 α 受体
   D. 阻断瞳孔开大肌 α 受体
   E. 激动瞳孔开大肌 β_2 受体

8. 多巴胺扩张肾血管的主要原因是（ ）
   A. 激动肾血管 DA 受体
   B. 阻断肾血管 DA 受体
   C. 激动肾血管 α 受体
   D. 阻断肾血管 α 受体
   E. 增加心排血量

9. 在整体情况下，去甲肾上腺素可使心率减慢，其原因是（ ）
   A. 激动心脏 β_1 受体
   B. 血压升高而反射性减慢心率
   C. 阻断心脏 β_1 受体
   D. 直接的负性频率作用
   E. 抑制心脏传导

（二）多项选择题

10. 肾上腺素可以激动的受体包括（ ）
    A. M 受体   B. N 受体   C. α 受体
    D. β_1 受体   E. β_2 受体

11. 下列药物中可以促进神经末梢释放去甲肾上腺素的是（　　）
   A. 肾上腺素　　B. 多巴胺　　C. 麻黄碱
   D. 间羟胺　　E. 多巴酚丁胺
12. 下列药物中可以扩瞳的是（　　）
   A. 肾上腺素　　　　B. 阿托品
   C. 去氧肾上腺素　　D. 去甲肾上腺素
   E. 异丙肾上腺素
13. 肾上腺素用于治疗心搏骤停时可以选用的给药途径是（　　）
   A. 口服　　　B. 静脉给药　　C. 吸入
   D. 心室内注射　　E. 肌内注射
14. 肾上腺素用于治疗过敏性休克时可以选用的给药途径是（　　）
   A. 口服　　　B. 静脉给药　　C. 皮下
   D. 心室内注射　　E. 肌内注射
15. 属于儿茶酚胺类的肾上腺素受体激动药是（　　）
   A. AD　　　B. Dopamine　　C. Ephedrine
   D. NA　　　E. Isoprenaline
16. 下列药物中，可用于支气管哮喘急性发作治疗的有（　　）
   A. AD　　　B. Dopamine　　C. Atropine
   D. NA　　　E. Isoprenaline
17. 肾上腺素和异丙肾上腺素相同的适应证是（　　）
   A. 过敏性休克　　B. 心搏骤停
   C. 支气管哮喘　　D. 药物中毒性低血压
   E. 房室传导阻滞
18. 下列哪些属于肾上腺素的禁忌证（　　）
   A. 过敏性休克　　B. 高血压
   C. 脑动脉硬化　　D. 器质性心脏病
   E. 心搏骤停
19. 去甲肾上腺素临床可见的给药途径有（　　）
   A. 口服　　　　B. 静脉给药
   C. 皮下注射　　D. 心室内注射
   E. 肌内注射
20. 肾上腺素可以舒张的血管有（　　）
   A. 肾血管　　　　B. 皮肤、黏膜血管
   C. 骨骼肌血管　　D. 冠状动脉
   E. 脑血管

二、判断题

1. 肾上腺素、去甲肾上腺素、异丙肾上腺素皆可用于支气管哮喘急性发作治疗。
2. 任何部位的局麻手术都适宜合用局麻药与肾上腺素。
3. 肾上腺素可以升高血压故可用于药物中毒性低血压如氯丙嗪中毒低血压的救治。
4. 去甲肾上腺素口服吸收好，故可口服用于治疗上消化道出血。
5. 去甲肾上腺素可以使全身所有血管都收缩。
6. 肾上腺素用于抢救过敏性休克时首选的给药途径是静脉推注。
7. 肾上腺素引起的典型血压变化呈先升后降的双相效应。
8. 治疗去甲肾上腺素引起的局部组织缺血坏死，可使用酚妥拉明静脉滴注。

三、填空题

1. 多巴胺可以激动的受体有_____受体、_____受体和_____受体。
2. 肾上腺素与局麻药配伍的原因是_____和_____。
3. 治疗上消化道出血时，去甲肾上腺素的给药途径是_____。
4. 多巴胺治疗量时可以激动肾血管的_____受体，_____肾血管；大剂量时激动肾血管的_____受体，_____肾血管。

四、问答题

1. 试比较肾上腺素、去甲肾上腺素、异丙肾上腺素对血压的影响。
2. 试述肾上腺素用于治疗支气管哮喘急性发作的机制。
3. 试比较肾上腺素和多巴胺对肾血管的不同影响。
4. 去甲肾上腺素口服给药和静脉给药有什么不同？

五、案例分析题

患者，女性，16岁。青霉素皮试时发生过敏性休克，使用肾上腺素皮下注射救治。试述肾上腺素用于抢救过敏性休克的机制。

【参考答案】

一、选择题

（一）单项选择题：1-5：ACBDD；6-9：DCAB
（二）多项选择题：10. CDE；11. BCD；12. BC；
   13. BCD；14. BCE；15. ABDE；16. AE；17. BC；
   18. BCD；19. AB；20. CD

二、判断题

1. 错误。去甲肾上腺素不用于支气管哮喘急性发作的治疗。
2. 错误。手指、脚趾等末梢部位的局麻手术不能加肾上腺素。

3. 错误。这时血压不升反降。

4. 错误。去甲肾上腺素口服不吸收。

5. 错误。冠状动脉在舒张。

6. 错误。是肌内注射。

7. 正确。

8. 错误。是局部浸润注射。

三、填空题

1. DA；α；β₁

2. 延长局麻时间；减少吸收中毒

3. 口服

4. DA；扩张；α；收缩

四、问答题

1. 试比较肾上腺素、去甲肾上腺素、异丙肾上腺素对血压的影响。

肾上腺素引起的典型血压变化呈先升后降的双相效应；去甲肾上腺素会引起血压的升高；异丙肾上腺素引起血压下降。

2. 试述肾上腺素用于治疗支气管哮喘急性发作的机制。

肾上腺素激动支气管平滑肌上的 β₂ 受体，使支气管平滑肌松弛，支气管扩张；肾上腺素还能激动 β₂ 受体，抑制肥大细胞释放组胺；肾上腺素

还可激动支气管黏膜血管 α 受体，使黏膜血管收缩，降低毛细血管通透性，可减轻或消除黏膜的充血和水肿。

3. 试比较肾上腺素和多巴胺对肾血管的不同影响。

肾上腺素激动肾血管 α 受体，收缩肾血管；多巴胺治疗量时可以激动肾血管的 DA 受体，扩张肾血管；大剂量时激动激动肾血管的 α 受体，收缩肾血管。

4. 去甲肾上腺素口服给药和静脉给药有什么不同？

去甲肾上腺素口服不吸收，作用只局限在消化道，是局部作用；静脉给药是全身作用。

五、案例分析题

肾上腺素激动支气管平滑肌上的 β₂ 受体，使支气管平滑肌松弛，支气管扩张；肾上腺素还通过激动 β₂ 受体，抑制肥大细胞释放组胺；肾上腺素尚可激动心脏 β₁ 受体，增强心脏功能；肾上腺素也可激动 α 受体，升高血压；肾上腺素还可激动支气管黏膜血管 α 受体，使黏膜血管收缩，降低毛细血管通透性，可减轻或消除黏膜的充血和水肿。

2.10 肾上腺素受体阻断药

一、选择题

（一）单项选择题

1. 使用酚妥拉明后血压下降，再使用肾上腺素，血压会（ ）

A. 升高　　　　B. 下降　　　C. 先升后降

D. 先降后升　　E. 不变

2. 使用酚妥拉明后血压下降，再使用去甲肾上腺素，血压会（ ）

A. 升高　　　　B. 下降　　　C. 先升后降

D. 先降后升　　E. 不变

3. 下列哪项不是酚妥拉明的临床应用（ ）

A. 高血压　　　　　B. 雷诺病

C. 休克　　　　　　D. 男性性功能障碍

E. 肾上腺嗜铬细胞瘤术前用药

4. 酚苄明为长效类 α 受体阻断药，其与 α 受体以下列哪种方式结合（ ）

A. 离子键　　　　　B. 氢键

C. 范德瓦耳斯力　　D. 共价键

E. 疏水键

5. 下列哪项不是 β 受体阻断药的适应证（ ）

A. 高血压　　　　　B. 支气管哮喘

C. 甲亢　　　　　　D. 心绞痛

E. 心律失常

6. β 受体阻断药长期使用突然停药时会出现（ ）

A. 反跳现象　　　　B. 后遗效应

C. 特异质反应　　　D. 副作用

E. 毒性反应

7. 下列药物中具有内在拟交感活性的是（ ）

A. 普萘洛尔　　　　B. 美托洛尔

C. 吲哚洛尔　　　　D. 噻吗洛尔

E. 阿替洛尔

8. 下列药物中可以选择性阻断 β₁ 受体的是（ ）

A. 普萘洛尔　　　　B. 美托洛尔

C. 吲哚洛尔　　　　D. 噻吗洛尔

E. 拉贝洛尔

9. 兼有 α 和 β 受体阻断作用的药物是（ ）

A. 普萘洛尔　　　　B. 拉贝洛尔

C. 吲哚洛尔　　　　D. 噻吗洛尔

E. 美托洛尔

10. 给予普萘洛尔后，异丙肾上腺素的降压作用会（ ）

A. 缓慢升高　　　　B. 降压减弱

C. 先升后降　　　　　　　D. 先降后升

E. 不变

（二）多项选择题

11. 下列药物中可以治疗青光眼的是（　　）

    A. AD　　　　　　　　　B. Pilocarpine

    C. Atropine　　　　　　　D. Physostigmine

    E. Timolol

12. 下列哪些属于 β 受体阻断药的适应证（　　）

    A. 高血压　　　　　　　　B. 雷诺病

    C. 充血性心力衰竭　　　　D. 甲亢

    E. 支气管哮喘

13. 下列哪些药物引起的低血压不能使用肾上腺素升压（　　）

    A. 酚妥拉明　　　　　　　B. 酚苄明

    C. 氯丙嗪　　　　　　　　D. 妥拉唑林

    E. 哌唑嗪

14. 酚妥拉明的不良反应有（　　）

    A. 高血压　　　　　　　　B. 低血压

    C. 心律失常　　　　　　　D. 心绞痛

    E. 胃溃疡

15. 下列哪些属于 β 受体阻断药的药理效应（　　）

    A. 抑制心脏　　　　　　　B. 扩张支气管

    C. 抑制代谢　　　　　　　D. 降低耗氧

    E. 抑制肾素分泌

16. 酚妥拉明的扩血管作用与下列哪些因素有关（　　）

    A. 阻断血管平滑肌上的 α 受体

    B. 激动血管平滑肌上的 α 受体

    C. 直接扩张血管

    D. 抑制血管运动中枢

    E. 激动血管平滑肌上的 β_2 受体

17. 酚妥拉明对心脏的兴奋作用与下列哪些因素有关（　　）

    A. 阻断心脏的 β_1 受体

    B. 激动心脏的 β_1 受体

    C. 降压反射

D. 阻断突触前膜 α_2 受体，促进 NA 释放

E. 直接兴奋心脏

18. 下列哪些是酚妥拉明的药理效应（　　）

    A. 兴奋心脏　　　　　　　B. 扩张血管

    C. 胃肠道平滑肌兴奋　　　D. 胃酸分泌增加

    E. 收缩支气管

二、判断题

1. β 受体阻断药因为会抑制心脏故不宜用于充血性心力衰竭的治疗。

2. β 受体阻断药会诱发支气管哮喘与其阻断支气管平滑肌上 β_1 受体有关。

3. α 受体阻断药适用于外周血管痉挛性疾病患者。

4. β 受体阻断药会促进脂肪分解，故会引起患者血脂异常。

三、填空题

1. 长期使用 β 受体阻断药，突然停药会出现_____，其机制与 β 受体_____调节有关。

2. 哌唑嗪可选择性地阻断_____受体，育亨宾可选择性地阻断_____受体。

四、名词解释

adrenaline reversal

五、问答题

1. 现有无标签的三瓶药物，分别为肾上腺素、去甲肾上腺素和异丙肾上腺素。如何根据受体的知识并通过血压实验判断其所属。

2. 使用 β 受体阻断药应注意些什么问题？

3. 什么是内在拟交感活性？如何通过实验将内在拟交感活性表现出来？

六、案例分析题

患者，男性，56 岁。因患高血压使用美托洛尔长达三年，后因血压控制良好，未遵从医生医嘱，私自停药。在停药一天后，血压急剧升高且并发心肌梗死。

问题：为什么会发生心肌梗死？如何避免？

- -

【参考答案】

一、选择题

（一）单项选择题：1-5：BAADB；6-10：ACBBB

（二）多项选择题：11. BDE；12. ACD；13. ABCDE；14. BCDE；15. ACDE；16. AC；17. CD；18. ABCD

二、判断题

1. 错误。β 受体阻断药可用于充血性心力衰竭的治疗。

2. 错误。是 β_2 受体。

3. 正确。

4. 错误。β 受体阻断药会抑制脂肪分解。

三、填空题

1. 反跳现象；向上

2. α_1；α_2

四、名词解释

肾上腺素作用翻转：肾上腺素作用的翻转，使用 α 受体阻断药后再使用肾上腺素，这样只保留了肾上腺素的 β 作用，因可以使血管扩张而导致血压不升反降。

五、问答题

1. 现有无标签的三瓶药物，分别为肾上腺素、去甲肾上腺素和异丙肾上腺素。如何根据受体的知识并通过血压实验判断其所属。

给实验动物静脉分别注入三药，平均动脉压升高者，可能是肾上腺素和去甲肾上腺素；平均动脉压下降者为异丙肾上腺素；先注入酚妥拉明，原血压升高变为降压的为肾上腺素，升压减弱者为去甲肾上腺素，异丙肾上腺素降压不受影响。

2. 使用 β 受体阻断药应注意些什么问题？

（1）由于该类药物阻断心脏的 $β_1$ 受体，抑制心脏功能，过量可引起急性心力衰竭、心动过缓和房室传导完全阻滞，甚至心脏停搏。因此，严重心功能不全、窦性心动过缓、重度房室传导阻滞患者禁用。

（2）由于该类药物阻断骨骼肌血管 $β_2$ 受体，$α_1$ 受体作用相对占优势，可使外周血管收缩和痉挛，引起四肢发冷、皮肤苍白或发绀、两脚痛痛，甚至产生脚趾溃烂和坏死，故禁用于外周血管痉挛性疾病患者。

（3）由于该类药物阻断支气管平滑肌 $β_2$ 受体，增加呼吸道阻力，故禁用于支气管哮喘患者。

（4）该类药物长期使用，突然停药可产生反跳现象。因此长期用药者不宜突然停药，须逐渐减量停药。

3. 什么是内在拟交感活性？如何通过实验将内在拟交感活性表现出来？

某些 β 受体阻断药在阻断 β 受体的同时，还具有微弱的 β 受体激动效应，称为内在拟交感活性。由于该作用较弱，往往被其 β 受体阻断作用掩盖，不易表现出来。可用利血平制作利血平化动物（耗竭体内儿茶酚胺），再使用具有内在拟交感活性的 β 受体阻断药，此时，激动 β 受体的作用可表现出来。

六、案例分析题

该现象属于美托洛尔的不良反应，即停药反应（反跳现象）；该现象与长期阻断受体，引起 β 受体向上调节有关，因此长期用药者不宜突然停药，须逐渐减量停药。

2.11　局部麻醉药

一、选择题

（一）单项选择题

1. 因扩散及穿透力差，起效慢，作用时间短，不适用于表面麻醉的局麻药是（　）
   - A. 普鲁卡因
   - B. 丁卡因
   - C. 利多卡因
   - D. 辛可卡因
   - E. 罗哌卡因

2. 对感觉神经的阻滞明显强于运动神经，且毒性低的新型长效局麻药是（　）
   - A. 普鲁卡因
   - B. 丁卡因
   - C. 利多卡因
   - D. 罗哌卡因
   - E. 丁哌卡因

3. 下列关于局麻药的局麻作用的叙述，错误的是（　）
   - A. 对粗神经纤维的阻滞>细神经纤维的阻滞
   - B. 对子宫平滑肌的疗效>骨骼肌的疗效
   - C. 对无髓鞘神经的阻滞>有髓鞘神经的阻滞
   - D. 痛、温觉神经纤维>触压觉纤维>运动神经
   - E. 对中枢抑制性神经元的抑制>兴奋性神经元的抑制

4. 不能单独用于浸润麻醉的局麻药是（　）
   - A. 普鲁卡因
   - B. 丁卡因
   - C. 利多卡因
   - D. 罗哌卡因
   - E. 丁哌卡因

5. 以下毒性最低的局麻药是（　）
   - A. 利多卡因
   - B. 氯普鲁卡因
   - C. 丁卡因
   - D. 罗哌卡因
   - E. 普鲁卡因

6. 可用于多种局麻方法，又可用于抗心律失常的药物是（　）
   - A. 普鲁卡因
   - B. 丁卡因
   - C. 丁哌卡因
   - D. 罗哌卡因
   - E. 利多卡因

7. 局麻药的作用机制是（　）
   - A. 促进钠离子内流
   - B. 阻滞钠离子内流
   - C. 促进钙离子内流
   - D. 促进钾离子内流
   - E. 促进氯离子内流

8. 防止蛛网膜下隙麻醉引起的低血压，宜使用（　）
   - A. 去甲肾上腺素
   - B. 肾上腺素
   - C. 麻黄碱
   - D. 阿托品
   - E. 新斯的明

（二）多项选择题

9. 属于酰胺类局麻药的药物是（　）
   - A. 普鲁卡因
   - B. 丁卡因
   - C. 丁哌卡因
   - D. 罗哌卡因
   - E. 利多卡因

10. 防止局麻药毒性中毒的措施有（　）
   - A. 严格控制剂量

B. 加入缩血管药物

C. 避免注入血管

D. 事先给予适量的巴比妥类药物

E. 惊厥时注射地西泮

11. 常用局部麻醉方法有（　）

A. 浸润麻醉　　　　　B. 表面麻醉

C. 椎管内麻醉　　　　D. 传导麻醉

E. 吸收麻醉

12. 影响局麻药作用的因素有（　）

A. 剂量　　　　　　　B. 血管收缩药

C. 局部 pH　　　　　 D. 局部血流量

E. 给药途径

二、判断题

1. pH 升高，碱基浓度增加，碱性环境能增强局麻药局麻作用。

2. 混合应用局麻药一般以起效较快的短效局麻药与起效慢的长效局麻药合用。

3. 局麻药普鲁卡因、丁卡因等，在体内水解为对氨基苯甲酸，能增强磺胺类药物的作用。

4. 普鲁卡因、丁卡因均为酯类局麻药，能迅速被酯酶水解，故作用时间短。

5. 酯类局麻药会出现过敏反应，故患者使用前需做皮试。

6. 使用局麻药做肢端手术时也应常规加入肾上腺素，防止不良反应发生。

三、填空题

1. 局麻药根据化学结构分为_____和_____

两类。其中容易产生过敏反应的是_____。

2. 酯类局麻药主要通过_____水解，而酰胺类局麻药主要通过_____水解。

3. 局麻药吸收后所产生的作用主要包括_____和_____两个方面。

4. 表面麻醉一般不用_____；浸润麻醉一般不用_____。

5. 表面麻醉常用_____；区域镇痛首选_____。

四、名词解释

局麻药

五、问答题

1. 试述局麻药的药理作用、作用机制与用途。

2. 试述影响局麻药的作用因素。

六、案例分析题

患者，女性，52 岁，因在单位走道不慎滑倒致左下肢骨折，需行左下肢手术。麻醉医生行腰部硬膜外麻醉，给予利多卡因和丁卡因混合局麻药后 5min，患者出现烦躁、不安、谵妄、挣扎，伴呼吸困难，面色苍白，出汗，经查：HR 150 次/分，BP 80/55mmHg，脉搏细速，诊断为局麻药吸收中毒。

问题：1. 分析局麻药毒性反应发生的主要原因。

2. 简述局麻药吸收中毒后对机体的作用及临床表现。

3. 如何预防和治疗局麻药吸收中毒？

【参考答案】

一、选择题

（一）单项选择题：1-5：ADABB；6-8：EBC

（二）多项选择题：9. CDE；10. ABCE；11. ABCD；

12. ABCDE

二、判断题

1. 正确。

2. 正确。

3. 错误。水解产物对氨基苯甲酸拮抗了磺胺类药物的作用。

4. 错误。丁卡因作用时间长，为长效局麻药。

5. 正确。

6. 错误。为防止肢端坏死，手术时不应加入肾上腺素。

三、填空题

1. 酯类；酰胺类；酯类

2. 假性胆碱酯酶；酰胺酶

3. 中枢作用；心血管反应

4. 普鲁卡因；丁卡因；

5. 丁卡因；罗哌卡因

四、名词解释

局麻药：局部麻醉药（local anesthetics）简称局麻药，是一类局部应用于神经末梢或神经干的周围，能可逆地阻滞神经冲动的发生和传导，在不影响意识的情况下，致神经支配的部位暂时出现感觉缺失的药物。

五、问答题

1. 试述局麻药的药理作用、作用机制与用途。

局麻药的药理作用、作用机制：局麻药对各种神经细胞都有阻滞作用，能提高神经细胞的兴奋阈，降低动作电位的幅度，减慢传导速度，直至神经细胞的兴奋性和传导性完全丧失。局麻药对各种神经细胞都有阻滞作用，能提高神经细胞的兴奋阈，降低动作电位的幅度，减慢传导速度，直至神经细胞的兴奋性和传导性完全丧失。局麻药分子在体内存在未解离的碱基和解离的阳离子两种形式，两者在产生局部麻醉作用的过程中都是必需的；临床上可通过升高局麻药液的 pH 而达到增强局麻药穿透力的作用。

2. 试述影响局麻药的作用因素。

（1）剂量的大小可影响局麻药的显效快慢、麻醉深度和持续时间。

（2）临床上常常在局麻药溶液中加入适量肾上腺素，目的：①减慢局麻药从给药部位吸收，从而延长局麻作用时间；②减少局麻药的吸收，降低血药浓度，减少全身的不良反应。局部麻醉时，加入肾上腺素的浓度以 1∶200 000（mg/ml）为宜。

（3）临床上可通过升高局麻药液的 pH 而达到增强局麻药穿透力的作用。

六、案例分析题

1. 局麻药毒性反应发生的主要原因可能有：①局麻药误入血管；②局麻药剂量过大；③某些病理状态致患者对局麻药的耐受力降低或对局麻药敏感。

2. 局麻药吸收中毒后对机体的作用及临床表现为：①对中枢神经系统的影响，局麻药对中枢神经系统既有抑制作用也有兴奋作用。早期表现为兴奋、震颤、寒战甚至惊厥等；最后出现 CNS 的普遍抑制。②对心血管系统的影响，降低心脏可兴奋细胞的自律性和传导性，中毒时产生负性肌力作用，可表现为窦性心动过缓、房室传导阻滞，甚至心脏停搏；心肌收缩力减弱、心排血量减少、舒张期容积增加。

3. 局麻药中毒的预防主要有：①使用局麻药的安全剂量；②在局麻药液中加入血管收缩药，延缓吸收；③注药时注意回吸，避免血管内意外给药；④警惕毒性反应先兆，如突然入睡、多语、惊恐、肌肉抽搐等；⑤麻醉前尽量纠正患者的病理状态，如高热、低血容量、心力衰竭、贫血及酸中毒等，术中避免缺氧和 CO_2 蓄积。

局麻药中毒的治疗包括：①首先应停止继续给药，保持患者呼吸道畅通，给氧。②如遇患者极其紧张甚至烦躁，静脉注射地西泮 0.1～0.3mg/kg。③如惊厥发生，除吸氧或人工呼吸外，应及时控制惊厥的发作。给氧后即给以短效肌松药、气管内插管、人工通气。④应注意循环系统的稳定和监测患者体温。⑤发生低血压应及时有效地作对症处理，一般先静脉注射麻黄碱 10～30mg，如疗效不佳，改用多巴胺 20～40mg 或间羟胺 0.5～5.0mg。

3 中枢神经系统药理

3.12 中枢神经系统药理学概论

一、选择题

(一) 单项选择题

1. 中枢神经系统中最重要的信息传递结构是（　）
   A. 突触 　　B. 神经元 　　C. 胶质细胞
   D. 血脑屏障 　　E. 受体

2. 在突触传递的环节中,通常不会受到中枢系统药物影响的是（　）
   A. 递质合成 　　　B. 递质释放
   C. 突触间隙 　　　D. 受体的激动
   E. 受体后的信号转导

3. 哺乳动物中最主要的兴奋性神经递质是（　）
   A. GABA 　　B. 组胺 　　C. 谷氨酸
   D. 5-HT 　　E. P物质

4. 下列哪个是中枢最重要的抑制性递质（　）
   A. ACh 　　B. Glu 　　C. DA
   D. 5-HT 　　E. GABA

5. 下列哪项不属于神经调质（　）
   A. 一氧化氮 　　　B. 阿片肽
   C. 花生四烯酸 　　D. 神经类固醇
   E. 乙酰胆碱

6. 下列哪种疾病与中枢乙酰胆碱有关（　）
   A. 精神分裂症 　　B. 抑郁症
   C. 躁狂症 　　　　D. 阿尔兹海默症
   E. 焦虑症

(二) 多项选择题

7. 下列属于中枢神经递质的是（　）
   A. ACh 　　B. 5-HT 　　C. GABA
   D. cAMP 　　E. NO

8. 下列关于神经调质的描述中，哪些是正确的（　）
   A. 神经调质由神经元释放
   B. 具有递质活性，可引起突触后生物学效应
   C. 能调节递质在突出前的释放
   D. 能调节突触后细胞对递质的反应
   E. 作用比较快而短暂，影响范围小

9. 下列与中枢抑制现象有关的表现有（　）
   A. 记忆减退 　　　B. 幻觉、妄想
   C. 麻醉 　　　　　D. 淡漠、抑郁
   E. 镇静、催眠

10. 下列与中枢 5-HT 有关的是（　）
    A. 抑郁 　　　　　B. 疼痛
    C. 觉醒-睡眠 　　　D. 心血管活动
    E. 神经内分泌

二、判断题

1. 突触传递通常是单向的，即信息从突触前传递到突触后。

2. 在哺乳动物神经系统中绝大多数的突触为电突触。

3. 神经胶质细胞与神经精神疾病的发生发展无直接相关性。

4. 神经递质与神经调质共存的结果是使神经传递调节更加精细。

5. 经典小分子神经递质的特点是合成快，并且释放后效应潜伏期及持续时间较长。

6. 神经肽类物质一般释放量少，并且失活较快。

三、填空题

1. 人体生理功能的两大主要调节系统是_____系统和_____系统。

2. 中枢神经系统主要维持_____稳定，并对_____的变化做出即时反应。

3. 典型的神经元细胞由_____、_____和_____组成。

4. 神经胶质细胞按形态主要分为_____、_____及_____三类。

四、名词解释

neurotransmitter

五、问答题

1. 中枢神经递质可分为几类？分别列举各类代表递质的名称。

2. 神经胶质细胞的功能有哪些？

【参考答案】

一、选择题

（一）单项选择题：1-5：AECEB；6. D

（二）多项选择题：7. ABCE；8. ACD；9. CDE

10. ABCDE

二、判断题

1. 错误。突触传递并不只是单向传递，还存在交互突触，信息可以反向传递。

2. 错误。哺乳动物神经系统中绝大多数的突触为化学突触。

3. 错误。胶质细胞与一些精神疾病(如帕金森病、精神分裂症、药物成瘾等）密切相关。

4. 正确。

5. 错误。小分子神经递质通常释放后效应潜伏期及持续时间短。

6. 错误。神经肽类物质一般失活较缓慢。

三、填空题

1. 体液；神经

2. 内环境；外环境

3. 胞体；树突；轴突

4. 星状胶质细胞；少突胶质细胞；小胶质细胞

四、名词解释

神经递质：神经末梢释放的、作用于突触后膜受体、导致离子通道开放并形成兴奋性突触后电位或抑制性突触后电位的化学物质，其特点是传递信息快、作用强、选择性高。

五、问答题

1. 中枢神经递质可分为几类？分别列举各类代表递质的名称。

脑内神经递质分为四类，即生物原胺类、氨基酸类、肽类、其他类。生物原胺类神经递质是最先发现的一类，包括多巴胺（DA）、去甲肾上腺素（NE）、肾上腺素（E）、5-羟色胺（5-HT）；氨基酸类神经递质包括 γ-氨基丁酸（GABA）、甘氨酸、谷氨酸、组胺、乙酰胆碱（Ach）；肽类神经递质分为内源性阿片肽、P 物质、神经加压素等。其他类：一氧化氮被普遍认为是其他类的神经递质。

2. 神经胶质细胞的功能有哪些？

神经胶质细胞的主要功能是支持和绝缘作用，还有维持神经组织内环境稳定作用，另外，在 CNS 发育过程中具有引导神经元走向的作用。突触周围的胶质细胞能摄取递质，参与递质的灭活过程，可防止递质弥散。胶质细胞还参与修补过程。此外，神经胶质细胞与 CNS 的生理功能调节、一些精神疾病（如帕金森病、脑卒中、精神分裂症、药物成瘾等）的发生、发展密切相关，是研制神经保护药的重要生物靶标。

3.13　全身麻醉药

一、选择题

（一）单项选择题

1. 影响麻醉药从血液进入组织速度的因素不包括（　　）
   A. 组织容积　　　B. 组织的血流量
   C. 吸入浓度　　　D. 麻醉药在组织的溶解度
   E. 动脉血与组织间麻醉药的分压

2. 关于 MAC 的叙述，错误的是（　　）
   A. 相当于吸入麻醉药的半数有效量
   B. MAC 越小，表示该麻醉药麻醉作用越强
   C. 不同麻醉药应用相同的 MAC 时，对血压的影响相同
   D. 相同 MAC 对中枢作用相同，其个体、种属差异较小
   E. 各种吸入麻醉药对 CNS 抑制作用的量效曲线都比较陡峭

3. 以下吸入全麻药，血气分配系数最小，诱导和苏醒均较迅速的是（　　）

A. 氟烷　　　B. 安氟烷　　　C. N$_2$O
D. 异氟烷　　E. 地氟烷

4. 下列关于恩氟烷的描述错误的是（　　）
   A. 无明显刺激气味，不燃不爆
   B. 诱导、苏醒迅速，有肌松作用
   C. 对循环、呼吸有抑制作用
   D. 适用于各部位、各年龄的手术
   E. 容易引起咳嗽、喉痉挛，麻醉后恶心、呕吐较多

5. 以下吸入全麻药中,全麻效价强度最小的是（　　）
   A. 氟烷　　　B. 安氟烷　　　C. N$_2$O
   D. 异氟烷　　E. 地氟烷

6. 关于硫喷妥钠的叙述，错误的是（　　）
   A. 有再分布现象，导致苏醒延迟
   B. 循环、呼吸抑制作用轻微
   C. 没有镇痛和肌松作用
   D. 主要用于麻醉诱导，诱导平稳、迅速
   E. 可诱发喉及支气管痉挛，故支气管痉挛禁用

7. 关于的异丙酚叙述，错误的是（　　）
　　A. 常用 1%乳剂，使用前摇匀
　　B. 循环、呼吸抑制作用明显
　　C. 没有明显的镇痛和肌松作用
　　D. 升高眼内压，眼内压增高患者禁用
　　E. 麻醉深度容易调节，广泛用于麻醉诱导及维持

8. 下列关于依托咪酯的描述错误的是（　　）
　　A. 其突出的缺点是严重影响心血管功能
　　B. 无明显镇痛、肌松作用
　　C. 其作用强度为硫喷妥钠的 12 倍
　　D. 可抑制肾上腺皮质功能
　　E. 主要用于不适宜用硫喷妥钠的患者作全麻诱导

9. 高效能吸入全麻药恩氟烷的 MAC 是（　　）
　　A. 0.77%　　　B. 1.15%　　　C. 1.68%
　　D. 1.72%　　　E. 7.25%

10. 下列关于氯胺酮的描述错误的是（　　）
　　A. 脂溶性高，具有再分布现象
　　B. 可产生独有的"分离麻醉"
　　C. 肌内注射可作为小儿基础麻醉
　　D. 不产生镇痛作用，需加镇痛药
　　E. 苏醒期可出现精神激动和梦幻现象

（二）多项选择题

11. 降低 MAC 的因素包括（　　）
　　A. 体温升高（42℃以上）
　　B. 大量饮酒的患者
　　C. 术前使用泮库溴铵
　　D. 低钠血症
　　E. 使中枢神经系统儿茶酚胺储存减少的药物

12. 静脉全麻药与吸入全麻药相比，具有下列哪些优点（　　）
　　A. 不刺激呼吸道，患者乐于接受
　　B. 无燃烧、爆炸的危险
　　C. 有明显镇痛、肌松作用
　　D. 大剂量也能迅速排出体外
　　E. 使用方便，不需要特殊设备

13. 决定麻醉药进入血液的速度的有（　　）
　　A. 麻醉药在血中的溶解度（λ）
　　B. 心排血量（Q）
　　C. 组织的血流量
　　D. 麻醉药向肺泡内的输送
　　E. 肺泡-静脉血麻醉药分压差（P_A-P_V）

14. 全身麻醉药包括（　　）
　　A. 硫喷妥钠　　　B. 安氟烷　　　C. 丙泊酚
　　D. 异氟烷　　　E. 依托咪酯

二、判断题

1. 不同麻醉药应用相同的 MAC 可以产生相似的全身麻醉作用。
2. 麻醉实践中常采用两种以上麻醉药或其他辅助药物施行复合麻醉。
3. 难溶性的氧化亚氮，起效慢，诱导期长，清醒慢。
4. 吸入麻醉药多以原形经肺排除，增加通气量可降低麻醉深度。
5. 氯胺酮连续使用不会产生耐受性和依赖性。

三、填空题

1. 氧化亚氮的不良反应有_____、_____和_____。
2. 麻醉诱导与苏醒与麻醉药的血气分配系数成_____。
3. 全身麻醉药分为_____和_____两大类。
4. 目前，血气分配系数最小，诱导和苏醒最快的吸入麻醉药是_____；而相反血气分配系数最大，诱导和苏醒最慢的吸入麻醉药是_____。
5. 目前，MAC 最小，麻醉强度最大的是_____；MAC 最大，麻醉强度最小的是_____。

四、名词解释

1. 全身麻醉药（general anesthetics）　　　2. MAC

五、问答题

1. 简述安氟烷对中枢神经系统、循环系统和呼吸系统的作用。
2. 试述异丙酚的药理作用及临床用途。

【参考答案】

一、选择题

（一）单项选择题：1-5：CCEEC；6-10：BDACD
（二）多项选择题：11. BCDE；12. ABE；13. ABE；14. ABCDE

二、判断题

1. 正确。
2. 正确。

3. 错误。氧化亚氮起效快，诱导期短，清醒快。
4. 正确。
5. 错误。氯胺酮连续使用会产生耐受性和依赖性。

三、填空题

1. 缺氧；闭合空间增大；骨髓抑制
2. 反比
3. 吸入麻醉药；静脉麻醉药

4. 地氟烷（脱氟烷）；甲氧氟烷

5. 地氟烷（脱氟烷）；氧化亚氮

四、名词解释

1. 全身麻醉药：简称全麻药，是能可逆性地引起不同程度的感觉和意识丧失，从而有利于实施外科手术的药物。根据给药的途径可分为吸入麻醉药和静脉麻醉药两类。

2. MAC：吸入麻醉药的麻醉强度常用肺泡气最低有效浓度来衡量，MAC 是指在一个大气压下，使 50%的患者或动物对伤害刺激（如外科切皮）不再产生体动反应（逃避反射）时呼气末潮气（相当于肺泡气）内该麻醉药的浓度。单位为容积%。MAC 相当于吸入麻醉药的半数有效量或强度。不同吸入麻醉药的 MAC 不同，MAC 越小，表示该麻醉药麻醉作用越强。不同麻醉药应用相同的 MAC 可以产生相似的中枢神经系统抑制效应。不同的外科手术所需吸入麻醉药的 MAC 不同。MAC 具有"相加"性质，0.5 MAC 安氟烷加上 0.5 MAC 氧化亚氮所产生的中枢神经抑制作用约等于 1 MAC 乙醚对中枢神经的作用。

五、问答题

1. 简述安氟烷对中枢神经系统、循环系统和呼吸系统的作用。

（1）对神经系统的作用：安氟烷全麻效能高，强度中等。由于血气分配系数小，诱导、苏醒都较快。

安氟烷对中枢神经系统的抑制与剂量相关。吸入 3%～3.5%安氟烷可发展为暴发性抑制，有单发或重复发生的惊厥性棘波，并伴有面颈部和四肢肌肉的强直性或阵挛性抽搐。在脑电图上还可看到安氟烷能增强对视、听刺激诱发的反应。惊厥性棘波是安氟烷深麻醉的脑电波特征，$PaCO_2$ 低于正常时更易出现。

安氟烷麻醉时若灌注压保持不变，则脑血管扩张，脑血流量增加，颅内压增高，但脑耗氧量减少。若血压下降，则脑血流量减少。安氟烷有一定的镇痛作用，其肌松作用比氟烷强，与非去极化肌松药有协同作用，新斯的明不能完全对

抗。停止给药后，安氟烷的肌松作用便迅速消失，用于重症肌无力患者有突出优点。

（2）对循环系统的作用：安氟烷对循环系统有抑制作用，其程度与吸入浓度有关。安氟烷对心肌收缩有抑制作用。安氟烷麻醉时，心率通常增快，少数原来心率较快者可能发生心动过缓，同时血压下降，每搏量和心排血量减少，而右房压升高。血压下降与麻醉深度呈平行关系，可作为麻醉深浅的标志。安氟烷麻醉时，很少出现心律失常。安氟烷一般不增加心肌对儿茶酚胺的敏感性，适用于嗜铬细胞瘤患者，可限量合用肾上腺素。

（3）对呼吸系统的作用：安氟烷对呼吸道无明显刺激，不增加气道分泌，可扩张支气管，较少引起咳嗽、喉痉挛。安氟烷对呼吸有明显抑制作用，强于其他吸入全麻药，其"呼吸麻醉指数"（呼吸停止浓度/麻醉所需浓度）低于氟烷和甲氧氟烷。安氟烷能降低肺顺应性，但停药后肺顺应性迅速恢复至原有水平。应用于慢性阻塞肺疾患时，安氟烷麻醉与氟烷麻醉的效果同样好。

2. 试述异丙酚的药理作用及临床用途。

（1）药理作用：异丙酚的麻醉效价为硫喷妥钠的 1.8 倍。静脉注射 2mg/kg 后起效迅速，持续 5～10min，苏醒较硫喷妥钠快，醒后无宿醉感。无显著的镇痛作用。异丙酚降低脑血流量、脑代谢率和颅内压。异丙酚对心血管的影响较等效剂量的硫喷妥钠稍重，使动脉压下降，总外周阻力降低，心率变化不大，心排血量稍下降，对老年人的心血管抑制作用更重。对呼吸也有抑制作用，表现为潮气量减少，有时产生呼吸暂停，持续 30～60s。对肝、肾功能无影响，但抑制肾上腺皮质功能。

（2）临床应用：异丙酚可用于静脉诱导，尤其适用于禁用硫喷妥钠的卟啉症等患者。常用剂量为 1.5～2mg/kg，老年人可减至 1～1.6mg/kg。静脉滴注可用于麻醉维持，作为静脉复合或静吸复合全麻的组成部分，麻醉所需血浆浓度为 3～16mg/L。由于苏醒迅速和完全，特别适用于非住院患者；还可用于 ICU 的镇静，所需血浆浓度为 0.5～1.5mg/L。

3.14 镇静催眠药

一、选择题

（一）单项选择题

1. 地西泮的催眠作用机制主要是（　）

A. 抑制特异性感觉传入通路

B. 抑制侧支传导冲动至网状结构

C. 抑制网状结构上行激活系统

D. 抑制大脑皮质及边缘系统

E. 增强中枢 GABA 能神经的抑制效应

2. 不属于苯二氮䓬类的药物是（　）

A. 氯氮䓬　　　B. 氟西泮　　　C. 奥沙西泮

D. 三唑仑　　E. 唑吡坦

3. 地西泮抗焦虑的主要作用部位是（　）
　　A. 中脑网状结构　　B. 下丘脑
　　C. 边缘系统　　　　D. 大脑皮质
　　E. 纹状体

4. 地西泮不用于（　）
　　A. 焦虑症或焦虑性失眠　B. 麻醉前给药
　　C. 高热惊厥　　　　　　D. 癫痫持续状态
　　E. 诱导麻醉

5. 苯巴比妥连续应用产生耐受性的主要原因是（　）
　　A. 再分布于脂肪组织
　　B. 排泄加快
　　C. 被假性胆碱酯酶破坏
　　D. 被单胺氧化酶破坏
　　E. 诱导肝药酶使自身代谢加快

6. 苯巴比妥过量中毒，为了促使其快速排泄，应（　）
　　A. 碱化尿液，使解离度增大，增加肾小管再吸收
　　B. 碱化尿液，使解离度减小，增加肾小管再吸收
　　C. 碱化尿液，使解离度增大，减少肾小管再吸收
　　D. 酸化尿液，使解离度增大，减少肾小管再吸收
　　E. 酸化尿液，使解离度减小，增加肾小管再吸收

7. 地西泮与苯巴比妥共有的作用是（　）
　　A. 抗精神病　　B. 抗焦虑　　C. 麻醉
　　D. 抗癫痫　　　E. 镇痛

8. 以下药物中无明显依赖性的药物是（　）
　　A. 丁螺环酮　　　　B. 水合氯醛
　　C. 唑吡坦　　　　　D. 氟西泮
　　E. 戊巴比妥

9. 可作为原发性失眠的首选药物是（　）
　　A. 苯巴比妥　　　　B. 唑吡坦
　　C. 水合氯醛　　　　D. 地西泮
　　E. 丁螺环酮

10. 苯二氮䓬类药物的特异性解毒药是（　）
　　A. 阿托品　　　　　B. 唑吡坦
　　C. 水合氯醛　　　　D. 氟马西尼
　　E. 丁螺环酮

（二）多项选择题

11. 下列对镇静催眠药的描述，哪几种说法是正确的（　）

A. 水合氯醛不缩短快动眼睡眠时间
B. 地西泮是目前治疗癫痫持续状态的首选药
C. 巴比妥类药在临床上多用于镇静和催眠
D. 巴比妥类药较易发生依赖性
E. 丁螺环酮久服可产生明显的成瘾性

12. 苯二氮䓬类药与巴比妥类药比较，具有以下哪些优点（　）
　　A. 有明显的抗焦虑作用
　　B. 安全范围大
　　C. 成瘾性较小
　　D. 对肝药酶无明显诱导作用
　　E. 对快动眼睡眠时相无明显影响

13. 以下久用可产生耐受性和依赖性的药物是（　）
　　A. 苯巴比妥　　　　B. 唑吡坦
　　C. 水合氯醛　　　　D. 地西泮
　　E. 丁螺环酮

14. 对夜惊和夜游症有效的药物有（　）
　　A. 地西泮　　B. 氟西泮　　C. 三唑仑
　　D. 苯巴比妥　E. 异戊巴比妥

二、判断题

1. 巴比妥类均有抗惊厥作用，因此均可用于抗癫痫。

2. 巴比妥类药物作用维持的长短与药物的脂溶性的大小成反比；显效的快慢则与药物的脂溶性的大小成正比。

3. 氟马西尼可拮抗巴比妥类药物的中枢作用。

4. 由于地西泮不良反应较少，将逐渐取代巴比妥类在临床的应用。

5. 地西泮和苯巴比妥均可产生抗焦虑的作用并用于治疗焦虑症。

6. 地西泮具有治疗夜惊和夜游症的作用，而巴比妥类无此作用。

7. 绝大多数镇静催眠药久用均会产生耐受性和依赖性。

三、填空题

1. 作为镇静催眠药，苯二氮䓬类已取代巴比妥类，这是因为前者具有_____、_____和_____的优点。

2. 巴比妥类致死的主要原因是_____，异戊巴比妥在体内消除的主要方式是_____。

3. 苯二氮䓬类是普遍性中枢抑制药，随着剂量由小到大，相继出现_____、_____、_____和_____作用。

4. 苯二氮䓬类药物的基本结构是_____；巴比妥类药物的基本结构是_____。

5. 苯二氮䓬类药物的特异性解毒药是_____。

四、名词解释

镇静催眠药（sedative-hypnotics）

五、问答题

1. 试述地西泮的作用与用途及作用机制。
2. 比较苯二氮䓬类和巴比妥类在主要药理作用和临床应用方面的异同。

六、案例分析题

患者，女性，59 岁，主因反复发作性肢体抽搐、意识丧失 1h 入院。患者既往 5 年前患右侧顶颞叶脑出血，行血肿清除术；高血压史 30 年。入院急查体：血压 168/95mmHg，昏迷状态，牙关紧闭，口唇青紫，四肢伸直，肌张力增高，二便失禁，双肺呼吸音急促，心律齐，心率 107 次/分，双侧巴氏征阳性。头颅 CT 示右侧顶颞叶软化灶。入院诊断：癫痫持续状态，高血压 2 级极高危组。

治疗：立即给予地西泮注射液 10mg 静脉注射，1～2 min 注射完毕，其后患者未再抽搐，然后给予苯巴比妥注射液 0.1mg，8h 一次，后逐渐加用卡马西平，停用苯巴比妥注射液。

问题：1. 该患者所选用的地西泮类镇静催眠药的作用机制表现在哪些方面？

2. 简述巴比妥类药物与苯二氮䓬类药物药理作用机制的不同点。

【参考答案】

一、选择题

（一）单项选择题：1-5：EECEE；6-10：CDABD

（二）多项选择题：11. ABD；12. ABCDE；13. ABCD；14. ABC

二、判断题

1. 错误。主要是苯巴比妥，其他药物抗癫痫作用不明显。
2. 正确。
3. 错误。氟马西尼为苯二氮䓬类药物特异性拮抗药，对巴比妥类药物无拮抗。
4. 正确。
5. 错误。苯巴比妥无明显的抗焦虑作用，不用于治疗焦虑症。
6. 正确。
7. 正确。

三、填空题

1. 疗效好；安全性高；不良反应少
2. 呼吸中枢抑制导致呼吸衰竭；经肝药酶代谢
3. 抗焦虑；镇静；催眠；抗惊厥和抗癫痫
4. 1,4-苯并二氮䓬；巴比妥酸
5. 氟马西尼（flumazenil，安易醒）

四、名词解释

镇静催眠药：是一类通过抑制中枢神经系统而产生缓解过度兴奋并引起近似生理睡眠的药物。临床常用的药物主要是苯二氮䓬类。

五、问答题

1. 试述地西泮的作用与用途及作用机制。

作用与用途：①抗焦虑，在小于镇静的剂量时即可产生明显的抗焦虑作用，是治疗焦虑症的首选药。②镇静催眠，用于麻醉前给药、失眠，现已取代巴比妥类成为常用的催眠药，对焦虑性失眠疗效尤佳。③抗惊厥、抗癫痫，抗惊厥作用强，用于各种原因引起的惊厥，地西泮静脉注射是治疗癫痫持续状态的首选药。④中枢性肌松，用于缓解中枢疾病所致的肌强直（如脑血管意外、脊髓损伤等），也可用于局部病变（如腰肌劳损）引起的肌肉痉挛。

作用机制：地西泮特异地与苯二氮䓬（BDZ）受体结合后，增强 GABA 能神经传递功能和突触抑制效应；还有增强 GABA 与 GABA$_A$ 受体相结合的能力。

2. 比较苯二氮䓬类和巴比妥类在主要药理作用和临床应用方面的异同。

两类药物均有抗焦虑、镇静催眠、抗惊厥和抗癫痫作用，但苯二氮䓬类尚可产生暂时性记忆缺失和中枢性肌肉松弛作用，而巴比妥类药在增大剂量后可产生麻醉作用。故在临床上两药除可用作麻醉前给药，镇静、催眠、抗惊厥和抗癫痫外，苯二氮䓬类还可用于中枢神经系统损伤所致的肌僵直，巴比妥类的硫喷妥钠可作为静脉麻醉药用作麻醉诱导。

六、案例分析题

1. 作用机制：地西泮特异地与苯二氮䓬（BDZ）受体结合后，增强 GABA 能神经传递功能和突触抑制效应；还有增强 GABA 与 GABA$_A$ 受体相结合的能力。

2. 两类药物均有抗焦虑、镇静催眠、抗惊厥和抗癫痫作用，但苯二氮䓬类尚可产生暂时性记忆缺失和中枢性肌肉松弛作用，而巴比妥类药在增大剂量后可产生麻醉作用。故在临床上两药除可用作麻醉前给药，镇静、催眠、抗惊厥和抗癫痫外，苯二氮䓬类还可用于中枢神经系统损伤所致的肌僵直，巴比妥类的硫喷妥钠可作为静脉麻醉药用作麻醉诱导。

3.15　抗惊厥药与抗癫痫药

一、选择题

（一）单项选择题

1. 苯妥英钠抗癫痫作用的主要机制是（　）
   - A. 抑制脑内癫痫病灶本身异常放电
   - B. 抑制脊髓神经元
   - C. 对中枢神经系统普遍抑制
   - D. 具有肌肉松弛作用
   - E. 稳定神经细胞膜，阻止异常放电向周围正常脑组织扩散

2. 下列有关苯妥英钠的叙述中错误的是（　）
   - A. 治疗某些心律失常有效
   - B. 可用于治疗舌咽神经痛
   - C. 有时可增加失神性发作次数
   - D. 服用治疗量药物，血药浓度个体差异大
   - E. 一般的不良反应发生率高

3. 长期用于抗癫痫治疗时会引起牙龈增生的药物是（　）
   - A. 苯妥英钠　　B. 苯巴比妥　　C. 扑米酮
   - D. 乙琥胺　　　E. 阿司匹林

4. 下列叙述中不正确的是（　）
   - A. 卡马西平对三叉神经痛的疗效优于苯妥英钠
   - B. 乙琥胺对失神发作的疗效优于丙戊酸钠
   - C. 丙戊酸钠对各种癫痫发作都有效
   - D. 地西泮是癫痫持续状态的首选药物
   - E. 氟硝西泮对肌阵挛性癫痫发作疗效较好

5. 治疗三叉神经痛首选的药物是（　）
   - A. 索密痛片　　　　　B. 地西泮
   - C. 苯妥英钠　　　　　D. 卡马西平
   - E. 氟奋乃静

6. 对强直阵挛性发作可首选下列哪种药物（　）
   - A. 苯妥英钠　　B. 地西泮　　C. 扑米酮
   - D. 乙琥胺　　　E. 丙戊酸钠

7. 用于癫痫持续状态的首选药物是（　）
   - A. 苯巴比妥钠肌内注射
   - B. 硫喷妥钠静脉注射
   - C. 水合氯醛灌肠
   - D. 静脉注射地西泮
   - E. 苯妥英钠静脉注射

8. 治疗失神发作临床上仍愿首选的药物是（　）
   - A. 地西泮　　B. 硝西泮　　C. 卡马西平
   - D. 乙琥胺　　E. 丙戊酸钠

9. 治疗癫痫复杂部分发作最有效的药物是（　）
   - A. 苯妥英钠　　　　　B. 苯巴比妥
   - C. 卡马西平　　　　　D. 丙戊酸钠
   - E. 氟硝西泮

10. 对强直-阵挛性发作、失神发作和复杂部分发作均有效的药物是（　）
    - A. 苯妥英钠　　　　　B. 苯巴比妥
    - C. 卡马西平　　　　　D. 乙琥胺
    - E. 丙戊酸钠

11. 静脉注射硫酸镁不会产生的药理作用是（　）
    - A. 抑制呼吸　　　　　B. 引起腹泻
    - C. 松弛血管平滑肌　　D. 松弛骨骼肌
    - E. 降低血压

12. 硫酸镁中毒引起血压下降时最好选用（　）
    - A. 肾上腺素　　　　　B. 去甲肾上腺素
    - C. 异丙肾上腺素　　　D. 葡萄糖
    - E. 氯化钙

（二）多项选择题

13. 关于苯妥英钠的叙述，正确的是（　）
    - A. 与地西泮合用，本药血药浓度可提高
    - B. 与皮脂类固醇合用，后者在体内代谢加速
    - C. 与苯巴比妥合用，本药血药浓度可降低
    - D. 与异烟肼、氯霉素合用，本药血药浓度可提高
    - E. 本药长期应用，自身代谢可加速

14. 以下临床用药，哪些属于对症治疗（　）
    - A. 给焦虑症患者用地西泮
    - B. 给失眠患者用三唑仑
    - C. 给高热惊厥的小儿用水合氯醛
    - D. 给癫痫患者注射硫酸镁
    - E. 给癫痫持续状态患者静脉注射地西泮

二、判断题

1. 苯妥英钠、苯巴比妥和丙戊酸钠均可用于控制癫痫大发作。

2. 丙戊酸钠对癫痫大、小发作均有很好的治疗效果，故可作为首选药。

3. 苯妥英钠可作为小发作的次选药。

4. 卡马西平对三叉神经痛的疗效比苯妥英钠的好。

5. 硫酸镁静脉注射可扩血管、降压，而口服则产生泻下和利胆的作用。

6. 长期使用苯妥英钠可致齿龈炎，多见于老年人。

三、填空题

1. 苯妥英钠的临床应用包括_____、_____和_____。
2. 癫痫大发作首选_____治疗；癫痫失神性发作首选_____治疗；精神运动性癫痫发作首选_____治疗；癫痫持续状态首选_____治疗。
3. 能同时用于外周神经痛及抗快速型心律失常的抗癫痫药物有_____。
4. 硫酸镁引起骨骼肌松弛的原因是_____，过量中毒时可用_____解救。
5. 可引起牙龈增生的抗癫痫药是_____，常导致多发性肝损伤的抗癫痫药是_____。

四、问答题

1. 试述苯妥英钠的药理作用和临床应用。

---

2. 简述硫酸镁不同给药途径产生的不同作用及临床应用。

五、案例分析题

患者，女性，29 岁，因外伤导致大脑出血而形成癫痫病灶 4 年，近年时有发作，发作时意识障碍，神志不清，精神恍惚，情绪改变，运动障碍，突然运动停止，手中持物掉落，不能发音。有自动症、咀嚼、吞咽、舔舌、自言自语、脱衣等现象。CT：在大脑皮质及边缘系统位置显示密度增高影病灶；脑电图检查：中度异常；化验：血清磷 0.48mmol/L。诊断：精神运动性癫痫。

问题：1. 该患者可选用哪些抗癫痫药进行治疗？为什么？

2. 常用抗癫痫药物有哪些？根据癫痫的主要类型，如何选择抗癫痫药？

【参考答案】

一、选择题

（一）单项选择题：1-5：EDABD；6-10：ADCCE；11-12：BE

（二）多项选择题：13. ABCD；14. ABCDE

二、判断题

1. 正确。
2. 错误。但因丙戊酸钠肝脏毒性大，不作首选药物。
3. 错误。苯妥英钠对小发作（失神发作）无效，有时甚至使病情恶化，故不用。
4. 正确。
5. 正确。
6. 错误。约 20% 患者可出现齿龈增生，多见于青少年。

三、填空题

1. 抗癫痫；治疗外周神经痛；治疗快速型心律失常
2. 苯妥英钠；乙琥胺；卡马西平；静脉注射地西泮
3. 苯妥英钠
4. 拮抗钙的作用，产生神经肌肉接头阻滞；静脉注射钙剂对抗
5. 苯妥英钠；丙戊酸钠

四、问答题

1. 试述苯妥英钠的药理作用和临床应用。

（1）药理作用：①抗癫痫作用，实验证明苯妥英钠不能抑制癫痫病灶异常放电，但可阻止其向正常脑组织扩散。②膜稳定作用，可降低细胞膜对 Na^+ 和 Ca^{2+} 的通透性，抑制 Na^+ 和 Ca^{2+} 的内流，从而降低了细胞膜的兴奋性，使动作电位不易产生。

（2）临床应用：①抗癫痫，苯妥英钠是治疗癫痫大发作和局限性发作的首选药。②治疗外周神经痛，如三叉神经、舌咽神经和坐骨神经等疼痛。③抗心律失常，可用于室性心律失常，对强心苷中毒引起的室性心律失常更为有效。④抗高血压，可用于轻症高血压。

2. 简述硫酸镁不同给药途径产生的不同作用及临床应用。

（1）硫酸镁因给药途径不同，而产生完全不同的药理作用，其口服给药有泻下及利胆作用；而注射给药则产生全身作用，可引起中枢抑制和骨骼肌松弛。

（2）硫酸镁肌内注射或静脉滴注给药可引起血管扩张，导致血压下降，由于硫酸镁的中枢抑制作用及骨骼肌松弛作用、降压作用，临床主要用于缓解子痫、破伤风等惊厥，也常用于高血压危象的救治；而口服主要用于便秘或胆绞痛的治疗。

五、案例分析题

1. 该患者可选用卡马西平、苯妥英钠、苯巴比妥、扑米酮、丙戊酸钠等治疗。

卡马西平通过降低神经细胞膜对 Na^+ 和 Ca^{2+} 的通透性，降低神经元的兴奋性产生抗癫痫的作用，是一种有效的广谱抗癫痫药，对于各类型癫痫均有不同程度的疗效，对精神运动性发作疗效较好；苯妥英钠通过阻止癫痫病灶异常放电向正

常脑组织的扩散而产生抗癫痫作用，是治疗癫痫大发作和局限性发作的首选药，对精神运动性发作亦有效；苯巴比妥既能提高病灶周围正常组织的兴奋阈值、限制异常放电扩散，又能降低病灶内细胞的兴奋性，从而抑制病灶的异常放电，对单纯性局限性发作及精神运动性发作有效；扑米酮对大发作及局限性发作疗效较好，可作为精神运动性发作的辅助药；丙戊酸钠能阻止病灶异常放电的扩散，抗癫痫作用机制主要表现在：①增强 GABA 能神经元的突触传递功能，抑制脑内GABA 氨基转移酶，减慢 GABA 的代谢；提高谷氨酸脱羧酶的活性，使 GABA 形成增多，抑制GABA转运体，减少GABA的摄取，使脑内GABA

含量增高，并能提高突触后膜对于 GABA 的反应性，从而增强 GABA 能神经突触后抑制。②丙戊酸钠也能抑制钠通道和1型钙通道。在高浓度时，丙戊酸钠能增加细胞膜的钾电导。低浓度时能使膜超极化，丙戊酸钠对各类型癫痫有效，对精神运动性发作疗效与卡马西平相似。

2. 常用抗癫痫药物有苯妥英钠、卡马西平、苯巴比妥、乙琥胺扑米酮、丙戊酸钠、抗痫灵等。

局限性发作首选卡马西平，次选苯妥英钠；失神性发作（小发作）首选乙琥胺，次选丙戊酸钠；肌阵挛性发作首选丙戊酸钠；强直-阵挛性发作（大发作）首选卡马西平，次选苯妥英钠。

3.16　抗帕金森病和治疗阿尔兹海默病药

一、选择题

（一）单项选择题

1. 左旋多巴治疗帕金森病的机制是（　）
   A. 提高纹状体中的 5-HT 的含量
   B. 提高纹状体中的乙酰胆碱的含量
   C. 左旋多巴在脑内转变为 DA，补充纹状体内 DA 不足
   D. 降低黑质中乙酰胆碱的含量
   E. 以上均是

2. 具有抗病毒作用的抗帕金森病药物是（　）
   A. 左旋多巴　　　　B. 硝替卡朋
   C. 金刚烷胺　　　　D. 苯海索
   E. 溴隐亭

3. 左旋多巴治疗帕金森病初期最常见的不良反应是（　）
   A. 开-关现象　　　B. 胃肠道反应
   C. 直立性低血压　　D. 不自主异常运动
   E. 心血管反应

4. 下列哪种药对氯丙嗪引起的帕金森综合征有治疗作用（　）
   A. 卡比多巴　　　　B. 左旋多巴
   C. 苯海索　　　　　D. 苯妥英钠
   E. 金刚烷胺

5. 下列属于 DA 受体激动剂的抗帕金森病药是（　）
   A. 卡比多巴　　　　B. 溴隐亭
   C. 恩托卡朋　　　　D. 加兰他敏
   E. 以上均不是

6. 左旋多巴除了可以用于抗帕金森病以外，还可以用于（　）
   A. 心血管疾病　　　B. 记忆障碍

C. 癫痫　　　　　　D. 肝性脑病
E. 以上均可以

（二）多项选择题

7. 下列对左旋多巴叙述正确的是（　）
   A. 口服显效快
   B. 大部分在外周转变成多巴胺
   C. 改善运动困难效果好，缓解震颤效果差
   D. 对氯丙嗪引起的帕金森综合征也有效
   E. 易透过血脑屏障在脑内起效

8. 关于卡比多巴，下列叙述正确的是（　）
   A. 仅能抑制外周脱羧酶，减少 DA 在外周的生成
   B. 单用亦有较强的抗帕金森病作用
   C. 与左旋多巴合用，可减少后者的有效剂量
   D. 与左旋多巴合用，减少不良反应
   E. 能透过血脑屏障在脑内起效

9. 抗帕金森病药包括以下哪几类（　）
   A. 多巴胺受体激动药　B. 拟多巴胺类药
   C. 胆碱受体激动药　　D. 胆碱受体阻断药
   E. 肾上腺素受体激动药

10. 下列属于胆碱酯酶抑制剂的抗阿尔兹海默病药的有（　）
    A. 他克林　　　　　B. 石杉碱甲
    C. 加兰他敏　　　　D. 利凡斯的明
    E. 占诺美林

二、判断题

1. 99%的左旋多巴口服后可进入中枢神经系统产生作用。

2. 多巴胺不易透过血脑屏障，因此服用 DA 不产生抗帕金森病作用。

3. 用左旋多巴治疗帕金森病若同服维生素 B_6 会

增大不良反应，降低疗效。

4. 卡比多巴单用有抗震颤麻痹作用。

5. 溴隐亭治疗帕金森病的机制是阻断黑质-纹状体通路胆碱受体。

6. 金刚烷胺抗帕金森病的主要机制是促进 DA 的释放。

7. 苯海索对改善帕金森病患者的肌肉震颤效果好，对僵直和运动迟缓效果差。

8. 多奈哌齐可以直接激动 M 胆碱受体，能有效改善中轻度阿尔兹海默病患者的认知能力。

三、填空题

1. 左旋多巴早期的不良反应有_____、_____；长期的不良反应有_____、_____、_____等。

2. 左旋多巴对帕金森病患者的_____、_____疗效好，对_____效果差。

3. 抗帕金森病药物分为_____和_____两大类。

4. 他克林通过抑制胆碱酯酶而增加_____的含量，是目前疗效最受肯定的_____药。其最常见的不良反应为_____。

四、名词解释

1. on-off phenomenon   2. Alzheimer's disease

五、问答题

1. 试简述左旋多巴与卡比多巴合用治疗帕金森病的机制。

2. 试分析说明左旋多巴不能用于治疗抗精神病药物引起的帕金森综合征的药理学依据。

六、案例分析题

患者，女性，60 岁。记忆减退 2 年，同时伴有自理能力下降 1 年。原本待人热情大方，现变得冷漠、小气、多疑、易怒。原来勤快，讲究整洁，现变得邋遢，东西随处乱放。夜间入睡难、睡浅、易醒，有时叫喊骂人。无高血压、糖尿病和心脏病等病史。

体检：神经系统无阳性体征。头颅磁共振成像（MRI）显示双侧海马轻度萎缩、额颞叶中度萎缩，轻度白质变性。经颅多普勒检查（TCD）显示脑动脉硬化性改变。简易智能量表（MMSE）（<17 分），神经症状检测（NPI）78 分。

诊断：中度阿尔茨海默病（AD）。

治疗：①多奈哌齐（5mg 口服），每晚临睡前服用 1 次；②美金刚（10mg 口服），每天 2 次；③尼麦角林（30mg 口服），每天 1 次。

问题：试述以上药物用于治疗阿尔茨海默症的作用机制和作用特点各是什么？

【参考答案】

一、选择题

（一）单项选择题：1-5：CCBCB；6. D

（二）多项选择题：7. BCE；8. ACD；9. ABD；10. ABCD

二、判断题

1. 错误。左旋多巴口服后，仅少量（1%）能进入中枢神经系统，绝大部分在外周脱羧酶的作用下转变为多巴胺。

2. 正确。

3. 正确。

4. 错误。卡比多巴为左旋多巴增效剂，单用对帕金森病无治疗作用。

5. 错误。溴隐亭治疗帕金森病的机制是激动黑质-纹状体通路多巴胺受体。

6. 正确

7. 正确。

8. 错误。多奈哌齐为可逆性胆碱酯酶抑制剂，通过抑制胆碱酯酶来增加中枢胆碱的含量，从而用于抗阿尔兹海默病。

三、填空题

1. 胃肠道反应；心血管反应；不自主运动；开-关现象；精神异常

2. 肌肉强直；运动障碍；缓解震颤

3. 拟多巴胺类药；中枢抗胆碱药

4. 乙酰胆碱；抗阿尔兹海默病；肝毒性

四、名词解释

1. **"开-关"现象**：长期服用左旋多巴产生的一种不良反应，表现为"开"时突然多动不安，"关"时患者全身产生强直不动，两种现象交替出现。

2. **阿尔兹海默病**：老年人最常见的中枢神经系统退行性疾病，俗称老年痴呆，是一种与年龄高度相关的、以进行性认知功能障碍和记忆力损害、行为损害为特征的神经系统变性疾病。表现为记忆力、判断力、抽象思维等一般智力减退或丧失。

五、问答题

1. 试简述左旋多巴与卡比多巴合用治疗帕金森病的机制。

①左旋多巴口服后，仅少量能进入中枢神经系统，绝大部分在外周脱羧酶的作用下转变为多巴胺，而多巴胺不能通过血脑屏障，不能在中枢

发挥治疗作用。②卡比多巴是外周脱羧酶抑制剂，与左旋多巴合用时，使左旋多巴在外周的脱羧作用被抑制，进入中枢神经系统的左旋多巴增加，在中枢脱羧酶的作用下转变为多巴胺，增加脑内多巴胺的含量，发挥治疗作用。

2. 试分析说明苯海索用于治疗抗精神病药物引起的帕金森综合征的药理学依据。

长期应用抗精神病药物后，阻断黑质-纹状体的多巴胺受体，使多巴胺功能减弱，胆碱能神经占优势，出现帕金森综合征。左旋多巴虽然可以进入中枢脱羧成为多巴胺，但是多巴胺受体已被抗精神病药物阻断，所以不能产生治疗效果。因此，抗精神病药物引起的帕金森综合征不能用左旋多巴治疗，只能用抗胆碱药苯海索治疗。

五、案例分析题

多奈哌齐为可逆性胆碱酯酶抑制药，能可逆

性地抑制乙酰胆碱酯酶对乙酰胆碱的水解，从而提高脑内乙酰胆碱的浓度。改善阿尔兹海默病患者的认知功能，减缓疾病的发展。主要使用于轻到中度阿尔兹海默症的治疗。美金刚是用于临床痴呆治疗的一种 NMDA5-受体拮抗剂，能抑制谷氨酸的病理性激活，使神经细胞免遭过量兴奋性谷氨酸造成的毒性作用，可保护慢性神经炎症对胆碱能神经元的效应。美金刚可阻止具有神经毒性作用的钙离子过度内流，从而改善痴呆症状，因此可作为一种神经保护剂，是一种新型的抗老年痴呆药物，尤其适用于中至重度患者。尼麦角林为麦角碱衍生物，有 α 肾上腺受体阻滞作用和血管扩张作用，加强脑细胞能量的新陈代谢，增加氧合葡萄糖的利用，促进脑内多巴胺的转换而加强神经传导，加强脑部蛋白质合成，改善脑功能，用于血管性和代谢性脑功能下降、记忆力衰退。

3.17　抗精神失常药

一、选择题

（一）单项选择题

1. 氯丙嗪抗精神病的作用机制是（　）
   A. 阻断中脑-边缘叶及中脑-皮质通路中的 D_2 受体
   B. 阻断黑质-纹状体通路的 D_2 受体
   C. 阻断结节-漏斗通路的 D_2 受体
   D. 阻断肾上腺素受体
   E. 以上均是

2. 下列关于氯丙嗪的药理作用描述错误的是（　）
   A. 加强中枢抑制药的作用
   B. 抑制生长激素的分泌
   C. 对晕动病的呕吐有效
   D. 可引起直立性低血压
   E. 促进催乳素释放增加

3. 长期应用氯丙嗪治疗精神分裂症时最常见的不良反应是（　）
   A. 直立性低血压　　　B. 内分泌紊乱
   C. 阿托品样反应　　　D. 锥体外系反应
   E. 神经阻滞剂恶性综合征

4. 氯丙嗪引起锥体外系反应的机制是（　）
   A. 兴奋中枢胆碱受体
   B. 阻断黑质-纹状体通路中的 D_2 受体
   C. 阻断中脑-边缘叶中 D_2 受体
   D. 阻断中脑-皮质通路中的 D_2 受体
   E. 以上均是

5. 氯丙嗪引起低血压状态时应选用（　）

A. 多巴胺　　　　　　　B. 肾上腺素
C. 去氧肾上腺素　　　　D. 异丙肾上腺素
E. 去甲肾上腺素

6. 丙米嗪抗抑郁的机制是（　）
   A. 促进 NA 和 5-HT 释放
   B. 抑制 NA 和 5-HT 释放
   C. 促进 NA 和 5-HT 再摄取
   D. 抑制 NA 和 5-HT 再摄取
   E. 以上均不是

（二）多项选择题

7. 氯丙嗪的临床应用包括（　）
   A. 人工冬眠疗法　　　B. 精神分裂症
   C. 躁狂症　　　　　　D. 放射病引起的呕吐
   E. 晕动症引起的呕吐

8. 氯丙嗪对内分泌系统的影响下述正确的是（　）
   A. 减少下丘脑释放催乳素抑制因子
   B. 引起乳房肿大及泌乳
   C. 抑制促性腺释放激素的分泌
   D. 促进生长激素的分泌
   E. 抑制促肾上腺皮质激素的分泌

9. 氯丙嗪使血压下降，其机制有（　）
   A. 抑制心脏
   B. 阻断 α 受体
   C. 直接舒张血管平滑肌
   D. 抑制血管运动中枢
   E. 激动 M 胆碱受体

10. 下列属于三环类抗抑郁药的有（　）

A. 丙咪嗪   B. 地昔帕明

C. 马普替林   D. 阿米替林

E. 多塞平

二、判断题

1. 氯丙嗪翻转肾上腺素的升压作用是由于阻断 β 受体。

2. 氯丙嗪引起内分泌紊乱是因为阻断了黑质-纹状体通路的 D_2 受体。

3. 使用胆碱受体阻断药可使氯丙嗪引起的迟发性运动障碍加重。

4. 氯丙嗪抑制体温调节,但仅能降低发热者体温而不能降低正常人体温。

5. 氯丙嗪临床可用于抗精神分裂症之外,利用其对内分泌的影响也可用于侏儒症。

6. 氯氮平作为目前新型非典型抗精神病药,其优点是起效迅速,且无锥体外系反应等副作用。

7. 碳酸锂抗躁狂效果显著且对正常人精神无影响。

8. 丙米嗪抗抑郁的机制是由于抑制 DA、5-HT 在神经末梢的再摄取,使突触间隙的递质浓度增高,促进突触传递功能。

三、填空题

1. 氯丙嗪对中枢的药理作用主要有_____、_____、_____。

2. 常用的人工冬眠合剂的药物包括_____、_____、_____。

3. 氯丙嗪有较强的镇吐作用,小剂量可以抑制_____、大剂量可直接抑制_____。

4. 氯丙嗪引起的椎体外系反应有_____、_____、及_____。

四、名词解释

1. artificial hibernation   2. Parkinsonism syndrome

五、问答题

1. 试述氯丙嗪阻断的受体种类及产生的作用和不良反应。

2. 试述丙米嗪的药理作用及临床应用。

六、案例分析题

患者,女性,70 岁,退休主妇。患者于半年前开始出现脾气暴躁,常因一些家庭琐事与家人争吵,爱唠叨,总能听到窗外有人骂她,凭空对骂,疑心大,自己放的东西找不到了,便怀疑家人偷她的东西,认为邻居家在外面放的东西是她家的,与邻居争吵。怀疑别人串通起来害她,看到邻居在一起说话便认为是在说她的坏话,为此吵闹骂人,欲外出找邻居打架,家人劝阻更是哭闹,生活无规律,睡眠尚可,进食不定时,大小便尚可自理。既往健康,家中无精神疾病及痴呆家族史。体检:体格检查及神经系统检查均未见阳性体征。头部 CT 检查未见异常。精神检查:意识清楚,定向力无障碍,可查及言语性幻听,有被窃妄想、被害妄想及关系妄想,对自身病情没有认识。

诊断:幻听、被窃妄想、关系妄想及被害妄想,以及在此基础上的攻击行为,符合精神分裂症的诊断标准,因其发病年龄为 70 岁,所以可诊断为老年期精神分裂症。

治疗:入院后给予氯丙嗪(300mg,口服,bid),出现严重低血压表现,医生静脉滴注去甲肾上腺素以便提升血压。后改用奋乃静(20mg,口服)给予治疗,两个月后患者精神症状明显好转,但出现肌张力增高、动作迟缓、流涎、手抖、坐立不安等表现。

问题:试述患者最初服用氯丙嗪为何会出现低血压。医生为什么采用去甲肾上腺素而不是肾上腺素给患者用于升高血压?吩噻嗪类药物用于抗精神病的机制是什么?本病例给予奋乃静两个月后为何会出现肌张力增高、坐立不安等表现?可以采取何种措施对抗?

【参考答案】

一、选择题

(一)单项选择题:1-5:ACDBE;6. D

(二)多项选择题:7. ABD;8. ABCE;9. BCD;10. ABDE

二、判断题

1. 错误。氯丙嗪翻转肾上腺素的升压作用是由于阻断 α 受体。

2. 错误。氯丙嗪引起内分泌紊乱是因为阻断了结节-漏斗 DA 通路的 D_2 受体。

3. 正确。

4. 错误。氯丙嗪抑制体温调节,不仅能降低发热者体温,也降低正常人体温。

5. 错误。氯丙嗪对内分泌的影响也可试用于巨人症。

6. 正确。

7. 正确。

8. 错误。丙米嗪抗抑郁的机制是由于抑制 NA、

5-HT 在神经末梢的再摄取。

三、填空题

1. 抗精神病作用；镇吐作用；抑制体温调节
2. 氯丙嗪；异丙嗪；哌替啶
3. 延髓催吐化学感受区的 D_2 受体；呕吐中枢
4. 帕金森综合征；静坐不能；急性肌张力障碍；迟发性运动障碍

四、名词解释

1. **人工冬眠**：氯丙嗪与其他中枢抑制药（如哌替啶、异丙嗪）合用，可使患者深睡，体温、基础代谢及组织耗氧量均降低，增强患者对缺氧的耐受力，并可使自主神经传导阻滞及中枢神经系统反应性降低，称为"人工冬眠"，有利于机体度过危险的缺氧缺能阶段。多用于严重创伤、感染性休克、中枢性高热、甲状腺危象及妊娠高血压综合征等的辅助治疗。
2. **帕金森综合征**：继发于感染、中毒和脑血管疾病或使用抗精神病药物后出现的肌张力增高、面容呆板、动作迟缓、肌肉震颤、流涎等类帕金森病样表现的一组疾病的总称。

五、问答题

1. **试简述氯丙嗪阻断的受体种类及产生的作用和不良反应。**

氯丙嗪阻断中脑-皮层和中脑边缘系统的 D_2 受体，产生抗精神病作用；阻断黑质-纹状体通路的 D_2 受体，产生锥体外系反应的不良反应；阻断结节-漏斗通路的 D_2 受体，影响内分泌系统；阻断延髓催吐化学感受区的 D_2 受体，产生镇吐作用；阻断 α 受体，引起血压下降；阻断 M 受体，引起视物模糊、口干、便秘等不良反应。

2. **试述丙米嗪的药理作用及临床应用。**

丙咪嗪的药理作用：①中枢神经系统作用，抑制 NA、5-HT 在神经末梢的再摄取，从而使突触间隙的递质浓度增高，促进突触传递功能而发挥抗抑郁作用。②自主神经系统作用，阻断 M 胆碱受体作用，产生阿托品样反应。③心血管系统作用，阻断 α 受体，血压降低，心率升高，NA 释放增加。

丙米嗪的临床应用：各种原因的抑郁症，对内源性和更年期性效果较好；也用于其他如焦虑症、惊恐症、遗尿症等。

六、案例分析题

使用氯丙嗪后出现低血压主要是由于阻断 α 受体。氯丙嗪中毒后，使用肾上腺素仅表现激动 β 受体的作用，表现为肾上腺素升压作用的翻转，结果会使血压更加降低，因此宜选用主要激动 α 受体的去甲肾上腺素使血管收缩，血压升高。吩噻嗪类药物通过阻断中脑-边缘系统和中脑-皮层系统的 D_2 受体而产生抗精神病作用，用药后患者幻想、妄想等阳性症状逐渐消失，情绪安定，理智恢复。该患者用药两个月后出现肌张力增高、坐立不安等症状，主要是由于奋乃静同时阻断了黑质-纹状体中的 D_2 受体，导致 D_2 受体和胆碱能受体之间平衡被打破，胆碱能受体功能相对增强，出现锥体外系不良反应，表现为帕金森综合征症状。此时，可以考虑使用中枢抗胆碱药苯海索进行对症治疗。

3.18 镇 痛 药

一、选择题

（一）单项选择题

1. 首选用来解救吗啡急性中毒的药物是（ ）
   A. 阿托品　　　　　　B. 肾上腺素
   C. 普萘洛尔　　　　　D. 去甲肾上腺素
   E. 纳洛酮
2. 产妇临产时应禁用（ ）
   A. 阿司匹林　　B. 氯丙嗪　　C. 吗啡
   D. 阿托品　　　E. 山莨菪碱
3. 心源性哮喘可选用（ ）
   A. 肾上腺素　　　　　B. 麻黄碱
   C. 异丙肾上腺素　　　D. 哌替啶
   E. 氢化可的松
4. 吗啡的镇痛作用最适用于（ ）
   A. 诊断未明的急腹痛
   B. 分娩痛
   C. 颅脑外伤的疼痛
   D. 急性创伤性剧痛
   E. 哺乳妇女的疼痛
5. 哌替啶比吗啡应用多的原因是（ ）
   A. 镇痛作用强
   B. 对胃肠道有解痉作用
   C. 无成瘾性
   D. 成瘾性及呼吸抑制作用较吗啡弱
   E. 作用维持时间长
6. 哌替啶最主要的不良反应是（ ）
   A. 便秘　　　　B. 成瘾性　　C. 腹泻
   D. 心律失常　　E. 呕吐
7. 下列哪项描述是错误的（ ）

A. 哌替啶可用于心源性哮喘

B. 哌替啶对呼吸有抑制作用

C. 哌替啶可与氯丙嗪、异丙嗪组成冬眠合剂

D. 哌替啶无止泻作用

E. 哌替啶不易引起眩晕、恶心、呕吐

8. 哌替啶的药理作用不包括（ ）

A. 呼吸抑制

B. 镇静作用

C. 兴奋催吐化学感受区

D. 收缩支气管平滑肌

E. 对抗缩宫素对子宫的兴奋作用

9. 吗啡的镇痛作用机制可能是（ ）

A. 激活阿片受体

B. 阻断阿片受体

C. 抑制疼痛中枢

D. 阻断脑干网状上行激活系统

E. 阻断 α 受体

10. 吗啡不具有以下哪一作用（ ）

A. 镇静   B. 镇痛   C. 镇咳

D. 呼吸抑制   E. 松弛支气管平滑肌

11. 吗啡镇痛的主要作用部位是（ ）

A. 脊髓胶质区、丘脑内侧、脑室及导水管周围灰质

B. 脑干网状结构

C. 边缘系统与蓝斑核

D. 大脑皮质

E. 脊髓

12. 下列哪项符合吗啡的作用和应用（ ）

A. 单用治疗胆绞痛   B. 支气管哮喘

C. 心源性哮喘   D. 止吐

E. 解痉

13. 下列描述哪项正确（ ）

A. 镇痛作用哌替啶较吗啡弱，持续时间比吗啡长

B. 哌替啶、吗啡都可升高颅内压

C. 哌替啶、吗啡有成瘾性，可待因无成瘾性，故用来止咳

D. 哌替啶与吗啡对咳嗽中枢无抑制作用

E. 对心源性哮喘，吗啡有效，哌替啶无效

14. 哌替啶临床应用不包括（ ）

A. 麻醉前给药   B. 人工冬眠

C. 镇痛   D. 止泻

E. 心源性哮喘

15. 吗啡的镇痛作用最适于（ ）

A. 诊断未明的急腹症

B. 分娩止痛

C. 颅脑外伤的疼痛

D. 其他药物无效的急性锐痛

E. 用于哺乳妇女的止痛

16. 喷他佐辛与吗啡比较，下列哪项是错误的（ ）

A. 镇痛效力较吗啡弱

B. 呼吸抑制较吗啡弱

C. 大剂量可致血压升高

D. 成瘾性与吗啡相似

E. 既具有阿片受体激动剂作用又有弱的拮抗作用

17. 治疗胆绞痛宜选（ ）

A. 阿托品   B. 哌替啶+氯丙嗪

C. 阿司匹林   D. 阿托品+哌替啶

E. 山莨菪碱

18. 吗啡对中枢神经系统的作用是（ ）

A. 镇痛、镇静、催眠、呼吸抑制、止吐

B. 镇痛、镇静、镇咳、缩瞳、致吐

C. 镇痛、镇静、镇咳、呼吸兴奋

D. 镇痛、镇静、止吐、呼吸抑制

E. 镇痛、镇静、扩瞳、呼吸抑制

19. 吗啡不会产生（ ）

A. 呼吸抑制   B. 直立性低血压

C. 支气管收缩   D. 止咳作用

E. 腹泻

20. 镇痛效价强度最强的药是（ ）

A. 吗啡   B. 芬太尼   C. 哌替啶

D. 喷他佐辛   E. 美沙酮

21. 吗啡可用于（ ）

A. 支气管哮喘

B. 阿司匹林诱发的哮喘

C. 季节性哮喘

D. 心源性哮喘

E. 肺源性心脏病

22. 骨折引起剧痛应选用（ ）

A. 吲哚美辛   B. 阿司匹林

C. 纳洛酮   D. 哌替啶

E. 保泰松

23. 与成瘾性有关的阿片受体亚型是（ ）

A. κ 型   B. δ 型   C. μ 型

D. σ 型   E. 以上均不是

24. 哌替啶的镇痛机制是（ ）

A. 阻断中枢阿片受体

B. 激动中枢阿片受体

C. 抑制中枢 PG 合成

D. 抑制外周 PG 合成

E. 以上均不是

（二）多项选择题

25. 吗啡禁用于（ ）

A. 哺乳期妇女

B. 颅内压升高的患者

C. 肝功能严重损害者

D. 支气管哮喘患者

E. 肺源性心脏病

26. 可引起直立性低血压的药物有（　）

A. 吗啡　　　B. 喷他佐辛　　　C. 罗通定

D. 氯丙嗪　　E. 哌替啶

27. 下列药物中属吗啡受体激动剂的是（　）

A. 哌替啶　　B. 可待因　　　C. 纳曲酮

D. 纳洛酮　　E. 烯丙吗啡

28. 吗啡镇痛作用是由于（　）

A. 激动 μ 受体　　　　B. 阻断 μ 受体

C. 激动 δ 受体　　　　D. 阻断 δ 受体

E. 激动 κ 受体

29. 哌替啶药理的特点是（　）

A. 镇痛作用弱于吗啡　　B. 无止泻作用

C. 镇咳作用弱　　　　　D. 成瘾比吗啡小

E. 无对抗缩宫素对子宫的兴奋作用

30. 纳洛酮的主要作用与用途是（　）

A. 诊断阿片类成瘾

B. 解救阿片类急性中毒

C. 迅速翻转吗啡的作用

D. 研究镇痛药的工具药

E. 诱导阿片类成瘾者的戒断症状

二、判断题

1. 哌替啶的镇痛强度约为吗啡的 1/10，作用持续时间较吗啡短，但抑制呼吸及成瘾性较吗啡强。

2. 哌替啶成瘾性较吗啡弱，常代替吗啡用于止痛。

3. 吗啡、异丙肾上腺素、麻黄碱、肾上腺素都能治疗支气管哮喘。

4. 纳洛酮可拮抗吗啡和哌替啶的抑制呼吸的作用。

5. 婴幼儿、呼吸功能不全不宜使用哌替啶。

6. 由于哌替啶具有呼吸中枢抑制作用，故常用于治疗支气管哮喘。

7. 吗啡镇痛作用强、持续时间长，可用于治疗各种类型的急、慢性疼痛。

三、填空题

1. 哌替啶镇痛作用虽比吗啡弱，但比吗啡常用，因为_____也比吗啡弱。

2. 治疗胆绞痛、肾绞痛，宜以_____和_____合用。

3. 人工冬眠合剂由异丙嗪、_____和_____组成。

4. 连续反复用吗啡最重要的不良反应是_____，急性中毒时主要表现有_____、_____和_____。致死的原因是_____。

5. 吗啡镇痛作用部位在_____，机制是_____。

6. 镇痛药激动 μ 受体产生_____、_____、_____、_____等作用。

7. 吗啡可用于_____哮喘，禁用于_____哮喘。

四、名词解释

镇痛药（analgesics）

五、问答题

1. 试述吗啡和哌替啶在药理作用、临床应用上有何异同？

2. 吗啡为什么能治疗心源性哮喘？而禁用于支气管哮喘？

3. 为什么吗啡用于治疗胆绞痛时需合用阿托品？

4. 试述吗啡临床应用及其药理学基础。

六、案例分析题

患者，男性，61 岁，主因肝区间歇性胀痛 1 年，近 2 个月，疼痛加剧，伴有发热、乏力、消瘦、黄疸，到医院就诊，经检查诊断为肝癌晚期，发现有胸腔积液，腹部淋巴结肿大，在肺部发现转移病灶，建议中医治疗。由于患者肝区疼痛难忍，建议使用镇痛药（如哌替啶）等药物进行镇痛辅助治疗，提高患者生活质量。

问题：1. 对于患者的疼痛，使用哌替啶治疗合理吗？还可以使用什么药物来缓解疼痛？

2. 反复使用哌替啶会使患者产生依赖性吗？如果产生依赖性有什么表现？怎么处理？

【参考答案】

一、选择题

（一）单项选择题：1-5：ECDDD；6-10：BEEAE；11-15：ACBDD；16-20：DDBEB；21-24：DDCB

（二）多项选择题：25. ABCDE；26. ADE；27. ABE；28. ACE；29. ABCDE；30. ABCDE

二、判断题

1. 错误。哌替啶在等效剂量下对呼吸及成瘾性与吗啡相当。

2. 正确。

3. 错误。吗啡禁用于支气管哮喘。

4. 正确。

5. 正确。

6. 错误。哌替啶也禁用于支气管哮喘。

7. 错误。由于吗啡可成依赖性，故仅用于剧烈或晚期癌症的疼痛。

三、填空题

1. 成瘾性

2. 解痉药（阿托品）；哌替啶

3. 哌替啶；氯丙嗪

4. 成瘾性；昏迷；呼吸抑制；瞳孔极度缩小（针尖样瞳孔）；呼吸麻痹

5. 中枢；激动脑内阿片受体

6. 镇痛；成瘾（欣快）；瞳孔缩小；呼吸抑制

7. 心源性；支气管

四、名词解释

镇痛药：按照作用部位分为两大类，即中枢性镇痛药和外周性镇痛药。中枢性镇痛药是指作用于中枢神经系统，选择性地解除或缓解疼痛并改变其对疼痛的情绪反应，而对其他感觉无影响，并保持意识清醒的药物。

五、问答题

1. 试述吗啡和哌替啶在药理作用、临床应用上有何异同？

（1）药理作用：①相同点，中枢作用（镇痛、镇静、欣快、呼吸抑制、催吐）；胆道平滑肌、支气管平滑肌收缩；扩张血管（直立性低血压）。②不同点，吗啡有镇咳及使瞳孔缩小的作用，而哌替啶则无。

（2）临床应用方面：①相同点，急性锐痛、心源性哮喘。②不同点，止泻，吗啡（有）；麻醉前给药及人工冬眠，哌替啶（有）。

2. 吗啡为什么能治疗心源性哮喘？而禁用于支气管哮喘？

（1）吗啡用于治疗心源性哮喘是因为：①扩张外周血管、降低外周阻力、减轻心脏负荷，有利于消除肺水肿；②镇静作用消除不良情绪，减轻心脏负荷；③降低呼吸中枢对 CO_2 的敏感性，使喘息得以缓解。

（2）吗啡禁用于支气管哮喘是因为：其抑制了呼吸中枢且能兴奋支气管平滑肌，使呼吸更为困难，故禁用于支气管哮喘。

3. 为什么吗啡用于治疗胆绞痛时需合用阿托品？

吗啡虽有很强的镇痛作用，但由于可兴奋胆道平滑肌和括约肌，妨碍胆汁流出，增加胆囊内压，不利于治疗。而阿托品能缓解平滑肌痉挛，从而减轻吗啡兴奋平滑肌的副作用。

4. 试述吗啡临床应用及其药理学基础。

（1）镇痛：用于止痛药无效的锐痛、癌性痛、心肌梗死剧痛（血压正常方可用）。药理基础是：①激动中枢的阿片受体，激活抗痛系统，阻断痛觉传导；②镇静，有利于止痛。

（2）心源性哮喘：用于急性肺水肿引起的呼吸困难。药理学基础是：①扩张血管，减轻心脏负荷；②降低呼吸中枢对 CO_2 的敏感性；③镇静作用消除患者焦虑恐惧情绪。

（3）止泻：用于急、慢性消耗性腹泻。药理基础是：提高胃肠道平滑肌与括约肌张力，使推进性蠕动减慢；抑制消化液分泌；中枢抑制使便意迟钝。

六、案例分析题

1. 对于晚期癌症患者的剧烈疼痛，只有选择强大的中枢性镇痛药来镇痛，以便提高癌症患者的生活质量；除哌替啶外，还可以考虑使用吗啡、二氢埃托啡等药物来治疗。

2. 反复使用哌替啶会产生依赖性，只是产生依赖性较慢，症状较轻；药物依赖性又可分为生理依赖性（physical dependence）和精神依赖性（psychological dependence）。前者是指机体对药物产生的适应性改变，停药可产生戒断症状，即全身生理功能紊乱，一旦停药则产生难以忍受的不适感如心慌、烦躁不安、打呵欠、流泪、流涕、脸色苍白、出冷汗、胸部皮肤潮红、起鸡皮疙瘩、呕吐、腹泻、肌痛、头痛，甚至抽搐、虚脱等全身生理功能紊乱症状，称为戒断综合征（withdrawal syndrome 或 abstinence syndrome）。后者是药物对中枢神经系统作用所产生的一种精神活动，迫使患者继续需求药物的一种病态心理。阿片类药物可产生欣快感，患者具有心情舒畅、情绪高涨及飘飘欲仙等心理感受。

对吗啡依赖性的治疗包括脱毒、康复及回归社会三个前后相连、有机结合的阶段。其中，脱毒治疗可缓解或消除吸毒者在不吸毒期间严重的戒断综合征。脱毒治疗分为药物戒毒和非药物戒毒（针灸、耳针、电针戒毒仪等）两类，目前以药物戒毒为主。药物戒毒又分为阿片类（替代疗法）和非阿片类两种。常用的阿片类戒毒药有美沙酮、丁丙诺啡等。目前非阿片类药物多数仅起辅助治疗作用，主要有可乐定、洛非西定、东莨菪碱、氯胺酮及中药（如福康片）等。国内学者曾提出"梯度戒毒方案"，即前 2～3 天给阿片受体激动药；再 2～3 天给激动一拮抗药；接着 1 周用非阿片类过渡；最后给阿片受体拮抗药（纳曲酮）。

3.19　解热镇痛抗炎药

一、选择题

(一) 单项选择题

1. 此类药物的解热镇痛抗炎作用是通过下列哪个环节发挥的（　　）
   - A. 抑制中性粒细胞释放内热源
   - B. 抑制 cAMP 对下丘脑体温调节中枢的作用
   - C. 促进血管壁 PGI₂ 的合成
   - D. 抑制 COX 活性，减少 PG 的合成
   - E. 直接对抗 PG 的作用

2. 解热镇痛抗炎药的解热作用，主要因为（　　）
   - A. 作用于中枢部位，使 PG 合成减少
   - B. 由于直接作用于下丘脑体温调节中枢
   - C. 抑制缓激肽的生成
   - D. 抑制外周前列腺素合成而发挥作用
   - E. 兴奋汗腺上的 M 受体，使出汗增加、散热增快

3. 有关解热镇痛抗炎药解热作用的特点正确的（　　）
   - A. 使发热患者的体温恢复到正常水平，对正常体温无影响
   - B. 抑制内热源的释放
   - C. 阻断体温调节中枢 DA 受体
   - D. 使得患者体温随环境温度改变而改变
   - E. 中和内毒素

4. 有关解热镇痛抗炎药镇痛作用的描述，不正确的是（　　）
   - A. 对各种严重创伤性剧痛无效
   - B. 对慢性钝痛效果好
   - C. 对胃痉挛疼痛效果较好
   - D. 镇痛作用部位主要在外周
   - E. 对牙痛、神经痛、关节痛效果较好

5. 解热镇痛抗炎药的镇痛机制应该是（　　）
   - A. 抑制感觉神经末梢痛觉感受器的敏感性
   - B. 抑制缓激肽和组胺的释放
   - C. 激动中枢 GABA 受体
   - D. 抑制外周病变部位的 COX，减少 PG 合成
   - E. 抑制下丘脑前列腺素合成

6. 解热镇痛抗炎药的抗炎作用机制是（　　）
   - A. 促进炎症消散
   - B. 促进 PG 从肾脏排泄
   - C. 抑制炎症时 PG 的合成
   - D. 能防止疾病发展及合并症的发生
   - E. 对症治疗效果显著，可以迅速消除炎症原因

7. 阿司匹林常用于下列哪一种疼痛（　　）
   - A. 胆绞痛
   - B. 创伤性疼痛
   - C. 头痛
   - D. 术后疼痛
   - E. 胃肠痉挛

8. 关于阿司匹林体内过程的描述，正确的是（　　）
   - A. 与血浆蛋白结合率比较低
   - B. 口服 1g 以上剂量，按零级动力学消除
   - C. 不易进入关节腔及脑脊液
   - D. 酸性尿液中排出速度快于碱性尿液
   - E. 阿司匹林在肠液中解离增多，易于吸收

9. 儿童因病毒感染引起发热，在使用非甾体类抗炎药时，应首选（　　）
   - A. 吲哚美辛
   - B. 布洛芬
   - C. 尼美舒利
   - D. 塞来昔布
   - E. 对乙酰氨基酚

10. 非甾体类抗炎药在临床上的解热特点是（　　）
    - A. 仅降低发热患者的体温
    - B. 对因治疗效果佳
    - C. 仅影响产热过程，不影响散热过程
    - D. 降温作用受环境的明显影响
    - E. 以上都不对

11. 阿司匹林临床应用于（　　）
    - A. 癌症晚期疼痛
    - B. 创伤性疼痛
    - C. 急性风湿和类风湿关节炎
    - D. 术后疼痛
    - E. 胃肠痉挛

12. 阿司匹林用于防治静脉血栓形成时应选用（　　）
    - A. 大剂量
    - B. 任何剂量
    - C. 剂量越大越好
    - D. 小剂量
    - E. 先大剂量达到有效剂量，再维持剂量

13. 阿司匹林预防血栓生成的机制是（　　）
    - A. 诱发血小板释放 ADP
    - B. 小剂量抑制血小板中的环氧酶，减少 TXA₂ 的合成
    - C. 大剂量抑制 PGI₂ 生成
    - D. 抑制 TXA₂ 合成酶
    - E. 促进花生四烯酸的释放

14. 短暂性脑缺血发作应用阿司匹林治疗的目的是（　　）
    - A. 改善神经功能的缺失
    - B. 增加缺血再灌注
    - C. 预防复发
    - D. 减少动脉局部血管痉挛
    - E. 增加侧支循环的恢复

15. 不属于阿司匹林禁忌证的是（　　）
    - A. 哮喘患者
    - B. 血友病
    - C. 病毒感染发热儿童
    - D. 预防心肌梗死

E. 胃溃疡

16. 阿司匹林引起的过敏反应，下列叙述错误的是（　　）
    A. 抗原抗体反应为基础的过敏反应
    B. 促进白三烯等过敏物质合成增多
    C. 抑制 PG 合成有关
    D. 少数患者可出现荨麻疹、血管神经性水肿、过敏性休克
    E. 哮喘和慢性荨麻疹患者禁用

17. 与阿司匹林无关的不良反应是（　　）
    A. 凝血障碍　　　　　B. 心律失常
    C. 诱发或加重胃溃疡　D. 过敏反应
    E. 水杨酸反应

18. 下列药物能够预防阿司匹林诱发凝血障碍的是（　　）
    A. 维生素 A　　B. 叶酸　　C. 维生素 C
    D. 维生素 K　　E. 维生素 E

19. 阿司匹林引起严重水杨酸反应的急救措施（　　）
    A. 静脉滴注碳酸氢钠溶液
    B. 静脉注射氯化铵溶液
    C. 静脉注射尼可刹米
    D. 静脉注射肾上腺素
    E. 静脉注射苯巴比妥

20. 在临床上对乙酰氨基酚的作用特点是（　　）
    A. 解热镇痛作用强，抗炎抗风湿作用强，不良反应多
    B. 解热镇痛作用弱，抗炎抗风湿作用强，不良反应少
    C. 解热镇痛作用强，抗炎抗风湿作用弱，不良反应多
    D. 解热镇痛作用强，抗炎抗风湿作用弱，不良反应少
    E. 解热镇痛作用弱，抗炎抗风湿作用弱，不良反应少

21. 罗非昔布的作用特点正确的是（　　）
    A. 口服首过效应大
    B. 选择性抑制 COX-2
    C. 胃肠道反应大
    D. 无抗炎、抗风湿作用
    E. 易诱发再生障碍性贫血

（二）多项选择题

22. 阿司匹林解热作用的特点是（　　）
    A. 直接抑制下丘脑体温调节中枢，使产热减少
    B. 抑制病原体产生内毒素

C. 降低机体的基础代谢率
    D. 作用部位在体温调节中枢
    E. 抑制中枢 PG 的生物合成

23. 关于叙述解热镇痛抗炎药的镇痛机制和特点，不正确的是（　　）
    A. 激动中枢阿片受体
    B. 抑制外周前列腺素的合成
    C. 减少花生四烯酸释放
    D. 可产生欣快感和依赖性
    E. 对临床常见的慢性钝痛有较好效果

24. 阿司匹林的不良反应有（　　）
    A. 中枢神经系统反应
    B. 胃肠道反应
    C. 荨麻疹、血管神经性水肿等过敏反应
    D. 水杨酸反应
    E. 溶血性贫血

25. 如何避免阿司匹林诱发的胃溃疡和胃出血（　　）
    A. 饭后服用　　　　　B. 同时服用华法林
    C. 与奥美拉唑合用　　D. 与酸奶同服
    E. 同时服用米索前列醇

26. 下列哪些不是阿司匹林预防血栓形成的机制（　　）
    A. 减少机体血小板的数量
    B. 激活抗凝血酶原
    C. 增加维生素 K 在机体的作用
    D. 低浓度抑制血小板环氧酶，减少血栓素 A_2 的生成
    E. 抑制血栓素合成酶

27. 阿司匹林的水杨酸反应临床表现不包括（　　）
    A. 心力衰竭　　　　　B. 直立性低血压
    C. 呼吸困难　　　　　D. 头痛、眩晕
    E. 听力、视力减退

28. 关于"阿司匹林哮喘"的叙述不正确的是（　　）
    A. 与抑制 PG 的生物合成有关
    B. 抑制脂氧酶活性
    C. 促进 5-HT 生成增多
    D. 可作用于支气管平滑肌 β_2 受体
    E. 白三烯等内源性物质生成增多

29. 保泰松抗炎、抗风湿作用很强，但是在临床上不作为抗风湿的首选药物是因为（　　）
    A. 血浆蛋白结合率太高，体内消除减慢
    B. 口服吸收慢
    C. 长期使用会导致骨髓抑制
    D. 不良反应多且严重
    E. 易水钠潴留，造成水肿

30. 下列选项中对吲哚美辛描述正确的是（　　）
    A. 不良反应多且发生率高

B. 几乎不会发生阿司匹林哮喘

C. 抗炎、镇痛、解热作用比阿司匹林弱

D. 可用于治疗癌性发热和其他药物疗效不佳的发热

E. 为最强的 PG 合成酶抑制药之一

二、判断题

1. 解热镇痛抗炎药解热作用的主要机制是抑制外周 PG 降解。

2. 小剂量阿司匹林能抑制血小板中环加氧酶，同时对血管内皮中的环加氧酶抑制作用也明显。

3. 保泰松的解热镇痛作用强，抗炎作用弱，不良反应较多。

4. 苯胺类对乙酰氨基酚解热镇痛抗炎抗风湿作用较强，不良反应少而轻微，可以替代阿司匹林在临床上广泛使用。

5. 阿司匹林引起胃出血和诱发胃溃疡的原因是抑制血小板聚集和凝血过程。

6. 吲哚美辛对 COX-1 和 COX-2 都有强大的抑制作用，是最强的 PG 合成酶抑制剂之一。

7. 尼美舒利是非选择性 COX 抑制药，多用于类风湿关节炎及上呼吸道感染的发热，且不良反应较少，作用时间长，在临床上可用于儿童。

8. 布洛芬的抗炎、解热镇痛作用和阿司匹林近似，但是抑制血小板聚集的作用较弱，故可用于有凝血障碍患者。

三、填空题

1. 解热镇痛抗炎药可通过抑制_____，减少_____的生成，从而达到解热镇痛抗炎的作用。

2. 阿司匹林的不良反应有_____、_____、_____、_____、瑞夷综合征及_____。

3. 解救阿司匹林急性中毒可采取的措施是静脉滴注_____，加速药物排泄。

4. 阿司匹林哮喘产生的原因是_____，用拟_____治疗无效。

5. 吲哚美辛的不良反应包括_____、_____、_____和_____。

四、名词解释

1. aspirin induced asthma　　2. salicylism reaction

3. Reye's syndrome

五、问答题

1. 比较解热镇痛抗炎药与镇痛药的镇痛机制、不良反应等方面有何不同？

2. 在临床上阿司匹林和氯丙嗪都可以降低体温，试比较两者对体温影响的特点。

六、案例分析题

患者，女性，59 岁，1 周前不明原因出现上腹胀痛，呈阵发性，以剑突下为主，伴解黑便 2 次，量约 30ml。患者因心房纤颤一直服用华法林进行抗凝治疗。最近由于发热、头痛，全身肌肉酸痛故自行到药店购买阿司匹林服用。今晨感头昏、眼花，伴呕血，家人急忙送至我院就诊。

体格检查：T 36.5℃，P 92 次/分，R 18 次/分，BP 96/71mmHg，表情痛苦，面容急性，神志清醒，皮肤黏膜无黄染，眼结膜苍白，面色苍白。

诊断：①上消化道出血；②失血性贫血。

问题：1. 患者出现上消化道出血的原因是什么？

2. 服用阿司匹林时该采取哪些措施以减少其胃肠道反应？

3. 该药在临床上还有哪些其他不良反应？防治措施如何？

【参考答案】

一、选择题

（一）单项选择题：1-5: DAACD；6-10: CCBEA；11-15: CDBCD；16-20: ABDAD；21. B

（二）多项选择题：22. DE；23. ACD；24. BCD；25. ACE；26. ABCE；27. ABC；28. BCD；29. CD；30. ADE

二、判断题

1. 错误。解热镇痛抗炎药解热作用的机制是抑制中枢 PG 合成。

2. 错误。小剂量的阿司匹林对血小板中的环氧酶敏感，抑制该酶活性，减少血栓素的生成，从而抑制血小板聚集，有预防血栓形成的作用。但是，只有大剂量阿司匹林才对血管壁中的环氧酶抑制作用明显，导致抗血小板聚集的作用减弱，能促进血栓形成的作用。

3. 错误。保泰松抗炎抗风湿作用强而解热镇痛作用弱，在临床上主要用于治疗风湿性和类风湿关节炎、活动性风湿脊椎炎等，但并不作为首选药物使用的原因是不良反应多且严重。

4. 错误。苯胺类对乙酰氨基酚解热镇痛作用较强，但抗炎抗风湿作用较弱，过量可引起肝坏死。

5. 错误。阿司匹林引起胃出血和诱发胃溃疡的原因是对胃黏膜的刺激，同时抑制合成 PG。

6. 正确。

7. 错误。尼美舒利是属于选择性 COX-2 抑制药，可能会导致肝损伤及多器官衰竭，所以儿童慎用。

8. 错误。布洛芬抗炎、解热镇痛作用和阿司匹林近似，但是抑制血小板聚集的作用较弱，能延长出血时间，故有凝血障碍患者禁忌。

三、填空题

1. 环氧酶；前列腺素
2. 胃肠道反应；凝血障碍；水杨酸反应；过敏反应；对肾脏的影响
3. 碳酸氢钠
4. 抑制 PG 合成，使白三烯等物质增多；肾上腺素药
5. 中枢神经系统反应；胃肠道反应；造血系统反应；过敏反应

四、名词解释

1. 阿司匹林哮喘: 某些哮喘患者服用阿司匹林或

五、问答题

其他解热镇痛药后可诱发哮喘，称为"阿司匹林哮喘"，它不是以抗原-抗体反应为基础的过敏反应而是因为抑制 PG 合成，使白三烯生成增多，引起支气管平滑肌痉挛而导致哮喘。肾上腺素对此病无效，可用糖皮质激素和抗组胺药治疗。

2. 水杨酸反应: 阿司匹林剂量过大时可导致中毒，表现为头痛、头晕、恶心、呕吐、耳鸣、听力和视力下降。严重者可出现高热、脱水、惊厥、意识模糊或昏迷、酸碱平衡失调甚至精神紊乱，总称为水杨酸反应。

3. 瑞夷综合征: 在儿童感染病毒性疾病如流感、水痘、麻疹等时使用阿司匹林退热，偶尔可引起急性肝脂肪变性-脑病综合征，表现为严重的肝功能衰竭和合并脑病，称为瑞夷综合征，虽少见，但可致死，需对儿童或青少年慎用。

1. 比较解热镇痛抗炎药与镇痛药的镇痛机制、不良反应等方面有何不同?

	吗啡	阿司匹林
特点、不良反应	强大。锐痛、钝痛均有效。伴镇静、致欣快、呼吸抑制等作用。久用有成瘾性	中等。仅对钝痛有效。无中枢副作用。久用无成瘾性
机制、部位	激动中枢阿片受体，作用部位主要在中枢	抑制局部前列腺素合成，作用部位主要在外周
应用	短期用于其他镇痛药无效的急性锐痛	广泛用于各种慢性轻、中度钝痛

2. 在临床上阿司匹林和氯丙嗪都可以降低体温，试比较两者对体温影响的特点。

　　阿司匹林与氯丙嗪对体温的影响特点如下:

　　（1）氯丙嗪对正常人体与发热患者均可使体温下降，体温下降和环境温度关系密切;而阿司匹林仅仅使发热患者体温降至正常水平。

　　（2）氯丙嗪抑制下丘脑体温调节中枢，使体温调节功能失灵，因而体温升降随环境温度改变;阿司匹林抑制中枢神经系统中的 PG 合成酶，减少 PG 合成，发挥散热作用，使得患者体温下降，而对体温正常者无影响。

　　（3）氯丙嗪用于低温麻醉、人工冬眠、中毒性高热;阿司匹林用于感冒发热、关节炎症时发热。

六、案例分析题

1. 患者出现上消化道出血的原因:华法林属于抗凝药，而阿司匹林能直接刺激胃黏膜，并且抑制 COX-1 活性和干扰 PGs 的合成，因而减弱对胃肠黏膜的保护作用，除此之外阿司匹林能引起凝血障碍而导致出血倾向，综上原因最后损伤胃黏膜，导致出血。

2. 防治措施:①饭后服用;②使用肠溶片;③与米索前列醇或质子泵抑制剂同服可减轻胃肠道反应。

3. 其他不良反应及防治措施:①水杨酸反应，当使用剂量过大时可出现头痛、眩晕、恶心、呕吐、耳鸣、视力及听力减退，总称为水杨酸反应，严重者可出现脱水、酸碱平衡失调，甚至精神错乱。严重中毒应立即静脉滴注碳酸氢钠碱化尿液，加速排出。②过敏反应，少数患者可出现荨麻疹、血管神经性水肿、过敏性休克、阿司匹林哮喘。可用抗组胺药和糖皮质激素治疗。③凝血障碍，严重肝病或有出血倾向的疾病，如血友病患者、产妇禁用，如需手术患者，手术前 1 周应停用，同时可以用维生素 K 预防出血倾向的发生。④瑞夷综合征，在儿童感染病毒性疾病和发热时使用阿司匹林，偶可引起急性肝损伤-脑病综合征，以肝衰竭合并脑病为突出表现。病毒感染儿童不宜使用阿司匹林，可用对乙酰氨基酚代替。

4 心血管系统药理

4.20 作用于心血管离子通道的药物——钙通道阻滞药

一、选择题

（一）单项选择题

1. 下列药物对脑血管有选择性扩张作用的是
（ ）
   A. 地尔硫䓬 B. 尼莫地平 C. 维拉帕米
   D. 尼群地平 E. 氨氯地平
2. 钙通道阻滞药的药理作用不包括（ ）
   A. 在降低血压的同时也明显降低肾血流量
   B. 负性肌力作用
   C. 能稳定红细胞膜和血小板膜
   D. 能明显舒张动脉
   E. 抗动脉粥样硬化
3. 属于二氢吡啶类钙通道阻滞药的药物是（ ）
   A. 地尔硫䓬 B. 氟桂利嗪 C. 维拉帕米
   D. 硝苯地平 E. 普尼拉明
4. 关于硝苯地平的药理作用，叙述正确的是
（ ）
   A. 抗心律失常作用较强
   B. 舒张外周血管
   C. 对心脏抑制作用较强
   D. 可使心率减慢
   E. 选择性扩张脑血管作用
5. 维拉帕米在临床上不宜用于治疗（ ）
   A. 室上性心动过速   B. 心房扑动
   C. 心绞痛   D. 心房颤动
   E. 慢性心功能不全
6. 下列药物中治疗变异型心绞痛较好的药物（ ）
   A. 普萘洛尔 B. 硝苯地平 C. 维拉帕米
   D. 尼莫地平 E. 氟桂利嗪
7. 下列哪组药物可用于治疗脑血栓形成及脑栓
塞（ ）
   A. 维拉帕米+尼莫地平
   B. 地尔硫䓬+硝苯地平
   C. 尼莫地平+氟桂利嗪
   D. 尼莫地平+地尔硫䓬
   E. 维拉帕米+氟桂利嗪
8. 对于钙通道阻滞药治疗高血压的叙述中，正
确的是（ ）

A. 具有冠心病的高血压患者，宜选用维拉帕米
B. 对伴有快速型心律失常者宜选用尼莫地平
C. 伴有脑血栓形成或者脑栓塞患者，选用硝
苯地平为宜
D. 上述药物不能单独使用，必须与其他药物
合用治疗高血压
E. 二氢吡啶类可用于严重高血压，特别是并
发心源性哮喘的高血压危象患者
9. 钙通道阻滞药的禁忌证正确的是（ ）
   A. 动脉粥样硬化   B. 高血压危象
   C. 支气管哮喘   D. 重度房室传导阻滞
   E. 外周血管痉挛性疾病

（二）多项选择题

10. 钙通道阻滞药对心脏的药理作用包括（ ）
    A. 加快房室传导
    B. 降低心肌收缩性
    C. 使得心肌兴奋-收缩脱偶联
    D. 减少心肌耗氧量
    E. 保护缺血心肌
11. 钙通道阻滞药的心脏外作用包括（ ）
    A. 降低细胞内胆固醇水平
    B. 扩张支气管平滑肌
    C. 抑制血小板聚集
    D. 增加红细胞的变形能力
    E. 抗动脉粥样硬化
12. 硝苯地平的不良反应包括（ ）
    A. 心悸   B. 眩晕   C. 颜面潮红
    D. 心绞痛   E. 偏头痛

二、判断题

1. 钙通道阻滞药除了对心脏作用外，还包括抗
动脉粥样硬化、抑制血小板聚集及促进内分
泌腺的分泌等作用。
2. 钙通道阻滞药治疗室上性心动过速的心律失常
有良好的效果，其中以硝苯地平作用较明显。
3. 在钙通道阻滞药治疗心绞痛时，与硝苯地平
比较，维拉帕米更易引起反射性心率加快。
4. 硝苯地平和维拉帕米作用比较，除了对房室
传导抑制作用的强弱之外，还在对心率影响

5. 对于高血压患者，二氢吡啶类在降低血压的同时，能降低肾血流量，故不能用于伴肾功能障碍的高血压。

三、填空题

1. 钙通道阻滞药主要在临床上治疗____、____、和____。
2. 能明显舒张脑血管，增加脑血流的钙通道阻滞药有_____、_____。
3. 能使心率减慢的钙通道阻滞药是_____，在

钙通道阻滞药中扩张血管作用最强的是_____。
4. 钙通道的三种功能状态分别是___、___和___。
5. 钙通道阻滞药能造成严重的不良反应包括_____、_____、_____和_____等。

四、问答题

1. 简述钙通道阻滞药的分类。
2. 简述钙通道阻滞药的药理作用。

【参考答案】

一、选择题

（一）单项选择题：1-5：BADBE；6-9：BCED
（二）多项选择题：10. BCDE；11. ABCDE；
　　　　12. ABC

二、判断题

1. 错误。钙通道阻滞药的作用包括抑制血小板聚集、舒张支气管平滑肌、增加红细胞的变形能力及抗动脉粥样硬化，但是并不能促进内分泌腺的分泌。
2. 错误。硝苯地平在扩张血管平滑肌后能反射性加快心率，故不用于治疗心律失常。
3. 错误。硝苯地平能舒张血管平滑肌降低血压，但是使交感神经活性反射性增高，心率加快。
4. 正确。
5. 错误。二氢吡啶类药物在降低血压的同时，能明显增加肾血流量，但对肾小球滤过率作用影响小，故可在临床上用于肾功能障碍的高血压。

三、填空题

1. 高血压；心绞痛；心律失常；脑血管疾病
2. 尼莫地平；氟桂利嗪
3. 维拉帕米；硝苯地平
4. 静息态；开放态（激活态）；失活态
5. 低血压；心动过缓；房室传导阻滞；心功能

抑制

四、问答题

1. 简述钙通道阻滞药的分类。

根据药物对钙通道的选择性分为两类：①选择性钙拮抗药：a. 苯烷胺类，维拉帕米、噻帕米等。b. 二氢吡啶类，硝苯地平、尼莫地平、氨氯地平、尼群地平等。c. 地尔硫草类，地尔硫草、克仑硫草等。②非选择性钙拮抗药：普尼拉明、卡罗维林、氟桂利嗪等。

2. 简述钙通道阻滞药的药理作用。

（1）对心脏的作用：负性肌力作用、负性频率对缺血心肌的保护作用和抗心肌肥厚作用。

（2）对平滑肌的作用：血管平滑肌舒张及其他平滑肌如支气管平滑肌、胃肠道、输尿管及子宫平滑肌也有松弛作用。

（3）抗动脉粥样硬化作用。

（4）对红细胞和血小板的影响：增加红细胞膜的稳定性，抑制血小板活化。

（5）对肾脏的影响：增加肾血流和改善肾脏肥厚。

（6）对内分泌的影响：减少多种内分泌激素的分泌。

4.21　抗心律失常药

一、选择题

（一）单项选择题

1. 在下列选项中，不属于奎尼丁药理作用的是（　）
　A. 钠通道阻滞剂　B. 阻断外周血管α受体
　C. 拟胆碱作用　　D. 广谱抗心律失常药
　E. 降低自律性
2. 关于奎尼丁在治疗心律失常作用的描述中，

正确的是（　）
　A. 减慢传导，使单向阻滞转变为双向阻滞
　B. 促进邻近细胞 ERP 的不均一性
　C. 使正常窦房结自律性降低明显
　D. 缩短心房、心室肌和浦肯野纤维的动作电位和有效不应期
　E. 增加膜反应性，延长 ERP

3. 奎尼丁在临床上对下列哪种心律失常无效（　）
   A. 心房颤动　　　　B. 室性期前收缩
   C. 室上性心动过速　D. 窦性心动过速
   E. 心房扑动

4. 在下列叙述中，对普鲁卡因胺描述正确的是（　）
   A. 抑制房室结以上传导为主
   B. 能降低浦肯野纤维的自律性
   C. 有较强的抗胆碱和抗 α 受体作用
   D. 对房性心律失常作用优于奎尼丁
   E. 属于 Ⅱ 类抗心律失常药

5. 在下列药物中不能以口服给药方式治疗心律失常是（　）
   A. 普鲁卡因胺　B. 苯妥英钠　C. 胺碘酮
   D. 维拉帕米　　E. 利多卡因

6. 利多卡因可以作为下列哪种心律失常的首选药物（　）
   A. 心肌梗死患者的室性期前收缩
   B. 室上性心动过速
   C. 心房颤动
   D. 窦性心动过速
   E. 心房扑动

7. 当强心苷中毒引起的室性期前收缩，临床上通常首选苯妥英钠，其机制是（　）
   A. 延长 ADP，减慢房室传导
   B. 延长 ADP 和 ERP
   C. 降低浦肯野纤维的自律性，加快房室传导
   D. 抑制心房、心室和浦肯野纤维的传导
   E. 减慢房室传导，加快浦肯野纤维传导

8. 普萘洛尔在抗心律失常的作用中，下列叙述哪一项是错误的（　）
   A. 竞争性阻断心肌 β 受体
   B. 治疗量延长浦肯野纤维 ADP 和 ERP
   C. 降低窦房结、心房和浦肯野纤维的自律性
   D. 抑制 Na^+ 内流，具有膜稳定作用
   E. 减慢浦肯野纤维传导

9. 胺碘酮抗心律失常的机制是（　）
   A. 缩短 APD 和 ERP，阻滞 Ca^{2+} 内流
   B. 延长 APD 和 ERP，阻滞 Na^+ 内流
   C. 延长 ADP 和 ERP，促进 K^+ 外流
   D. 缩短 APD 和 ERP，阻断 β 受体
   E. 缩短 ADP 和 ERP，阻断 α 受体

10. 关于维拉帕米的描述中，正确的是（　）
    A. 用于心绞痛合并房室传导阻滞
    B. 对钾通道和钙通道有不同程度的抑制
    C. 对窦房结及房室结传导无明显影响

D. 对室性心律失常疗效较好
E. 高血压合并室上性心动过速

（二）多项选择题

11. 在下列药物中，通过抑制钠通道来抗心律失常的药物有（　）
    A. 普罗帕酮　B. 胺碘酮　C. 美托洛尔
    D. 奎尼丁　　E. 苯妥英钠

12. 奎尼丁可能会引起的不良反应包括（　）
    A. 金鸡纳反应　　　B. 奎尼丁晕厥或猝死
    C. 皮疹等过敏反应　D. 凝血障碍
    E. 甲状腺功能降低

13. 对于下列抗心律失常药能引起的不良反应的叙述中，哪些是正确的（　）
    A. 奎尼丁能引起金鸡纳反应
    B. 普鲁卡因胺可引起红斑性狼疮样综合征
    C. 苯妥英钠可引起甲状腺功能障碍
    D. 普萘洛尔可引起间质性肺炎或肺纤维化
    E. 利多卡因可有神经系统症状、呼吸抑制或心搏骤停

14. 下列关于利多卡因的叙述，不正确的包括（　）
    A. 适合强心苷中毒等引起的室性心律失常
    B. 主要作用于浦肯野纤维和心室肌细胞，对心房几乎无作用
    C. 对心肌缺血部位的传导加快
    D. 治疗心律失常时口服最安全
    E. 延长浦肯野纤维及心室肌的 APD 和 ERP

15. 关于苯妥英钠抗心律失常的描述，哪些是正确的（　）
    A. 与强心苷竞争 Na^+，K^+-ATP 酶
    B. 能抑制强心苷中毒所致后除极触发活动
    C. 改善强心苷所抑制的房室传导
    D. 具有抗癫痫作用
    E. 可引起低血压、心动过缓、呼吸抑制等

16. 在下列药物中可以对心房颤动有治疗作用的药物有（　）
    A. 普罗帕酮　B. 维拉帕米　　C. 奎尼丁
    D. 利多卡因　E. 普萘洛尔

二、判断题

1. 应用奎尼丁治疗心房颤动时常合用强心苷，因为后者可提高奎尼丁在心脏的血药浓度。
2. 奎尼丁晕厥或猝死抢救可用阿托品、异丙肾上腺素和补钾等措施。
3. 普罗帕酮能降低浦肯野纤维自律性，缩短 ADP 和 ERP，且首过效应强，故在临床上只能静注治疗心房颤动的预激综合征等心律失常。
4. 氟卡尼导致心律失常发生率较高，故临床上

主要用于顽固性心律失常。

5. 普萘洛尔适合治疗室上性心律失常，是因为它可以延长房室结 ADP 及减慢传导作用。

三、填空题

1. 抗心律失常药物的基本电生理作用为_____、_____、_____和_____、_____。
2. 在治疗心房颤动或心房扑动时，因为奎尼丁有___作用，故通常和___合用，以免___过快。
3. 利多卡因抗心律失常的作用主要是阻断_____，促进_____。
4. 普罗帕酮属于_____类药物，除了能强度阻滞_____之外，还有轻度的_____和_____。
5. 禁用于房室传导阻滞或慢性阻塞性支气管患者的抗心律失常药为_____。
6. 胺碘酮可能引起除心脏外的不良反应有_____、_____、_____和_____。

四、名词解释

1. reentrant excitation   2. chichonic reaction

五、问答题

1. 在临床上常见的抗心律失常药物有几类？分别列举出一个代表药物。
2. 在 I 类抗心律失常药物中哪些可选用来治疗心房颤动、心房扑动及室上性心动过速？室性心律失常又可选用哪些药物进行治疗？
3. 对于下列各种心律失常请分别选择适合的抗心律失常药物治疗。
   A. 急性前壁心肌梗死并发室性心动过速
   B. 阵发性室上性心动过速
   C. 情绪激动或甲状腺功能亢进所致的室性心动过速
   D. 伴发心动过速和心房颤动的预激综合征

【参考答案】

一、选择题

（一）单项选择题：1-5：CADBE；6-10：ACBBE
（二）多项选择题：11. ADE；12. ABC；13. ABE；
14. CDE；15. ABCDE；16. ABCE

二、判断题

1. 错误。应用奎尼丁治疗心房颤动时常合用强心苷，因为后者能抑制房室传导以免心室率过快，否则可能会因为奎尼丁的抗胆碱作用和 α 受体阻断作用使血管扩张而反射性兴奋心脏，使心室率加快，甚至产生心室颤动。
2. 错误。奎尼丁晕厥或猝死抢救时需要使用乳酸钠，能提高血液 pH，促进 K^+ 进入细胞内，降低血钾浓度，减少 K^+ 对心肌的不利影响。
3. 错误。普罗帕酮降低浦肯野纤维自律性，但是延长 ADP 和 ERP，可以口服治疗室上性和室性心律失常伴发心动过速和心房颤动的预激综合征，静脉注射可终止心房颤动和室性心动过速的发作。
4. 正确。
5. 错误。能明显延长房室结 ERP 及减慢传导作用，是普萘洛尔适合治疗室上性心律失常的作用基础。

三、填空题

1. 降低自律性；减少后除极与触发活动；改变传导性；终止或取消折返激动；延长有效不应期
2. 抗胆碱作用；强心苷或钙通道阻滞药；心室率
3. 钠离子内流；钾离子外流
4. I_C 类；钠通道；肾上腺素受体阻断；钙通道阻滞作用
5. 普萘洛尔
6. 甲状腺功能紊乱；胃肠道反应；角膜黄褐色微粒沉着；间质性肺炎或肺纤维化

四、名词解释

1. **折返激动**：指一次冲动下传后，又可顺着另一环形通路折回再次兴奋原已经兴奋过的心肌，是引起快速型心律失常的重要机制之一。
2. **金鸡纳反应**：使用奎尼丁治疗心律失常时，用药初期，常见恶心、呕吐、腹痛、腹泻等胃肠道反应，久用之后，可出现头痛、头晕、耳鸣、听力丧失、视觉障碍、谵妄等，总称为"金鸡纳反应"。

五、问答题

1. **在临床上常见的抗心律失常药物有几类？分别列举出一个代表药物。**

    常见抗心律失常药物共有四类。① I 类：钠通道阻滞药，阻滞钠通道药分为 I_A、I_B、I_C 三个亚类。I_A 类适度阻滞钠通道，如奎尼丁、普鲁卡因胺；I_B 类轻度阻滞钠通道，如利多卡因、苯妥英钠；I_C 类重度（明显）阻滞钠通道，如普罗帕酮等。② II 类：β 受体阻断药，如普萘洛尔、美托洛尔。③ III 类：延长动作电位时程药，如胺碘酮。④ IV 类：钙通道阻滞药，如维拉帕米。

2. **在 I 类抗心律失常药物中哪些可用来治疗心房颤动、心房扑动及室上性心动过速？室性**

心律失常又可选用哪些药物进行治疗？

在Ⅰ类抗心律失常药物中可选用奎尼丁、普罗帕酮来治疗心房颤动、心房扑动及室上性心动过速。室性心律失常可选用利多卡因、普鲁卡因胺、苯妥英钠药物进行治疗。

4.22　利　尿　药

一、选择题

（一）单项选择题

1. 呋塞米不适合用于下列哪项病症（　）
   A. 急性肾衰竭　　　B. 慢性心功能不全
   C. 肾性水肿　　　　D. 低血钾
   E. 急性肺水

2. 急性肺水肿可选用下列何种药物（　）
   A. 螺内酯　　B. 氨苯蝶啶　　C. 氢氯噻嗪
   D. 吲达帕胺　　E. 呋塞米

3. 噻嗪类利尿药的作用靶位是（　）
   A. 近曲小管　　　　B. 髓袢降支细段
   C. 髓袢升支粗段
   D. 髓袢升支粗段皮质部和远曲小管近端
   E. 集合管

4. 与肾上腺皮质功能有关的利尿药是（　）
   A. 乙酰唑胺　　B. 呋塞米　　C. 螺内酯
   D. 氨苯蝶啶　　E. 氢氯噻嗪

5. 作用部位主要在髓袢升支粗段髓质部位和皮质部位的利尿药是（　）
   A. 吲达帕胺　　B. 乙酰唑胺　　C. 螺内酯
   D. 呋塞米　　E. 甘露醇

6. 下列哪项不属于噻嗪类的作用（　）
   A. 升高血糖　　B. 降低血压　　C. 升高尿酸
   D. 抑制碳酸苷酶　　E. 降低血脂

7. 伴有糖尿病的水肿患者，最好不选用下列何药（　）
   A. 氨苯蝶啶　　B. 氢氯噻嗪　　C. 螺内酯
   D. 乙酰唑胺　　E. 布美他尼

8. 对呋塞米的疗效评价，下列哪项不对（　）
   A. 排钠的效能比氢氯噻嗪高
   B. 增加肾血流量
   C. 不易蓄积中毒
   D. 引起低氯性碱中毒
   E. 排钠的效价比氢氯噻嗪高

9. 下列哪项是螺内酯的适应证（　）
   A. 高血压　　B. 肺水肿　　C. 脑水肿
   D. 尿崩症　　E. 醛固酮增高的水肿

10. 氨苯蝶啶通常引起的不良反应是（　）

A. 血小板增多　　B. 低血糖　　C. 高血钾
D. 低氯性碱中毒　　E. 高血钙

11. 痛风患者不宜选的药物是（　）
    A. 氢氯噻嗪　　B. 螺内酯　　C. 氨苯蝶啶
    D. 呋塞米　　E. 甘露醇

12. 对各种原因引起的脑水肿，通常考虑选择（　）
    A. 甘露醇　　B. 呋塞米　　C. 布美他尼
    D. 乙酰唑胺　　E. 吲达帕胺

13. 治疗肝性水肿，首选药物是（　）
    A. 呋塞米　　B. 布美他尼　　C. 氨苯蝶啶
    D. 乙酰唑胺　　E. 吲达帕胺

（二）多项选择题

14. 下列何项是呋塞米的不良反应（　）
    A. 低血钾　　B. 低血氯　　C. 碱中毒
    D. 酸中毒　　E. 听力下降

15. 氢氯噻嗪可用于治疗下列哪些病症（　）
    A. 高血压　　B. 脑水肿　　C. 肺水肿
    D. 尿崩症　　E. 痛风

16. 由于具有耳毒性不良反应，不能与链霉素合用的药物是（　）
    A. 布美他尼　　B. 呋塞米　　C. 依他尼酸
    D. 氢氯噻嗪　　E. 螺内酯

17. 甘露醇的适应证有（　）
    A. 高血压　　B. 脑水肿　　C. 尿崩症
    D. 青光眼　　E. 急性肾衰竭

18. 急慢性肾衰竭不能选择的药物有（　）
    A. 乙酰唑胺　　B. 呋塞米　　C. 螺内酯
    D. 吲达帕胺　　E. 氢氯噻嗪

二、判断题

1. 利尿药就是同时排出 Na^+、K^+、Cl^- 的药物。

2. 氢氯噻嗪有利尿作用，也有抗利尿作用，可以治疗尿崩症。

3. 甘露醇适用于治疗脑水肿。

4. 氢氯噻嗪常作为高血压的基础降压药。

5. 呋塞米和甘露醇合用治疗脑水肿疗效并不好。

6. 氢氯噻嗪可以导致高脂血症和加重糖尿病。

7. 氢氯噻嗪可能诱发肝性脑病。

对于下列各种心律失常请分别选择适合的抗心律失常药物治疗。
   A. 利多卡因　　　　B. 维拉帕米
   C. 普萘洛尔　　　　D. 普罗帕酮

8. 螺内酯的作用依赖于体内醛固酮水平。
9. 氨苯蝶啶的利尿作用不受醛固酮水平影响，不良反应可能有高血钾。
10. 甘露醇因有强大的利尿作用，所以可用于治疗脑水肿。

三、填空题

1. 强效利尿药临床主要用于_____、_____、_____和_____。
2. 脑水肿首选药是_____，还可以选择_____、_____。
3. 利尿药中，常用于轻中度高血压的是_____，用于急性肺水肿的是_____，用于肝性水肿的是_____。
4. 弱效、中效、高效三类利尿药分别作用过程中，有可能导致 K^+ 丢失的药物是_____和_____，能够保留 K^+ 的药物是_____。
5. 常用的脱水药包括_____、_____、_____。

四、名词解释

1. diuretics　　2. osmotic diuretics

五、问答题

1. 简述噻嗪类利尿药的药理作用及临床应用。
2. 简述甘露醇的临床应用。

六、案例分析题

患者，男性，60 岁，主诉"间断性腹胀三周"，既往有乙肝病史 10 年。诊断：肝硬化失代偿期，腹水。治疗用药：螺内酯片剂 20mg，每天 2 次，口服；呋塞米片剂 20mg，每天 1 次，口服。

问题：1. 该患者应用螺内酯、呋塞米的药理作用是什么？

2. 两药联合应用的目的是什么？

3. 哪些病症不宜使用螺内酯或呋塞米？

【参考答案】

一、选择题

（一）单项选择题：1-5：DEDCD；6-10：EBEEC；11-13：AAC

（二）多项选择题：14. ABCE；15. AD；16. ABC；17. BDE；18. ACDE

二、判断题

1. 错误。能作用于肾脏，增加以 Na^+ 和 Cl^- 为主的电解质和水排出的药物，临床主要用于治疗各型水肿。
2. 正确。
3. 正确。
4. 正确。
5. 错误。呋塞米是强效利尿药，甘露醇是脱水药，两药联合治疗脑水肿疗效更好。
6. 正确。
7. 正确。
8. 正确。
9. 正确。
10. 错误。甘露醇进入静脉，不易透过毛细血管进入组织，可迅速提高血浆渗透压，引起组织脱水，是治疗脑水肿的首选药。

三、填空题

1. 急性肺水肿；高钙血症；肾衰竭；加速毒物排泄
2. 甘露醇；山梨醇；呋塞米
3. 氢氯噻嗪；呋塞米；螺内酯
4. 高效利尿药；中效利尿药；弱效利尿药
5. 甘露醇；山梨醇；50%葡萄糖；尿素

四、名词解释

1. **利尿药**：是作用于肾脏，增加 Na^+ 和 Cl^- 为主的电解质和水的排出，临床用于治疗多种原因引起的水肿及部分非水肿性疾病。
2. **脱水药**：也称渗透性利尿药，由于本类药静脉给药后不易透过毛细血管进入组织，提高血浆渗透压，且经过肾小球滤过，不易被肾小管重吸收，不易被机体代谢，有很好的组织脱水作用，临床主要用于治疗脑水肿。

五、问答题

1. 简述噻嗪类利尿药的药理作用及临床应用。

①噻嗪类利尿药物的作用部位是远曲小管近端，通过抑制肾小管上皮细胞膜上的 Na^+-Cl^- 共同转运体，实现排钠、排氯、排水、排钾、排钙增加。②临床应用：水肿、高血压、尿崩症、高尿钙伴肾结石。

2. 简述甘露醇的临床应用。

甘露醇作为脱水药，临床主要用 20%的高渗溶液静脉给药，治疗脑水肿，降低颅内压；青光眼急性发作，术前需要降低眼压者；预防急性肾衰竭，尤其以肾衰竭伴低血压者疗效较好。

六、案例分析题

1. 螺内酯可以在远端肾小管上皮细胞膜上与醛固酮竞争受体，进而调控钠钾转运，促进

Na^+的排出，在肝性水肿患者，醛固酮水平较高，螺内酯是有效的药物。

　　呋塞米具有快速、高效的利尿作用，本例患者肝硬化失代偿期，有大量腹水，属于较严重的水肿病症，使用呋塞米有利于缓解症状。

　　2. 呋塞米是排钾利尿药，螺内酯为保钾利

尿药，两药合用有利于维持 K^+ 的平衡，不至于引起低血钾或高血钾。

　　3. 螺内酯禁用于肾功能不全、高血钾、磺酰脲类过敏；呋塞米不宜用于低血压、低血钾、低血钙、高尿酸血症。

4.23　治疗慢性心功能不全药

一、选择题

（一）单项选择题

1. 强心苷具有正性肌力作用的原因是（　　）
   A. 增加心肌细胞 ATP 合成
   B. 增加心肌细胞内 Ca^{2+} 浓度
   C. 缩短动作电位时间
   D. 提高细胞内 Na^+ 浓度
   E. 促进肌动蛋白合成
2. 强心苷主要用于治疗（　　）
   A. 高血压引起的慢性心功能不全
   B. 贫血引起的心功能不全
   C. 甲状腺功能亢进引起的心功能不全
   D. 室性心动过速
   E. 维生素 B_1 缺乏引起的心功能不全
3. 强心苷能降低心房纤颤患者心室率的原因是（　　）
   A. 降低心室肌自律性　　B. 降低心房自律性
   C. 改善心肌缺血　　　　D. 抑制迷走神经
   E. 兴奋迷走神经和抑制房室传导
4. 强心苷禁用于下列哪种病症（　　）
   A. 慢性心功能不全　　B. 心房扑动
   C. 心房颤动　　　　　D. 室性心动过速
   E. 阵发性室上性心动过速
5. 下列何药不宜用于慢性心功能不全（　　）
   A. 呋塞米　　　B. 硝普钠　　　C. 卡托普利
   D. 肾上腺素　　E. 地高辛
6. 强心苷使用最突出的问题是（　　）
   A. 肾损伤　　　B. 肝损伤　　C. 胃肠道反应
   D. 不宜口服　　E. 安全范围小
7. 下列哪一项是洋地黄不具有的（　　）
   A. 口服吸收达 90%以上
   B. 可分布于全身组织
   C. 主要经肝代谢
   D. 水溶性较低
   E. 多数代谢产物不需要经肾脏排泄
8. 下列何药适于治疗强心苷中毒引起的心动过缓或房室传导阻滞（　　）

A. 苯妥因钠　　B. 利多卡因　　C. 氯化钾
D. 阿托品　　　E. 维拉帕米
9. 下列哪项不是强心苷的作用（　　）
   A. 减慢房室传导
   B. 降低窦房结自律性
   C. 缩短心房有效不应期
   D. 降低浦肯野纤维自律性
   E. 延长房室结有效不应期
10. 临床口服最常用的强心苷制剂是（　　）
    A. 洋地黄毒苷　B. 地高辛　C. 毛花苷丙
    D. 毒毛花苷 K　E. 铃兰毒苷

（二）多项选择题

11. 下列治疗心功能不全的药物中，属于非正性肌力作用的药物是（　　）
    A. 米力农　　　　B. 地高辛　　C. 卡托普利
    D. 毒毛花苷 K　　E. 硝普钠
12. 强心苷的主要不良反应是（　　）
    A. 贫血　　　　B. 胃肠道反应　　C. 脱发
    D. 心脏毒性　　E. 视觉异常
13. 可能加重强心苷中毒的药物是（　　）
    A. 氢化可的松　B. 氢氯噻嗪　　C. 呋塞米
    D. 螺内酯　　　E. 氨苯蝶啶
14. 治疗量的强心苷可引起（　　）
    A. 心率减慢　　　　　　B. 心排血量增加
    C. 水肿减轻　　　　　　D. Q-T 间期缩短
    E. P-P 间期延长

二、判断题

1. 强心苷治疗心功能不全的药理学基础是正性肌力作用。
2. 强心苷治疗心房纤颤的药理学依据是增加房室结的隐匿性传导。
3. 心功能不全的治疗中，联合使用氢氯噻嗪是防治强心苷中毒的有效措施。
4. 一旦出现胃肠道反应、心律失常、黄绿视等需要立即停用强心苷。
5. Ang II 受体拮抗药物具有与 ACEI 相似的药理作用，可用于心功能不全。

6. 强心苷具有促进心肌细胞 Na^+-Ca^{2+}交换增加及肌质网释放钙离子增加的作用。

7. 强心苷对正常心脏的频率没有明显影响。

8. 大剂量强心苷可产生严重的心动过缓和不同程度的房室传导阻滞，这是治疗心房颤动和心房扑动的电生理机制。

9. 强心苷的给药方法有全效量和无负荷量的维持量给药。

10. ACEI 通过减少 Ang Ⅱ 和醛固酮的合成，逆转心肌和血管重构，改善心脏功能，缓解心力衰竭的症状。

11. RAAS 高度激活的患者使用 ACEI 后可能出现"首剂现象"。

12. 血管紧张素 Ⅱ 受体拮抗药临床应用类似 ACEI，并且不良反应发生率低，尤其适用于不能耐受咳嗽的患者。

13. 利尿药治疗 CHF 的药理学依据是通过排钠利尿减轻心脏前后负荷。

14. 利尿药治疗 CHF 最好与 ACEI 联合应用，以免出现肾素-血管紧张素-醛固酮系统激活的不良反应。

15. β 受体阻断药能抑制心肌收缩力，所以不能用于治疗 CHF。

16. β 受体阻断药对扩张型心肌病、高血压性心脏病、缺血性心脏病等所致的 CHF 有一定疗效。

17. 使用 β 受体阻断药治疗慢性心功能不全需要与其他抗心功能不全药物联合使用。

三、填空题

1. 治疗慢性心功能不全的正性肌力药物有＿＿＿、＿＿＿和＿＿＿。

2. 慢性心衰药物治疗的思路是＿＿＿、＿＿＿。

3. 临床可用于治疗强心苷中毒的药物有＿＿＿、＿＿＿、＿＿＿、＿＿＿。

4. 常用血管紧张素 Ⅱ 受体拮抗药有＿＿＿、＿＿＿、

＿＿＿。

5. 临床用于治疗 CHF 的 β 受体阻断药，通常选择＿＿＿、＿＿＿。

6. β 受体阻断药不能用于伴有＿＿＿、＿＿＿、＿＿＿、＿＿＿病症的心功能不全患者。

7. 通过口服给药的强心苷类药物有＿＿＿、＿＿＿，理由是＿＿＿。

8. 通过注射给药的强心苷类药物有＿＿＿、＿＿＿；理由是＿＿＿。

四、名词解释

1. positive inotropic drugs

2. fully effective dose

五、问答题

1. 简述哪些药物可以逆转慢性心功能不全时的心脏重构。

2. 试述强心苷影响慢性心力衰竭的心肌耗氧量的机制。

3. 简述血管扩张药治疗心力衰竭的作用机制。

4. 简述卡维地洛治疗心力衰竭的药理作用机制。

六、案例分析题

患者，女性，60 岁，因"活动后心慌、气促近一年"就诊体检：血压 180/110mmHg，心电图：心房颤动。

诊断：高血压性心脏病，心功能 2 级，心房颤动。

治疗：地高辛片，0.25mg×7 片，0.25mg，每天 1 次，口服。维拉帕米片，40mg×42 片，80mg，每天 3 次，口服。

问题：1. 解释处方开具地高辛和维拉帕米用于该患者的药理学依据。

2. 简述地高辛与维拉帕米两药联合应用的注意事项。

【参考答案】

一、选择题

（一）单项选择题：1-5：BAEDD；6-10：EBDDA

（二）多项选择题：11. CE；12. BDE；13. ABC；

14. ABCDE

二、判断题

1. 正确。

2. 正确。

3. 错误。强心苷抑制心肌细胞膜的 Na^+，K^+-ATP 酶，引起细胞内缺钾，导致异位节律点兴奋

性增加，氢氯噻嗪是排钾性利尿药，联合应用可能导致机体处于失钾状态，容易出现强心苷中毒。

4. 正确。

5. 正确。

6. 正确。

7. 正确。

8. 正确。

9. 正确。

10. 正确。

11. 正确。

12. 正确。

13. 正确。

14. 正确。

15. 错误。心力衰竭时，心排血量下降，交感神经长期反射性地活性增强，发挥代偿作用，加重了心脏负担，促使心肌重构，导致心力衰竭恶化，恰当使用 β 受体阻断药可以改善力衰竭症状。

16. 正确。

17. 正确。

三、填空题

1. 强心苷；拟交感神经药物；磷酸二酯酶 III 抑制剂

2. 加强心肌收缩力；减轻心脏负担

3. 利多卡因；阿托品；苯妥英钠；钾盐

4. 氯沙坦；缬沙坦；厄贝沙坦

5. 美托洛尔；卡维地洛

6. 哮喘；低血压；房室传导阻滞；心动过缓

7. 洋地黄毒苷；地高辛；两药的口服吸收率较高

8. 毛花苷 C；毒毛花苷 K；两药的口服吸收率较低

四、名词解释

1. 正性肌力药物：是能够加强心肌收缩力，用于充血性心力衰竭的药物。

2. 全效量：是洋地黄治疗慢性心功能不全使用的剂量，一般是在短期内多次用药，给予能充分发挥疗效而不导致中毒的剂量。

五、问答题

1. 简述哪些药物可以逆转慢性心功能不全时的心脏重构。

心脏重构是心脏损伤或血液动力学应急反应时出现的心脏大小、形状和功能发生变化，这样的变化可进一步激活神经激素-细胞因子，由此又加重心脏损伤，形成恶性循环。逆转心脏重构是治疗慢性心功能不全的重要环节，目前常用的药物包括：正性肌力药物；血管扩张药；β 受体阻断药；ACE I；Ang II 受体阻断药；醛固酮拮抗药和利尿药。

2. 试述强心苷影响慢性心力衰竭的心肌耗氧量的机制。

强心苷可使慢性心功能不全的心肌净耗氧量降低。作用机制包括：①增加衰竭心脏排血量，致使心腔内残留血量减少，室壁张力降低，耗氧量明显降低；②强心苷使心排血量增加的同时，反射性兴奋迷走神经，增加心肌对迷走神经的敏感性，兴奋脑干副交感神经中枢，抑制窦房结引起心率减慢，耗氧量明显降低，足以抵消因心力衰竭导致心排血减少，反射性交感神经活性增强，心率加快引起的耗氧量增加。

3. 简述血管扩张药治疗心力衰竭的作用机制。

血管扩张药通过扩张小静脉或小动脉，减轻心力衰竭的心脏负担，实现缓解症状。①扩张小动脉：降低外周阻力，减轻心脏后负荷，增加心排血量；②扩张小静脉：回心血量减少，降低了左室舒张末压，减轻心脏前负荷；③改善左室舒张期顺应性；④均衡扩张血管，有利于改善心力衰竭时的症状。

4. 简述卡维地洛治疗心力衰竭的药理作用机制。

卡维地洛为 β 受体阻断药，可以改善心力衰竭时由于长期交感神经活性增高加重的心脏负担，导致的 CHF 恶化。药理作用机制包括：①阻断心脏 β_1 受体，使心率减慢，心肌收缩力减弱，心肌耗氧量减少；②上调心肌 β 受体数目，恢复受体敏感性；③阻断肾小球旁细胞的 β_1 受体，减少肾素释放，抑制肾素-血管紧张素-醛固酮系统功能，血管得以扩张；④防治和逆转由 Ang II 和醛固酮介导的心肌和血管重构，有利于心功能改善。

六、案例分析题

1. 案例显示，该患者患有高血压性心脏病，已出现慢性心功能不全症状，并有心律失常（心房颤动），地高辛为强心苷类药物，能增强心肌收缩力，改善心功能不全的症状，同时，由于兴奋迷走神经和对房室结的直接作用，减慢房室传导，增加房室结中的隐匿性传导，保护心室免受过多房性冲动的影响，因此对改善心房颤动有利。维拉帕米是钙通道阻滞药物，对心脏的选择性较强，对窦房结及房室结的作用明显，能降低窦房结自律性、减慢窦房结和房室结的传导，并延长其不应期，对心房颤动能通过减慢房室结传导而降低心室率。

2. 地高辛与维拉帕米合用能协同改善心房颤动的症状，但是由于维拉帕米因其血浆蛋白结合率较高，同时，能抑制地高辛经肾小管分泌，减少消除，使地高辛的稳态血浆药物浓度升高 60%～80%，引起缓慢型心律失常，因此，两药合用时，地高辛的用量宜减少 1/3～1/2。

4.24 抗高血压药物

一、选择题

(一) 单项选择题

1. 长期使用可能导致低血钾的药物是（　）
   - A. 可乐定　　　B. 硝苯地平　　C. 哌唑嗪
   - D. 普萘洛尔　　E. 氢氯噻嗪
2. 适用于心率快、高肾素高血压患者药物是（　）
   - A. 硝苯地平　　B. 普萘洛尔　　C. 可乐定
   - D. 肼屈嗪　　　E. 卡托普利
3. 伴有消化性溃疡的高血压患者不宜使用（　）
   - A. 哌唑嗪　　　B. 可乐定　　　C. 普萘洛尔
   - D. 卡托普利　　E. 利血平
4. 久用可引起血锌降低的药物是（　）
   - A. 利血平　　　B. 维拉帕米　　C. 普萘洛尔
   - D. 卡托普利　　E. 氢氯噻嗪
5. 下列哪项不属于利尿降压药物的优点（　）
   - A. 降压作用温和
   - B. 口服有效
   - C. 不引起脂代谢紊乱
   - D. 长期用很少产生耐受性
   - E. 不良反应轻
6. 高血压伴脑血管疾病的患者可选用（　）
   - A. 尼莫地平　　B. 硝苯地平　　C. 维拉帕米
   - D. 地尔硫草　　E. 普萘洛尔
7. 高血压伴肾功能不全的患者宜选用（　）
   - A. 普萘洛尔　　B. 利血平　　　C. 卡托普利
   - D. 胍乙啶　　　E. 肼屈嗪
8. 高血压伴有糖尿病的患者不宜选用（　）
   - A. 氢氯噻嗪　　B. 硝普钠　　　C. 可乐定
   - D. 利血平　　　E. 卡托普利
9. 卡托普利的主要作用机制是（　）
   - A. 直接扩张血管
   - B. 抑制血管紧张素Ⅱ的生成
   - C. 抑制肾素生成
   - D. 抑制神经末梢释放去甲肾上腺素
   - E. 对抗血管紧张素
10. 氯沙坦不同于卡托普利药理作用的是（　）
   - A. 减少醛固酮释放
   - B. 不影响缓激肽的代谢
   - C. 防治心血管重构
   - D. 抑制循环中的 RAAS
   - E. 抑制局部组织中的 RAAS
11. 长期用药突然停药，最易引起心动过速的药物是（　）
   - A. 肼屈嗪　　　B. 卡托普利　　C. 利血平

12. 硝苯地平降压时，伴随的特点，下列哪项正确（　）
   - A. 心率不变　　　B. 血糖升高
   - C. 心排血量下降　D. 肾血流量降低
   - E. 血浆肾素活性增高
13. 高血压治疗目的和原则，下列除外（　）
   - A. 根据高血压程度选择药物
   - B. 用药过程不需要调整剂量
   - C. 减少致死性并发症
   - D. 控制血压于正常水平
   - E. 根据并发症选药
14. 氯沙坦的抗高血压机制是（　）
   - A. 抑制肾素活性
   - B. 抑制血管紧张素转换酶活性
   - C. 抑制醛固酮活性
   - D. 抑制血管紧张素Ⅰ的形成
   - E. 阻断血管紧张素受体
15. 下列哪项叙述不符合卡托普利（　）
   - A. 可引起刺激性干咳
   - B. 降低外周血管阻力
   - C. 可增加醛固酮释放
   - D. 氢氯噻嗪可加强降压作用
   - E. 可用于其他药物无效的高血压
16. 长期应用氢氯噻嗪的降压作用机制是（　）
   - A. 降低血浆肾素活性
   - B. 排钠利尿，减少血容量
   - C. 增加血浆肾素
   - D. 减少血管平滑肌细胞内的钠离子
   - E. 抑制醛固酮分泌
17. 卡托普利的不良反应没有下列哪项（　）
   - A. 血管神经性水肿　B. 高血钾
   - C. 刺激性咳嗽　　　D. 肾功能损害
   - E. 血糖升高
18. 最易引起"首剂现象"的药物是（　）
   - A. 哌唑嗪　　　B. 氨氯地平　　C. 米诺地尔
   - D. 拉贝诺尔　　E. 普萘诺尔
19. 长期使用可能引起抑郁症的药物是（　）
   - A. 普萘诺尔　　B. 氢氯噻嗪　　C. 卡托普利
   - D. 利血平　　　E. 硝苯地平
20. 硝普钠不用于（　）
   - A. 伴有肾功能不全的高血压
   - B. 伴有急性心肌梗死的高血压
   - C. 高血压危象
   - D. 高血压脑病

   - D. 普萘诺尔　　E. 哌唑嗪

E. 难治性心力衰竭

21. 具有中枢降压作用的药物是（　）
    A. 肼屈嗪　　B. 硝苯地平　　C. 可乐定
    D. 卡托普利　E. 普萘诺尔

22. 遇光易失效，必须避光保存和使用的药物是（　）
    A. 硝普钠　　B. ACEI　C. 硝苯地平
    D. 维拉帕米　E. 硝酸甘油

23. 可激动咪唑啉受体的降压药是（　）
    A. 尼群地平　B. 硝苯地平　C. 卡托普利
    D. 可乐定　　E. 阿替洛尔

24. 高血压危象伴有慢性肾衰竭的患者，宜选用（　）
    A. 可乐定　　B. 氢氯噻嗪　C. 硝苯地平
    D. 螺内酯　　E. 呋塞米

25. 下列何药兼有增加高密度脂蛋白的作用（　）
    A. 普萘洛尔　B. 肼屈嗪　　C. 米诺地尔
    D. 氢氯噻嗪　E. 哌唑嗪

26. 兼有镇痛作用的药物是（　）
    A. 氢氯噻嗪　B. 硝苯地平　C. 哌唑嗪
    D. 可乐定　　E. 普萘诺尔

27. 高血压的治疗原则不包括（　）
    A. 有效治疗与终身治疗　B. 保护靶器官
    C. 个体化治疗　　　　　D. 平稳降压
    E. 血压降至正常后立即停药

（二）多项选择题

28. 伴有潜在性糖尿病的高血压患者不宜用下列哪些药物（　）
    A. 氢氯噻嗪　B. 普萘洛尔　　C. 哌唑嗪
    D. 卡托普利　E. 依那普利

29. 能引起心率加快的抗高血压药物是（　）
    A. 硝苯地平　B. 卡托普利　　C. 哌唑嗪
    D. 氢氯噻嗪　E. 肼屈嗪

30. 可作为基础降压药的药物是（　）
    A. 氢氯噻嗪　B. 硝酸甘油　　C. 硝普钠
    D. 维拉帕米　E. 普萘诺尔

31. 伴有心力衰竭的高血压宜选用（　）
    A. 普萘诺尔　B. 利血平　　C. 氢氯噻嗪
    D. 哌唑嗪　　E. 卡托普利

32. 可以影响脂质或葡萄糖代谢的抗高血压药物是（　）
    A. 哌唑嗪　　B. 卡托普利　C. 普萘诺尔
    D. 硝苯地平　E. 氢氯噻嗪

33. 合理应用抗高血压药物的原则包括（　）
    A. 根据病情特点选药　B. 可以联合用药

C. 避免降压过快　　　D. 个体化给药
    E. 根据高血压程度选药

34. 直接作用于血管平滑肌的药物是（　）
    A. 硝普钠　　B. 硝苯地平　　C. 肼屈嗪
    D. 哌唑嗪　　E. 可乐定

35. 普萘诺尔的降压机制可能是（　）
    A. 中枢性降压
    B. 减少肾素释放
    C. 抑制交感神经末梢释放递质
    D. 直接舒张血管
    E. 降低血容量

二、判断题

1. 治疗高血压危象时首选硝普钠。
2. 伴有哮喘的高血压患者不宜选用氢氯噻嗪。
3. 抗高血压药物的使用时间一般是血压下降稳定一周即可停药。
4. 硝苯地平可以用于治疗高血压。
5. 卡托普利用药期间可能会出现咳嗽。
6. 静脉注射大量可乐定可以引起血压短暂升高。
7. 长期应用氢氯噻嗪可以引起低血压。
8. 支气管哮喘患者不宜选普萘诺尔。
9. 哌唑嗪通过直接扩张血管发挥降压作用。
10. 伴有缺血性心脏病的高血压患者应慎用硝苯地平。
11. 氯沙坦适用于不同年龄的高血压患者。
12. 氯沙坦不良反应发生率明显高于卡托普利。
13. 阿替洛尔降压机制与普萘洛尔相同，降压持续时间长。
14. 轻度高血压患者血压升高，虽然不稳定也应该立即用药。
15. 高血压患者使用降压药物宜从小剂量开始，逐步增量，达到满意效果后改维持量巩固疗效。
16. 高血压的药物治疗需要根据患者年龄、性别、种族、病情程度等因素考虑选药。
17. 高血压合并心力衰竭，宜选用哌唑嗪和普萘洛尔。
18. 高血压合并心动过速，可以选用β受体阻断药。
19. 高血压合并糖尿病，宜选用 ACE 抑制剂，不宜选氢氯噻嗪。
20. 老年高血压应避免使用能引起直立性低血压的药物。
21. 老年人不宜选择可乐定，否则可能导致认知障碍。
22. 吲达帕胺属于非噻嗪类利尿药，可用于轻、中度高血压。
23. 卡托普利不适用于合并糖尿病及胰岛素抵

抗的高血压患者。

24. 长期使用卡托普利可能出现味觉异常和刺激性干咳。

25. 硝苯地平对各型高血压均有降压作用，用于轻、中、重度高血压。

26. 氨氯地平与硝苯地平作用相似，但是氨氯地平的降压作用起效快。

27. 哌唑嗪的不良反应常表现为严重直立性低血压、眩晕、晕厥。

三、填空题

1. 主要通过直接松弛小动脉平滑肌的降压药是_____，对小动脉和小静脉都能直接松弛的降压药物是_____。

2. 伴有心绞痛的高血压患者宜选用_____或_____。

3. 目前临床常用的一线抗高血压药物的类别有_____、_____、_____和_____。

4. 高血压合并心力衰竭或支气管哮喘者，宜用_____或_____。

5. 属于抑制 ACE 的降压药物有___、___和___。

6. 普萘诺尔阻断_____，哌唑嗪阻断_____发挥药理作用。

7. 噻嗪类药物降压的机制可能因长期排钠而降低血管平滑肌细胞内___浓度，通过_____交换机制，使胞内_____浓度降低。

8. 长期使用噻嗪类药物，可导致 K^+ 排出_____，血糖_____，血脂_____。

9. ACE 抑制剂不仅能降压，还能_____心肌重构，降低心肌_____，改善心功能。

10. AT_1 受体阻断药降压作用_____，不良反应_____，耐受性_____。

11. 卡托普利能_____收缩压，_____舒张压，_____胰岛素抵抗。

12. 卡托普利应在_____h 服用，因_____。

13. 依那普利降压作用___、___，所以，每日给药___次，长期使用，改善_____和逆转_____。

14. 硝苯地平降压作用_____，对正常血压者_____，降压时患者心率_____。

四、名词解释

1. antihypertensive   2. the first dose effects

五、问答题

1. 试述抗高血压药物合理应用的基本原则。

2. 试述一线抗高血压药物按作用机制可分为哪几类。

3. 试述哌唑嗪的作用机制和临床用途。

4. 噻嗪类的降压机制是什么？

5. 简述普萘洛尔的降压机制。

6. 简述新型抗高血压药物的类别。

六、案例分析题

患者，男性，60 岁，高血压病史 10 年，自述常气促，步行长距离时明显，偶有头痛，自服对乙酰氨基酚后缓解。拒绝低盐饮食。用药史：氨苯蝶啶 37.5mg，口服，每天 1 次，氢氯噻嗪 25mg，口服，每天 1 次。体检：BP 168/92mmHg，HR 76 次/分，RR 16 次/分，T 37℃，体重 95kg，身高 175cm，心率正常，律齐，心音正常，无杂音。心电图显示正常窦性心律，超声心动图显示轻度左心室肥厚，射血分数 45%。诊断：原发性高血压，未控制。

问题：1. 分析该患者高血压未能得到控制可能的原因。

2. 哪些药物可以控制该患者的高血压？（列出药物类别及代表药名称）

【参考答案】

一、选择题

（一）单项选择题：1-5：EBEDC；6-10：ACABB；11-15：DEBEC；16-20：DEADA；21-25：CADEE；26-27：DE

（二）多项选择题：28. AB；29. AE；30. AE；31. CDE；32. ACE；33. ABCDE；34. AC；35. ABC

二、判断题

1. 正确。

2. 错误。氢氯噻嗪为利尿降压药，对哮喘患者没有影响。普萘洛尔阻断支气管平滑肌 β_2 受体，致使支气管收缩痉挛，诱发或加重哮喘。

3. 错误。目前还不能根治高血压，高血压药物治疗的目标是保护靶器官，减少并发症，降低死亡率。一旦使用抗高血压药物，需要终身用药，个体化给药，结合高血压程度及是否合并症情况选药。

4. 正确。

5. 正确。

6. 正确。

7. 正确。

8. 正确。

9. 错误。哌唑嗪通过阻断血管 α_1 受体，进而扩张血管，降低血管阻力，降低血压。

10. 正确。

11. 正确。

12. 错误。氯沙坦的不良反应发生率明显低于卡托普利。

13. 正确。

14. 错误。轻度高血压患者血压升高且不稳定者，一般先不用药物治疗，可采用体育活动、控制体重、低盐、低脂肪饮食等措施。

15. 正确。

16. 正确。

17. 错误。高血压合并心力衰竭，不宜选用普萘洛尔，否则因普萘洛尔阻断心脏 β_1 受体，加重心力衰竭。

18. 正确。

19. 正确。

20. 正确。

21. 正确。

22. 正确。

23. 错误。卡普普利能防止或延缓高血压并发糖尿病性肾病进展，尤其适用于合并有糖尿病及胰岛素抵抗的高血压患者。

24. 正确。

25. 正确。

26. 错误。氨氯地平与硝苯地平的作用相似，但是选择血管作用更明显，降压作用起效缓慢，每日一次，能在 24h 内较好地控制血压。

27. 正确。

三、填空题

1. 肼屈嗪；硝普钠

2. 普萘洛尔；维拉帕米

3. 利尿药；钙拮抗药；肾上腺素受体阻断药；血管紧张素系统抑制药

4. 利尿药；哌唑嗪

5. 卡托普利；依那普利；雷米普利

6. β 受体；α_1 受体

7. Na^+；Na^+-Ca^{2+}；Ca^{2+}

8. 增多；升高；增加

9. 逆转；重量

10. 强；轻；好

11. 降低；降低；改善

12. 餐前 1；食物能影响卡托普利的吸收

13. 强；持久；1；大动脉顺应性；左室肥厚

14. 强；影响不明显；反射性增快

四、名词解释

1. **抗高血压药物**：能够降低血压，用于治疗高血压病的药物。

2. **首剂效应**：首次使用哌唑嗪，因药物阻断 α_1 受体，使小静脉舒张，回心血量减少，引起严重的直立性低血压，患者出现眩晕、心悸、晕厥等现象。

五、问答题

1. 试述抗高血压药物合理应用的基本原则。

①有效治疗及终身治疗，使用切实降压的药物，不能随意停药；②根据高血压程度选用药物，根据病情程度选择 WHO 推荐的一线降压药物，轻症者，使用单药、中、重度高血压考虑二联或三联用药；③根据患者的并发症选用药物，避免因药物不良反应加重对并发症的影响及降压疗效；④联合用药，以提高疗效及减少不良反应，增加对靶器官的保护；⑤平稳降压，药物宜从小剂量开始逐步增量，避免降压过快造成的重要器官灌流不足，出现靶器官损伤；⑥个体化治疗，考虑药物代谢酶呈现多态性等现象，用药需要根据患者年龄、性别及种族和病情综合考虑用药。

2. 试述一线抗高血压药物按作用机制可分为哪几类？

①肾素-血管紧张素系统抑制药，如 ACE 抑制药卡托普利；AT_1 受体阻断剂；②钙通道阻滞药；硝苯地平；③利尿药物：氢氯噻嗪、吲达帕胺；④肾上腺素受体阻断药物：β 受体阻断药普萘洛尔，α_1 受体阻断药哌唑嗪。

3. 试述哌唑嗪的作用机制和临床用途。

哌唑嗪高度选择性阻断突触后膜 α_1 受体，扩张容量血管和阻力血管，降低外周阻力，减少回心血量，使血压下降。

临床用于轻度至重度高血压，重度高血压需要与其他降压药合用。

4. 噻嗪类的降压机制是什么？

用药初期，排钠利尿，细胞外液和血容量减少而降压；长期用药，排钠，使细胞内 Na^+ 减少，钠钙交换机制，使细胞内 Ca^{2+} 减少，血管平滑肌舒张；细胞内 Ca^{2+} 减少，血管平滑肌对缩血管物质敏感性降低，有道动脉壁产生扩血管物质。

5. 简述普萘洛尔的降压机制。

①阻断心脏 β_1 受体；②阻断中枢兴奋性神经元 β 受体；③阻断外周突触前膜 β 受体；④阻断肾小球球旁细胞的 β 受体好交感神经兴奋导致的肾素释放。

6. 简述新型抗高血压药物的类别。

钾通道开放药物，如吡那地尔；前列腺素合成促进药：沙克太宁；肾素抑制药：依那克林；5-HT受体阻断药：酮色林；内皮素受体阻断药：波生坦。

六、案例分析题

1. 高血压形成的原因有多种，多与生活方式有关，该患者高血压病史 10 年，用药史提示，患者使用中效利尿药氢氯噻嗪治疗高血压，为配合长期应用氢氯噻嗪可能带来的低血钾，同时使用了弱效保钾利尿药氨苯蝶啶。由于患者拒绝低盐饮食，可能体内摄钠增多干扰了排钠利尿药物的降压作用。

2. 体检提示血压较高，心电图提示，该患者有轻度左心室肥厚，说明高血压并发靶器官心脏出现一定损伤，考虑应用有利于保护靶器官的血管紧张素转换酶抑制药卡托普利或长效钙拮抗剂氨氯地平或加用 AT_1 受体阻断药氯沙坦。

4.25　抗心绞痛药物

一、选择题

（一）单项选择题

1. 下列关于硝酸甘油的论述，错误的是（　）
   A. 降低左心室舒张末期压力
   B. 舒张冠状血管侧支血管
   C. 扩张容量血管
   D. 改善心内膜供血作用较差
   E. 能降低心肌耗氧量

2. 硝酸异山梨酯与硝酸甘油比较，其作用持久的原因是（　）
   A. 硝酸异山梨酯体内不被代谢
   B. 硝酸异山梨酯肝肠循环量大
   C. 硝酸异山梨酯排泄慢
   D. 硝酸异山梨酯代谢物仍具有抗心绞痛作用
   E. 以上都不是

3. 普萘洛尔、维拉帕米的共同禁忌证是（　）
   A. 轻、中度高血压
   B. 变异型心绞痛
   C. 强心苷中毒时心律失常
   D. 甲亢伴有窦性心动过速
   E. 严重心功能不全

4. 普萘洛尔、硝酸甘油、硝苯地平治疗心绞痛的共同作用是（　）
   A. 减慢心率　　　　B. 缩小心室容积
   C. 扩张冠状动脉　　D. 降低心肌氧耗量
   E. 抑制心肌收缩力

5. 硝酸甘油用于防治心绞痛时，下列哪种给药途径不能应用（　）
   A. 口服　　　　　　B. 软膏涂于皮肤上
   C. 雾化吸入　　　　D. 直肠
   E. 舌下含化

6. 普萘洛尔不宜用于下列哪种疾病（　）
   A. 甲状腺功能亢进
   B. 阵发性室上性心动过速

C. 原发性高血压
   D. 稳定型心绞痛
   E. 变异型心绞痛

7. 变异型心绞痛可首选（　）
   A. 硝酸甘油　　B. 硝苯地平　　C. 硝普钠
   D. 维拉帕米　　E. 普萘洛尔

8. 临床最常用的硝酸酯类药物是（　）
   A. 硝酸异山梨酯　　　B. 硝酸甘油
   C. 单硝酸异山梨酯　　D. 戊四硝酯
   E. 亚硝酸异戊酯

9. 硝酸酯类舒张血管的机制是（　）
   A. 直接松弛血管平滑肌
   B. 阻断 α 受体
   C. 在平滑肌细胞及血管内皮细胞中产生 NO
   D. 阻滞钙通道
   E. 阻断血管平滑肌 β_2 受体

10. 关于硝酸甘油的叙述哪项是不正确的（　）
    A. 扩张动脉血管，降低心脏后负荷
    B. 扩张静脉血管，降低心脏前负荷
    C. 加快心率，增加心肌收缩力
    D. 降低室壁张力及耗氧量
    E. 减慢心率，减弱心肌收缩力

11. 变异型心绞痛患者不宜应用（　）
    A. 硝酸甘油　B. 普萘洛尔　C. 维拉帕米
    D. 硝苯地平　E. 硝酸异山梨酯

12. 硝酸甘油与普萘洛尔合用治疗心绞痛的共同药理基础是（　）
    A. 减慢心率　　　　　B. 抑制心肌收缩力
    C. 降低心肌耗氧量　　D. 缩小心室容积
    E. 缩短射血时间

13. 普萘洛尔治疗心绞痛的缺点是（　）
    A. 抑制心肌收缩性，增大心室容积
    B. 降低心肌耗氧量
    C. 改善缺血区血流供应

D. 增加冠状动脉的灌流时间

E. 促进氧自血红蛋白的解离

14. 对伴有心律失常的心绞痛患者最好选用（　　）

A. 硝酸甘油　　　　B. 普萘洛尔

C. 硝酸异山梨酯　　D. 单硝酸异山梨酯

E. 硝苯地平

15. 对冠状血管无直接扩张作用的抗心绞痛药是（　　）

A. 硝苯地平　B. 维拉帕米　C. 普萘洛尔

D. 硝酸甘油　E. 硝酸异山梨酯

16. 钙拮抗药治疗心绞痛下列叙述哪项不正确（　　）

A. 减慢心率　　　　B. 减弱心肌收缩力

C. 改善缺血区的供血　D. 增加室壁张力

E. 扩张小动脉而降低后负荷

17. 关于硝酸酯类的叙述中错误的是（　　）

A. 通过释放 NO 来发挥扩血管效应

B. 硝酸异山梨酯的代谢物仍然具有活性

C. 剂量不当可由于血压下降过度而引起反射性交感神经兴奋

D. 舌下含化可避免口服后的首过效应

E. 连续用药不产生耐受性

18. 硝酸甘油对于下列哪类血管的扩张作用最弱（　　）

A. 小动脉

B. 小静脉

C. 冠状动脉的侧支血管

D. 冠状动脉的输送血管

E. 冠状动脉的小阻力血管

19. 阵发性室上性心动过速并发变异型心绞痛，宜采用下述哪种药物治疗（　　）

A. 维拉帕米　　　　B. 奎尼丁

C. 普鲁卡因胺　　　D. 利多卡因

E. 普萘洛尔

20. 硝酸甘油没有下列哪一种作用（　　）

A. 扩张容量血管

B. 减少回心血量

C. 增加心率

D. 增加心室壁张力

E. 降低心肌耗氧量

21. 对心脏有抑制作用而无 β 受体阻断作用的抗心绞痛药是（　　）

A. 硝酸甘油　B. 普萘洛尔　C. 维拉帕米

D. 利多卡因　E. 硝酸异山梨酯

22. 患者，女性，55 岁，由于过度兴奋而突发心绞痛，请问服用下列哪种药物效果最好（　　）

A. 口服盐酸普鲁卡因胺

B. 舌下含服硝酸甘油

C. 注射盐酸利多卡因

D. 口服硫酸奎尼丁

E. 注射苯妥英钠

23. 普萘洛尔没有下列哪一项作用（　　）

A. 减低心肌耗氧量

B. 减慢心率

C. 减弱心肌收缩力

D. 降低室壁张力

E. 改善缺血区的供血

24. 关于硝酸酯类药物作用的叙述，错误的是（　　）

A. 扩张容量血管降低心肌前负荷

B. 改善缺血区的供血

C. 重新分配冠状动脉血流量

D. 增加心率

E. 增加室壁张力

25. 普萘洛尔不具有下列哪项作用（　　）

A. 降低心肌耗氧量

B. 降低室壁张力

C. 改善缺血区的供血

D. 减慢心率

E. 减弱心肌收缩力

（二）多项选择题

26. 通过释放 NO 而发挥效应的药物是（　　）

A. 硝苯地平　B. 硝酸甘油　C. 硝普钠

D. 硝酸异山梨酯　E. 硝西泮

27. Nifedipine 的临床适应证有（　　）

A. 稳定型心绞痛　　　B. 高血压

C. 变异型心绞痛　　　D. 胆绞痛

E. 脑血管病

28. 伴有心力衰竭的心绞痛患者不宜选用（　　）

A. 硝酸甘油　B. 普萘洛尔　C. 维拉帕米

D. 地尔硫䓬　E. 硝酸异山梨酯

29. 硝酸甘油与普萘洛尔合用于心绞痛是因为（　　）

A. 协同降低心肌耗氧量

B. 两药均可扩张冠状动脉

C. 普萘洛尔可取消硝酸甘油引起的心率加快

D. 硝酸甘油可缩小普萘洛尔引起的心室容积扩大

E. 普萘洛尔收缩外周血管作用可被硝酸甘油拮抗

30. 普萘洛尔抗心绞痛的作用机制为（　　）

A. 扩张外周血管，降低心脏负荷

B. 减慢心率，减少心肌耗氧量

C. 减弱心肌收缩力，降低耗氧量

D. 促进氧自血红蛋白的解离增加心肌的供氧

E. 延长舒张期，促进血流从心外膜流向易缺血区的心内膜

31. 钙拮抗剂抗心绞痛的作用机制为（　）

A. 减慢心率

B. 松弛血管平滑肌

C. 降低心肌收缩性

D. 增加冠状动脉流量

E. 增加室壁张力

32. 硝酸甘油可治疗（　）

A. 变异型心绞痛

B. 不稳定型心绞痛

C. 稳定型心绞痛

D. 顽固性心力衰竭

E. 急性心肌梗死

33. 加快心率的药物有（　）

A. 硝苯地平　B. 维拉帕米　C. 地尔硫草

D. 硝酸甘油　E. 普萘洛尔

二、判断题

1. 硝酸甘油降低左心室舒张末期压，舒张心外膜血管及侧支血管，使血液易从心外膜区域向心内膜下缺血区流动，从而增加缺血区的血流量。

2. 变异型心绞痛首选 β 受体阻断药。

3. 钙拮抗药可防止缺血心肌细胞钙离子超负荷，避免心肌坏死。

4. 长期应用 β 受体阻断药可使受体上调，如突然停药，可引起原病情加重，长期用药者应逐渐减量后停药。

5. 伴有心力衰竭的心绞痛患者可选用硝酸甘油药物抗心绞痛。

6. 口服硝酸甘油易被胃肠道破坏，宜舌下含服。

7. 连续应用硝酸甘油可出现耐受性，宜采用间歇给药法，开始用药时应采用最小有效剂量。

8. 硝酸甘油对不稳定型、稳定型及变异型心绞痛都有效。

9. 硝酸甘油口服给药易吸收，故可采取口服给药方式来治疗心绞痛。

10. 硝酸甘油抗心绞痛的主要机制是扩张动脉和静脉，降低心肌耗氧量；扩张冠状动脉和侧支血管，改善局部缺血。

11. 钙通道阻滞药不能逆转高血压所致的心室肥厚。

12. 硝苯地平对稳定型心绞痛治疗受限的原因是能增加心肌的耗氧量。

13. 普萘洛尔对脂代谢有影响，因此不用于有高血脂的患者。

14. 硝酸异山梨酯与硝酸甘油作用相比较弱，属于长效硝酸酯类，舌下含服，起效稍慢于硝酸甘油，但作用持续时间持久。

15. 稳定型心绞痛的首选治疗药是硝酸甘油。

16. 普萘洛尔、硝酸甘油、硝苯地平治疗心绞痛的共同作用是降低心肌氧耗量。

三、填空题

1. 硝酸酯类抗心绞痛药有____、____和____。

2. 常用抗心绞痛药有____、____、____三类。每类的代表药分别是____、____、____。

3. 硝酸甘油舒张血管的机制是在平滑肌细胞和血管内皮细胞产生____，在血管平滑肌细胞中激活____，增加细胞内____含量，降低胞质中____浓度而松弛平滑肌。

4. 硝苯地平不宜用于____心绞痛，普萘洛尔不宜用于____心绞痛。

5. 硝酸甘油连续应用产生耐受性的原因与____耗竭有关，可防止硝酸甘油产生耐受性的药物有____、____。

6. 抗心绞痛药物一般可通过____、____、____三个环节发挥疗效。

7. 决定心肌耗氧量的主要因素有____、____、____。

8. 心绞痛可以分为____、____、____三种类型。

9. 硝酸甘油的给药途径包括____、____、____、____。

10. 普萘洛尔不宜用于变异型心绞痛，因为___。

四、简答题

1. 简述硝酸酯类与普萘洛尔联合应用的抗心绞痛作用基础。

2. 简述普萘洛尔抗心绞痛的机制及不利因素。

3. 简述钙拮抗药抗心绞痛的作用机制及常用药物。

4. 简述硝酸甘油的药理作用及对血流动力学的影响。

5. 常用于抗心绞痛钙拮抗药有哪些？临床应用时应如何选择？

五、案例分析题

患者，女性，68 岁，工人。

主诉：胸痛反复发作两年，1h 前复发。

现病史：患者有高血压史 14 年。两年前开始，做剧烈活动后感心前区疼痛。发病初期，停止活动休息后胸痛可自然缓解。但发病一年后，

需舌下含服硝酸甘油或速效救心丸等药物胸痛才能缓解。今晨大便时，突发心前区剧烈疼痛伴胸闷、憋气，胸痛向左肩背部及左上肢放射，舌下含服速效救心丸无明显缓解。

体格检查：脸色苍白，面容痛苦。皮肤潮湿、呼吸急促。心率 96 次/分，血压 160/100mmHg，ECG 提示 ST 段抬高。

诊断：①高血压；②冠状动脉粥样硬化性心脏病；③心绞痛。

医嘱为：普萘洛尔片，10mg×9，用法：10mg，tid，po；硝酸异山梨酯片，5mg×9，用法：5mg，tid，po。

问题：1. 为什么舌下含服硝酸甘油可以缓解症状？

2. 入院后，此联合用药是否合理，为什么？

【参考答案】

一、选择题

（一）单项选择题：1-5：DDEDA；6-10：EBBCE；11-15：BCABC；16-20：DEEAD；21-25：CBDEB

（二）多项选择题：26. BCD；27. ABC；28. BCD；29. ACD；30. BCDE；31. ABCD；32. ABCDE；33. AD

二、判断题

1. 正确。
2. 错误。
3. 正确。
4. 正确。
5. 正确。
6. 正确。
7. 正确。
8. 正确。
9. 错误。
10. 正确。
11. 错误。钙拮抗药和吲达帕胺也是可以逆转左心室肥厚的，但是比较单一，心室重构不单单包括心室增厚，还有大小、形状等的变化。
12. 正确。
13. 错误。
14. 正确。
15. 错误。稳定型心绞痛的首选治疗药是 β 受体阻断药。
16. 正确。

三、填空题

1. 硝酸甘油；硝酸异山梨酯；单硝酸异山梨酯
2. 硝酸酯类；β 受体阻断药；钙拮抗药；硝酸甘油；普萘洛尔；地尔硫䓬
3. NO；鸟苷酸环化酶；cGMP；Ca^{2+}
4. 不稳定型；变异型
5. 巯基；卡托普利；甲硫氨酸
6. 增加冠状动脉供血；舒张动、静脉；降低前、后负荷
7. 室壁肌张力；心率；心室收缩力
8. 劳累性；自发性；混合性
9. 静脉滴注；口腔喷雾；经皮给药；舌下含服
10. 冠状动脉 $β_2$ 受体阻断后，α 受体占优势，易致冠脉收缩导致病情恶化

四、简答题

1. 简述硝酸酯类与普萘洛尔联合应用的抗心绞痛作用基础。

两药联合应用可产生协同作用，硝酸酯类可通过扩张小动脉和小静脉，减少回心血量，心室容积缩小，室壁张力及外用阻力下降，心肌耗氧量减少。普萘洛尔通过抑制心肌收缩力，减慢心率，降低心肌耗氧量，故可产生协同作用。但硝酸酯类有反射性引起心率加快的缺点，普萘洛尔有引起心室增大和射血时间延长的不足。两药联合用药又可相互取长补短，普萘洛尔可取消硝酸甘油引起的反射性心率加快；而硝酸甘油可缩小普萘洛尔引起的心室容积扩大和射血时间延长。所以，联合应用可达到消除各自不良反应并协同降低心肌耗氧量，增强抗心绞痛作用的目的。但两者合用时应注意因两者均会降低动脉血压，故合用时二者的剂量应酌情减量。

2. 简述普萘洛尔抗心绞痛的机制及不利因素。

通过阻断 β 受体，抑制心脏活动，使心肌收缩力减弱，心率减慢，冠状动脉的灌流时间延长，降低心肌耗氧，改善缺血区的供血。此外，促进氧自血红蛋白的解离而增加组织供氧，也是其抗心绞痛机制之一。普萘洛尔可抑制心肌收缩性，增大心室容积，延长射血时间，相对增加耗氧量是其不利因素。

3. 简述钙拮抗药抗心绞痛的作用机制及常用药物。

通过阻滞血管平滑肌与心肌细胞的电压依赖性钙通道，抑制 Ca^{2+} 内流，使冠状血管扩张，增加冠状动脉血流量而改善缺血区的供血供氧；扩张外用血管，减轻心脏负荷，并抑制心肌收缩

性，减慢心率，从而降低心肌耗氧量，发挥抗心绞痛作用。常用药物有：硝苯地平、维拉帕米、地尔硫䓬、哌克昔林及普尼拉明。

4. 简述硝酸甘油的药理作用及对血流动力学的影响。

硝酸甘油可通过扩张小静脉，减少回心血量，降低室壁张力而降低心肌耗氧量；扩张小动脉，降低外周阻力，缩短射血时间而降低心肌耗氧量；扩张较大的冠状血管包括输送血管和侧支血管，而增加缺血区心肌供血和供氧，同时由于心室壁张力的降低，对垂直穿透心肌的冠状血管的机械性压迫减弱，而增加心内膜缺血区的供血。

5. 常用于抗心绞痛钙拮抗药有哪些？临床应用时应如何选择？

（1）常用于抗心绞痛的钙拮抗药有硝苯地平、维拉帕米和地尔硫䓬。

（2）选择药物：①变异型心绞痛，常选用硝苯地平，也常选用地尔硫䓬。选用硝苯地平时可与普萘洛尔合用，硝苯地平扩血管作用引起的反射性心率加快和普萘洛尔收缩冠状动脉不利影响均可在联合用药中互相抵消。②劳力型心绞痛，稳定型选用地尔硫䓬亦可选用维拉帕米，但不能用硝苯地平；不稳定型选用地尔硫䓬单独使

用或与硝酸酯类联用。

五、案例分析题

1. 舌下含服硝酸甘油可以缓解症状的原因：硝酸甘油首过消除率高，不宜口服给药。舌下含服可迅速吸收。硝酸甘油的基本作用是显著松弛血管平滑肌：①扩张冠状动脉，↑缺血心肌血液灌注量，↑缺血心肌供氧量。②舒张外周静脉，↓回心血量，↓前负荷及心室壁张力→心肌耗氧量↓；扩张动脉，↓后负荷，↓心室壁张力→↓心肌耗氧量。③舒张心外膜血管及侧支血管，重新分配冠状动脉血流量，↑心内膜下缺血区的血流量。④促进保护心肌物质的释放，减轻缺血心肌的损伤，缩小心肌梗死范围，↓心律失常的发生。⑤抑制血小板聚集和黏附，对抗血栓形成，有利于冠心病的治疗。

2. 普萘洛尔联合硝酸异山梨酯是正确的。两者联用，可相互取长补短，增加疗效，降低不良反应。普萘洛尔能对抗硝酸甘油引起的反射性心率加快和心肌收缩力增强的作用。硝酸甘油可减轻 β 受体阻断药引起的心室容积增大和心室射血时间延长。

4.26　抗动脉粥样硬化药

一、选择题

（一）单项选择题

1. 治疗原发性高胆固醇血症的首选药是（　）
　　A. 洛伐他汀　　B. 烟酸　　C. 普罗布考
　　D. 考来烯胺　　E. 氯贝丁酯
2. 他汀类药物的作用机制是（　）
　　A. 抑制 HMG-CoA 还原酶活性
　　B. 增加脂蛋白酶活性
　　C. 抑制胆固醇吸收
　　D. 减少肝脏中 VLDL 的合成
　　E. 使肝细胞表面 LDL 受体表达减少或活性减弱
3. 抑制胆固醇吸收的药物是（　）
　　A. 洛伐他汀　　　　　B. 苯扎贝特
　　C. 普罗布考　　　　　D. 考来烯胺
　　E. 烟酸
4. 下列哪种药物可引起横纹肌溶解症（　）
　　A. 考来烯胺　　　　　B. 辛伐他汀
　　C. 普罗布考　　　　　D. 氯贝丁酯
　　E. 非诺贝特
5. 可以增加脂蛋白酶活性的药物是（　）

　　A. 辛伐他汀　　　　　B. 烟酸
　　C. 多烯脂肪酸　　　　D. 非诺贝特
　　E. 考来烯胺
6. 抗氧化作用兼有抗动脉粥样硬化的药物是（　）
　　A. 考来烯胺　　　　　B. 辛伐他汀
　　C. 普罗布考　　　　　D. 低分子肝素
　　E. 非诺贝特
7. 属于 n-3 型多烯脂肪酸的药物是（　）
　　A. 亚油酸　　　　　　B. γ-亚麻酸
　　C. 二十碳五烯酸　　　D. 硫酸皮肤素
　　E. 月见草油

（二）多项选择题

8. 下列哪些属于他汀类药物的适应证（　）
　　A. 原发性高胆固醇血症
　　B. 杂合子家族性高胆固醇血症
　　C. Ⅲ型高脂蛋白血症
　　D. 糖尿病性、肾性高脂血症
　　E. 高三酰甘油血症
9. 考来烯胺的降血脂作用包括（　）
　　A. 与胆汁酸络合而中断胆汁酸的肝肠循环

B. 增加胆固醇向胆汁酸转化

C. 抑制胆固醇的吸收

D. 减少胞内 cAMP 含量

E. 降低血浆 LDL 和 TC

10. 贝特类药物的调血脂作用包括（　　）

A. 增加脂蛋白酶活性

B. 降低血中 LDL 和胆固醇含量

C. 升高血中 HDL

D. 抗血小板聚集

E. 降低纤维蛋白原浓度，增加抗凝作用

二、判断题

1. 考来烯胺可用于治疗纯合子家族性高脂血症。

2. 抗氧化剂普罗布考可以增加 HDL 含量。

3. 贝特类药物与他汀类合用可以减少肌病的发生。

三、问答题

1. 抗动脉粥样硬化药的分类及主要的代表药有哪些？

2. 他汀类药物的抗动脉粥样硬化作用机制是什么？

四、案例分析题

　　患者，男性，62 岁。常规体检时发现血脂异常。既往高血压病史 10 多年，最高达 165/105mmHg，服用氯沙坦控制在正常范围内，有吸烟史（40 年），无其他疾病，无早发冠心病家族史。体查：BP135/85 mmHg，心肺无异常。实验室检查：TC260mg/dl，LDL203mg/dl，HDL48mg/dl，TG101mg/dl。血糖、肝肾功能正常。诊断：高脂血症，高血压 2 级。

　　问题：1. 对该患者而言，除了改善生活方式外，应首选何种调血脂药进行治疗？

　　2. 为了达到更好的治疗效果，可以加用何种调血脂药，为什么？

【参考答案】

一、选择题

（一）单项选择题：1-5：AADBD；6-7：CC

（二）多项选择题：8. ABCD；9. ABCE；10. ABCD

二、判断题

1. 错误。考来烯胺对纯合子家族性高脂血症无效。

2. 错误。普罗布考的调血脂作用是降低血浆 TC、LDL 及 HDL。

3. 错误。他汀类与贝特类合用，提高肌病的发生率。

三、问答题

1. 抗动脉粥样硬化药的分类及主要的代表药有哪些？

　　（1）调血脂药：①HMG-CoA 还原酶抑制剂，洛伐他汀等；②胆汁酸螯合剂，考来烯胺等；③烟酸类，烟酸等，④苯氧酸类，非诺贝特等。

　　（2）抗氧化剂：普罗布考等。

　　（3）多烯脂肪酸类：二十碳五烯酸等。

　　（4）黏多糖和多糖类：肝素等。

2. 他汀类药物的抗动脉粥样硬化作用机制是什么？

　　（1）调血脂作用：抑制 HMG-CoA 还原酶，使肝内胆固醇合成减少；对 LDL-C 的降低作用最强，TC 次之，TG 很弱。

　　（2）非调血脂作用：抑制新生血管内膜炎症、抗血小板聚集和抗血栓作用及改善血管内皮功能等。

四、案例分析题

1. 应选用他汀类调血脂药，如辛伐他汀或洛伐他汀等。

2. 可以与胆汁酸螯合剂如考来烯胺等合用，因为二者合用可以增强降低 TC 和 LDL。

4.27　作用于血液系统的药物

一、选择题

（一）单项选择题

1. 可用于治疗弥散性血管内凝血（DIC）的药物是（　　）

A. 维生素 K　　　B. 肝素　　　C. 叶酸

D. 华法林　　　E. 阿司匹林

2. 治疗肝素过量引起的自发性出血可选用的药物是（　　）

A. 维生素 K　　　　B. 垂体后叶素

C. 鱼精蛋白　　　　D. 氨甲苯酸

E. 维生素 C

3. 治疗链激酶引起的严重出血可选用的药物是

（   ）
    A. 维生素 K   B. 叶酸   C. 鱼精蛋白
    D. 维生素 B_{12} E. 氨甲苯酸

4. 关于阿司匹林的抗血小板作用机制叙述正确的是（   ）
    A. 直接对抗血小板聚集
    B. 抑制 TXA_2 合成酶
    C. 降低凝血酶活性
    D. 抑制环氧酶，减少 TXA_2 生成
    E. 激活抗凝血酶

5. 治疗慢性失血性贫血的最佳药物是（   ）
    A. 叶酸   B. 维生素 B_{12} C. 维生素 K
    D. 亚叶酸钙   E. 硫酸亚铁

6. 低血容量性休克合并少尿应选用的药物是（   ）
    A. 低分子右旋糖酐   B. 中分子右旋糖苷
    C. 氢氯噻嗪   D. 呋塞米
    E. 红细胞生成素

7. 红细胞生成素的主要临床应用是（   ）
    A. 恶性贫血
    B. 失血性贫血
    C. 艾滋病药物引起的贫血
    D. 慢性肾病引起的贫血
    E. 再生障碍性贫血

（二）多项选择题

8. 香豆素类的抗凝作用特点包括（   ）
    A. 口服易吸收
    B. 体内、体外均有抗凝作用
    C. 作用时间长
    D. 起效慢
    E. 增强维生素 K 的作用

9. 妨碍铁剂在肠道吸收的物质包括（   ）
    A. 胃酸   B. 维生素 C   C. 鞣酸

    D. 磷酸盐   E. 抗酸药

10. 维生素 B_{12} 的适应证包括（   ）
    A. 恶性贫血
    B. 失血性贫血
    C. 神经萎缩
    D. 化疗药物引起的贫血
    E. 巨幼红细胞性贫血

二、判断题

1. 肝素只有在体内才能发挥抗凝作用。
2. 阿司匹林与双香豆素合用，可产生协同作用。
3. 小细胞低色素性（缺铁性）贫血，口服制剂硫酸亚铁为首选药。

三、填空题

1. 在体内具有抗凝作用而体外无效的药物是____，若该药过量发生出血，可用____对抗。
2. 对于恶性贫血，大剂量叶酸可以纠正____，但不能改善____症状，故需同时应用____治疗。

四、问答题

1. 作用于血液系统药物的分类及主要的代表药物有哪些？
2. 简述肝素的抗凝血作用机制和临床用途。

五、案例分析题

患者，女性，28 岁。妊娠 37 周，因胎盘早剥，局部麻醉后取胎，手术后 10 小时，血压下降为 75/40mmHg，诊断为弥散性血管内凝血早期。
问题：1. 对该患者应用下列哪种药物治疗（   ）
    A. 双香豆素   B. 肝素
    C. 维生素 K   D. 氨甲苯酸
    E. 铁剂
2. 试述该药与华法林的区别。

【参考答案】

一、选择题

（一）单项选择题：1-5：BCEDE；6-7：AD
（二）多项选择题：8. ACD；9. CDE；10. ACE

二、判断题

1. 错误。肝素在体内、体外均有强大的抗凝作用。
2. 正确。
3. 正确。

三、填空题

1. 香豆素类；维生素 K
2. 血常规；神经；维生素 B_{12}

四、问答题

1. 作用于血液系统药物的分类及主要的代表药物有哪些？
  （1）抗凝血药：肝素、华法林等。
  （2）促凝血药：维生素 K 等。
  （3）抗血小板药：阿司匹林等。
  （4）纤维蛋白溶解药：链激酶等。
  （5）抗贫血药：铁剂、叶酸、维生素 B_{12} 等。
  （6）造血细胞生长因子：重组人粒细胞集落刺激因子等。

2. 简述肝素的抗凝血作用机制和临床用途。
  （1）作用机制：加强抗凝血酶Ⅲ（ATⅢ）的

抗凝活性，加速凝血因子Ⅸ、Ⅹ、Ⅺ、Ⅻ的灭活。

（2）临床用途：①血栓栓塞性疾病；②缺血性心脏病；③弥散性血管内凝血（DIC）早期；④体外抗凝。

五、案例分析题

1. 选 B。

2. （1）肝素是通过加强抗凝血酶Ⅲ（ATⅢ）的抗凝活性而发挥作用；华法林则是维生素 K

拮抗剂。

（2）肝素在体内、外均有强大的抗凝作用；而华法林只有在体内有抗凝作用。

（3）肝素不能口服，只能静脉或皮下用药；华法林可口服，参与体内代谢才能发挥抗凝作用。

（4）应用过量引起出血时，肝素可用鱼精蛋白拮抗；华法林则是用维生素 K 拮抗。

（5）肝素作用快而强；华法林则是慢而持久。

5 内脏系统药理

5.28 作用于呼吸系统的药物

一、选择题

（一）单项选择题

1. 急性哮喘发作可选择（ ）
   A. 去甲肾上腺素　　　B. 吗啡
   C. 可待因　　　　　　D. 异丙肾上腺素
   E. 氯化铵

2. 氨茶碱的不良反应不包括（ ）
   A. 心律失常　　　　　B. 恶心
   C. 支气管哮喘　　　　D. 中枢兴奋
   E. 血压下降

3. 应控制使用的镇咳药有（ ）
   A. 喷托维林　　B. 可待因　　C. 右美沙芬
   D. 茶碱　　　　E. 氯化铵

4. 预防哮喘发作可选择（ ）
   A. 色甘酸钠　　B. 可待因　　C. 喷托维林
   D. 茶碱　　　　E. 氯化铵

（二）多项选择题

5. 祛痰药有（ ）
   A. 喷托维林　　　　　B. 氯化铵
   C. 乙酰半胱氨酸　　　D. 茶碱
   E. 溴己胺

6. 可溶解痰液的药物有（ ）
   A. 溴己胺　　　　　　B. 氯化铵
   C. 乙酰半胱氨酸　　　D. 喷托维林
   E. 麻黄碱

二、判断题

1. 氨茶碱主要用于各种哮喘。
2. 色甘酸钠预防哮喘主要是因为可直接对抗组胺等过敏介质。

三、填空题

1. β受体激动药通过激动β受体，松弛支气管平滑肌；抑制肥大细胞释放_____；降低毛细血管通透性，使_____水肿减轻。

2. 常用茶碱类药物有_____、_____。

四、名词解释

中枢性镇咳药

五、问答题

简述茶碱类药物治疗哮喘的作用机制。

六、案例分析题

患者，女性，68岁，退休银行职员。患者从40岁开始，每于受寒或劳累后即出现咳嗽、咳痰、喘息，夜间症状加重。近5年来症状加重，稍活动即出现咳嗽、咳痰、喘息，并感气急。一周前因气温骤降，患者受凉，再次出现咳嗽、咳痰、喘息，痰为黄色浓痰，黏稠，不易咳出，喘息明显，同时伴鼻塞、咽痛、胸闷、乏力、食欲不振。

既往无吸烟史。

家族中父亲、姐姐均有阻塞性肺疾病史。

体格检查：体温37.3℃，脉搏104次/分，呼吸28次/分，血压144/80mmHg。神志清楚，面色苍白，口唇发绀，咽部充血明显，胸部呈桶状，触诊语颤减弱，叩诊过清音，听诊呼吸音减弱，双肺中、下部可闻及湿啰音、哮鸣音，心浊音界缩小，心律齐，未闻及杂音。腹软，肝右肋下1cm，脾未触及，双下肢无水肿。

实验室资料：血常规示Hb176g/L，WBC10.4×10^9/L，PLT89%，胸片提示双肺纹理增粗，肺野透亮度增加，双肺中、下部可见斑点状密度增高阴影。肝功能、肾功能、心电图正常。肺功能检查提示残气容积占肺总量的49%，第一秒用力呼气量占肺活量比为58%。

诊断：①慢性支气管炎（喘息型）急性发作期。②阻塞性肺气肿（中度肺功能不全）。

问题：1. 平喘药有几类？作用机制如何？

2. 如何合理应用中枢性镇咳药和外周性镇咳药？

【参考答案】

一、选择题

（一）单项选择题：1-4：DCBA

（二）多项选择题：5. BCE；6. AC

二、判断题

1. 正确。
2. 错误。是抑制过敏介质释放。

三、填空题

1. 过敏介质；气管黏膜
2. 氨茶碱；胆茶碱

四、名词解释

中枢性镇咳药：直接抑制延脑咳嗽中枢，镇咳作用强而迅速的一类镇咳药，适用于剧烈无痰性干咳，对胸膜炎干咳伴胸痛尤为适合，多痰者禁用。

五、问答题

简述茶碱类药物治疗哮喘的作用机制。

能松弛支气管平滑肌，对痉挛状态的平滑肌尤为明显。其作用为抑制磷酸二酯酶，提高平滑肌内 cAMP 的含量，抑制过敏介质释放，阻断腺苷受体，拮抗腺苷受体激动剂引起的哮喘。

六、案例分析题

1.（1）β 受体激动剂：通过激动 β 受体，松弛支气管平滑肌。同时抑制肥大细胞释放过敏介质，降低毛细血管通透性，使支气管黏膜水肿减轻。

（2）茶碱类：能松弛支气管平滑肌，对痉挛状态的平滑肌尤为明显。其作用为抑制磷酸二酯酶，提高平滑肌内 cAMP 的含量，抑制过敏介质释放，阻断腺苷受体，拮抗腺苷受体激动剂引起的哮喘。

（3）抗胆碱类：通过选择性阻断支气管平滑肌上 M 受体，松弛平滑肌而发挥平喘的作用。

（4）抗过敏平喘类：具有稳定炎性细胞的细胞膜，抑制过敏炎性介质的释放，拮抗炎性介质的作用。

（5）糖皮质激素类：具有强大的抗哮喘作用，对顽固性哮喘或哮喘持续状态的危重患者，可迅速控制症状，但副作用太多，不宜长期使用。

2. 中枢性镇咳药是直接抑制延脑咳嗽中枢，镇咳作用强而迅速的一类镇咳药，适用于剧烈无痰性干咳，对胸膜炎干咳伴胸痛尤为适合，多痰者禁用。外周性镇咳药有较强的局麻作用，抑制肺牵张感受器，从而抑制咳嗽，适用于干咳、镇咳，强度弱于可待因，不良反应有嗜睡、头痛、眩晕，偶有皮疹。

5.29　作用于消化系统的药物

一、选择题

（一）单项选择题

1. 西咪替丁抑制胃酸分泌的机制是（　　）
   A. 阻断 M 受体　　　　　　B. 保护胃黏膜
   C. 阻断 H_1 受体　　　　　D. 促进 PGE_2 合成
   E. 阻断 H_2 受体

2. 抑制胃酸作用最强的是（　　）
   A. 西咪替丁　B. 奥美拉唑　C. 碳酸氢钠
   D. 哌伦西平　E. 丙谷胺

3. 不影响胃蛋白酶分泌的药物是（　　）
   A. 西咪替丁　B. 奥美拉唑　C. 碳酸氢钠
   D. 哌伦西平　E. 丙谷胺

4. 起效快、作用强、作用短暂的抗酸药是（　　）
   A. 氢氧化铝　B. 硫酸钙　　C. 三硅酸镁
   D. 碳酸钙　　E. 碳酸氢钠

5. 哌伦西平抑酸作用的机制是（　　）
   A. 阻断 M_1 受体　　　　　B. 阻断 M_2 受体
   C. 阻断 M_3 受体　　　　　D. 阻断 M_4 受体
   E. 阻断 M_5 受体

（二）多项选择题

6. 氢氧化铝的特点有（　　）
   A. 起效快　　　　　　　　B. 会产气
   C. 有收敛作用　　　　　　D. 可引起便秘
   E. 作用时间长

7. 奥美拉唑的作用特点有（　　）
   A. 不可逆结合质子泵
   B. 抑酸作用最强
   C. 抑制胃蛋白酶分泌
   D. 对幽门螺杆菌有作用
   E. 不影响内分泌因子的分泌

8. 抗幽门螺杆菌的药物有（　　）
   A. 西咪替丁　　　B. 奥美拉唑　　C. 甲硝唑
   D. 米索前列醇　　E. 枸橼酸铋钾

9. 硫酸镁的药理作用有（　　）
   A. 口服导泻　　　　　　　B. 口服利胆
   C. 静脉滴注降压　　　　　D. 静脉滴注抗惊厥
   E. 以上都对

二、判断题

1. 晕车晕船可用甲氧氯普胺止吐。
2. 西沙必利属全胃肠动力药。
3. 硫酸镁过量可用葡萄糖酸钙解救。

三、填空题

1. 西咪替丁是_____药。

2. 硫糖铝是_____药。

3. 奥美拉唑是_____抑制剂。

4. 甲硝唑具有抗_____杆菌的作用。

四、名词解释

1. 抗酸药

2. 容积性泻药

五、简答题

简述抗消化性溃疡药物的种类并列举代表性药物。

六、案例分析题

患者，男性，28 岁，农民工。近一年来患者每于饮酒或进食辛辣食物后出现上腹疼痛，伴烧灼感，且反酸、嗳气，听同伴介绍服用复方氢氧化铝片（胃舒平）后缓解。饥饿时，夜间 11 点以后常感腹痛，进食后疼痛缓解。一周前由于工作量加大，常饮酒，腹痛加剧，反酸、嗳气明显，一天前解柏油样大便 2 次，便后腹痛缓解，但头晕、乏力、出冷汗，急诊入院。

既往有上腹疼痛史。常饮酒，吸烟，每天半包左右。

家族中无溃疡病患者。

体格检查：体温 36.5℃，脉搏 84 次/分，呼吸 21 次/分，血压 116/70mmHg，面色苍白，四肢厥冷，神志清楚，贫血貌，皮肤、巩膜无黄染，未触及肿大淋巴结，听诊时双肺呼吸音清晰，心率 84 次/分，节律齐，未闻及杂音，腹平软，剑突下压痛，无反跳痛，肝脾未触及，麦氏点无压痛，肠鸣音正常。双下肢无水肿。

实验室资料：血常规示 Hb 8.9g/L，WBC $7.3×10^9$/L，PLT $123×10^9$/L，大便潜血实验（++++），肝肾功能正常，心电图、腹部 B 超均未发现异常，胃镜检查发现十二指肠球部有 1cm×0.5cm 大小的溃疡面，有出血点，周边有黄苔，幽门螺杆菌试验呈阳性。

诊断：①十二指肠溃疡并出血；②失血性贫血。

问题：请针对诊断给出用药方案，说明十二指肠溃疡治疗药物的作用机制，并阐述其不良反应。

【参考答案】

一、选择题

（一）单项选择题：1-5：EBBEA

（二）多项选择题：6. CDE；7. ABDE；8. BCE；

9. ABCDE

二、判断题

1. 错误。对前庭功能紊乱的呕吐无效。

2. 正确。

3. 正确。

三、填空题

1. 抑酸

2. 胃黏膜保护

3. 胃酸质子泵

4. 幽门螺

四、名词解释

1. **抗酸药**：又称胃酸中和药，多数是弱碱性无机盐，口服能中和过多胃酸，提高胃内 pH，消除胃酸的刺激损害，抑制胃蛋白酶活性。常用药物有碳酸氢钠、氢氧化铝、三硅酸镁等。

2. **容积性泻药**：指的是口服不易吸收，使小肠内渗透压升高，阻止水分吸收，增加肠内容积，刺激肠蠕动而导泻，如硫酸镁。

五、问答题

简述抗消化性溃疡药物的种类并列举代表性药物。

抗消化性溃疡的药物有以下五类。①抗酸药：抗酸药又称胃酸中和药，多数是弱碱性无机盐，口服能中和过多胃酸，提高胃内 pH，消除胃酸的刺激损害，抑制胃蛋白酶活性。常用药物有碳酸氢钠、氢氧化铝、三硅酸镁等。②H_2 受体阻断药：外源性、内源性组胺均能引起胃酸分泌，以西咪替丁、雷尼替丁、法莫替丁为代表的 H_2 受体阻断药，临床可用于消化性溃疡、胃、食管反流性疾病，胃酸分泌过多的疾病。③胃壁细胞 H 泵抑制药：此类药物为弱碱性药物，通过干扰胃壁细胞内质子泵 H^+-K^+-ATP 酶，抑制各种刺激引起的胃酸分泌，该抑制作用是不可逆的。代表药物有奥美拉唑、兰索拉唑、泮托拉唑钠。④胃黏膜保护药：米索前列醇，增加胃黏液和 HCO_3^-的分泌，增加局部血供。主要用于胃、十二指肠溃疡、急性胃炎所致消化道出血，特别是非甾体抗炎药引起的慢性胃出血。不良反应有腹泻，能引起子宫收缩，所以孕妇禁用。硫糖铝：可在使用后黏附于上皮细胞和溃疡面，增加黏膜保护层，促进黏膜血管增生，促进溃疡愈合。枸橼酸铋钾：在溃疡基底膜形成蛋白质-铋复合物保护层，促进 PGE 释放，抗幽门螺杆菌。⑤抗幽门螺杆菌药：主要为抗菌药，如阿莫西林、庆大霉素、甲硝唑等。

六、案例分析题

及时给以止血药。

给以抗消化性溃疡的药物，包括①抗酸药：抗酸药又称胃酸中和药，多数是弱碱性无机盐，口服能中和过多胃酸，提高胃内 pH，消除胃酸的刺激损害，抑制胃蛋白酶活性。常用药物有碳酸氢钠、氢氧化铝、三硅酸镁等。不良反应有产气、腹泻、便秘等。②H₂受体阻断药：阻断组胺受体，使胃酸分泌减少，临床上以西咪替丁、雷尼替丁、法莫替丁为代表性药物。可用于消化性溃疡、胃、食管反流性疾病，胃酸过多疾病的控制。不良反应有头痛、头晕、腹泻、便秘、肌肉痛、皮疹、皮肤干燥、脱发等，以及男性性功能减退，女性泌乳。③胃壁细胞 H 泵抑制药：此类药物为弱碱性药物，通过干扰胃壁细胞内质子泵 H^+-K^+-ATP 酶，抑制各种刺激引起的胃酸分泌，该抑制作用是不可逆的。代表药物有奥美拉唑、兰索拉唑、泮托拉唑钠。不良反应有头痛、头晕、口干、恶

心、腹胀、失眠。偶有皮疹、外周神经炎、血清转氨酶或胆红素高。长期可致胃内细菌滋长。④胃黏膜保护药：米索前列醇，增加胃黏液和 HCO_3^- 的分泌，增加局部血供。主要用于胃、十二指肠溃疡、急性胃炎所致消化道出血，特别是非甾体抗炎药引起的慢性胃出血。不良反应有腹泻，能引起子宫收缩，所以孕妇禁用。硫糖铝：可在使用后黏附于上皮细胞和溃疡面，增加黏膜保护层，促进黏膜血管增生，促进溃疡愈合。不良反应为便秘、恶心、腹泻、瘙痒等。枸橼酸铋钾：在溃疡基底膜形成蛋白质-铋复合物保护层，促进 PGE 释放，抗幽门螺杆菌。不良反应为舌、粪染黑。恶心。对肾功能有损害。⑤抗幽门螺杆菌药：主要为抗菌药，如阿莫西林、庆大霉素、甲硝唑等。长期用易产生耐药性。

5.30 子宫平滑肌兴奋药和抑制药

一、选择题

（一）单项选择题

1. 缩短产程可选用（　　）
   A. 缩宫素　　B. 加压素　　C. 麦角新碱
   D. 麦角碱　　E. 前列腺素

2. 缩宫素兴奋子宫平滑肌的机制是（　　）
   A. 直接兴奋子宫平滑肌
   B. 激动子宫平滑肌的 β 受体
   C. 阻断子宫平滑肌的 β 受体
   D. 作用缩宫素受体
   E. 以上都不是

3. 缩宫素对子宫平滑肌的特点是（　　）
   A. 小剂量引起强直性收缩
   B. 作用迅速但短暂
   C. 孕激素可提高敏感性
   D. 妊娠早期敏感性高
   E. 雌激素降低敏感性

4. 催产时禁用大剂量缩宫素的原因是（　　）
   A. 子宫底部肌肉节律性收缩
   B. 子宫无收缩
   C. 子宫强直性收缩
   D. 产妇血压升高
   E. 产妇冠状血管收缩

5. 麦角新碱治疗产后出血的机制是（　　）
   A. 促进凝血因子生成
   B. 收缩血管
   C. 收缩子宫平滑肌

   D. 使血小板聚集
   E. 促进子宫内膜脱落

6. 对子宫颈子宫体兴奋作用最强的药物是（　　）
   A. 缩宫素　　　　　B. 垂体后叶素
   C. 麦角新碱　　　　D. 麦角碱
   E. 前列腺素

7. 麦角新碱不用于催产的原因是（　　）
   A. 起效慢
   B. 对子宫颈子宫体作用无差别
   C. 妊娠子宫不敏感
   D. 血压升高
   E. 作用不明显

8. 麦角胺治疗偏头痛的原因是（　　）
   A. 阻断血管平滑肌 α 受体
   B. 有镇痛作用
   C. 前列腺素合成减少
   D. 收缩脑血管
   E. 以上都不是

（二）多项选择题

9. 缩宫素的禁忌证有（　　）
   A. 产道异常
   B. 分娩三次以上的经产妇女
   C. 前置胎盘
   D. 胎位异常
   E. 有剖宫产史

10. 缩宫素的临床用途有（　　）
    A. 引产　　　B. 催产　　　C. 人工流产

D. 促进泌乳　　　　　　E. 产后出血

11. 麦角新碱的临床用途有（　　）
　　A. 引产　　　B. 催产　　　C. 子宫出血
　　D. 产后子宫复原　　　　　E. 促泌乳

二、判断题

1. 缩宫素可用于足月催产和引产。
2. 产后子宫复原可选用麦角新碱。

三、填空题

1. 小剂量缩宫素使子宫_____，大剂量则_____。
2. 麦角生物碱常用的有_____、_____，其中_____对子宫作用最强，为产科_____。
3. 小剂量缩宫素催产只适用于_____、_____而宫缩无力的难产。

四、名词解释

垂体后叶素

五、简答题

1. 为什么麦角胺可翻转肾上腺素的升压作用？
2. 为什么缩宫素可用于催产而麦角新碱则用于产后止血和子宫复原？

六、案例分析题

患者，女性，31 岁，妊娠 35 周，1h 前无明显诱因有大量淡黄色液体自阴道流出，伴不规律腹痛入院。

患者平时月经规则，末次月经为 2013 年 3 月 17 日，妊娠早期有轻度早孕反应，妊娠 4 个月有胎动，患者按医师要求定期在我院门诊做产检，无异常。1h 前无明显诱因出现破水，伴不规律腹痛，腰酸不明显，急诊入院。

体格检查：体温 36.8℃，心率 86 次/分，呼吸 22 次/分，血压 125/80mmHg，产检有无规律宫缩，胎心音 146 次/分，颈管已消，宫口软，宫口未开。胎位正，头盆相称，骨产道、软产道均正常。

诊断：足月妊娠待产。

问题：请给予药物促进分娩，并阐述该药物的作用机制、临床适应证及注意事项。

【参考答案】

一、选择题

（一）单项选择题：1-5：ADBCC；6-8：BBD
（二）多项选择题：9. ABCDE；10. ABDE；11. CD

二、判断题

1. 正确。
2. 正确。

三、填空题

1. 产生节律性收缩；产生强直性收缩
2. 麦角新碱；麦角胺；麦角新碱；首选药
3. 胎位正常；无产道障碍

四、名词解释

垂体后叶素：内含缩宫素、抗利尿激素、加压素，用于子宫出血、肺出血及治疗尿崩症。

五、问答题

1. 为什么麦角胺可翻转肾上腺素的升压作用？

氨基麦角碱类能阻断 α 受体，翻转肾上腺素的升压作用。

2. 为什么缩宫素可用于催产而麦角新碱则用于产后止血和子宫复原？

小剂量缩宫素使子宫产生节律性收缩，适用于胎位正常、无产道障碍而宫缩无力的产妇。而麦角新碱选择性兴奋子宫，作用强大，对宫体、宫颈兴奋作用无差别。妊娠子宫更敏感，仅适用于产后止血和子宫复原。

六、案例分析题

可选择小剂量缩宫素。
药理作用：
（1）直接兴奋子宫平滑肌，使子宫收缩活动增强。
（2）作用强度和剂量有关：小剂量使子宫平滑肌节律性收缩，大剂量产生强直性收缩，并直接扩张血管，血压下降，反射性引起心率加快，心排血量增加，同时有抗利尿及泌乳作用。
（3）作用强度受女性激素影响。
（4）作用强度因子宫部位不同而不同。
（5）起效快、维持时间短。
临床适应证：
（1）催产和引产：小剂量静脉滴注，适用于产道正常、胎位正而宫缩乏力的产妇。
（2）产后止血：大剂量皮下或肌内注射。
注意事项：该药不良反应为过量可致子宫强直性收缩、胎儿窒息、子宫破裂等严重后果。禁用于胎位不正、头盆不称、产道异常、前置胎盘、有破宫产史的患者。

6 内分泌系统药理

6.31 肾上腺皮质激素类药物

一、选择题

（一）单项选择题

1. 主要合成和分泌糖皮质激素的部位是（　　）
   - A. 垂体前叶　　B. 下丘脑　　C. 束状带
   - D. 球状带　　E. 网状带

2. 肝功能不良的患者宜选用下列何种药（　　）
   - A. 氢化可的松　　　　B. 可的松
   - C. 曲安西龙　　　　　D. 倍他米松
   - E. 地塞米松

3. 糖皮质激素抗炎作用的基本机制是（　　）
   - A. 减轻渗出、水肿、毛细血管扩张等炎症反应
   - B. 抑制毛细血管和成纤维细胞的增生
   - C. 稳定溶酶体膜
   - D. 增加肥大细胞颗粒的稳定性
   - E. 影响了参与炎症的一些基因转录

4. 长期应用糖皮质激素患者出现向心性肥胖，主要是因为（　　）
   - A. 糖代谢引起　　　B. 蛋白质代谢引起
   - C. 脂肪代谢引起　　D. 核酸代谢引起
   - E. 水和电解质代谢引起

5. 长期应用糖皮质激素可引起的电解质代谢紊乱是（　　）
   - A. 高血钙　　B. 高血钾　　C. 低血钾
   - D. 高血磷　　E. 高血镁

6. 糖皮质激素可通过增加下列哪种物质抑制合成白三烯（　　）
   - A. 磷脂酶 A_2　　　B. 脂皮素
   - C. 前列腺素　　　　D. 血小板活化因子
   - E. 白细胞介素

7. 下列糖皮质激素中，抗炎作用最强的是（　　）
   - A. 氢化可的松　　　B. 可的松
   - C. 泼尼松龙　　　　D. 曲安西龙
   - E. 地塞米松

8. 糖皮质激素可诱发感染是由于（　　）
   - A. 对抗抗生素的作用
   - B. 增加病原体繁殖能力
   - C. 抑制免疫机制，降低机体抵抗力
   - D. 抑制促肾上腺皮质素分泌
   - E. 增强病原体活力

9. 抗炎效能最小的糖皮质激素药物是（　　）
   - A. 氢化可的松　　　B. 可的松
   - C. 曲安西龙　　　　D. 甲泼尼龙
   - E. 氟轻松

10. 糖皮质激素对造血系统的影响，不正确的是（　　）
    - A. 刺激骨髓造血，使红细胞及血红蛋白增加
    - B. 使中性粒细胞数目增多
    - C. 增强中性白细胞对炎症区的浸润、吞噬活动
    - D. 在肾上腺皮质功能减退时，促使淋巴组织增生
    - E. 提高纤维蛋白原浓度，缩短凝血酶原时间

11. 糖皮质激素的一般剂量长期疗法中，隔晨给药法最好选择的药物是（　　）
    - A. 氢化可的松　　　B. 可的松
    - C. 泼尼松龙　　　　D. 地塞米松
    - E. 倍他米松

12. 糖皮质激素治疗慢性炎症是由于（　　）
    - A. 降低毛细管通透性
    - B. 减轻渗出、水肿
    - C. 减轻前列腺素的释放
    - D. 抑制肉芽组织增生，防止粘连及瘢痕形成
    - E. 抑制 NO 的生成

13. 下列哪种疾病可用糖皮质激素治疗（　　）
    - A. 水痘　　　　　　B. 麻疹
    - C. 多发性皮肌炎　　D. 糖尿病
    - E. 消化性溃疡

14. 治疗肾病综合征主要是由于糖皮质激素具有（　　）
    - A. 抗炎作用　　　　B. 免疫抑制剂作用
    - C. 抗过敏作用　　　D. 抗毒作用
    - E. 抗休克作用

15. 在眼科疾病中，糖皮质激素禁用于（　　）
    - A. 视神经炎　　　　B. 视网膜炎
    - C. 角膜溃疡　　　　D. 角膜炎
    - E. 虹膜炎

16. 中毒性菌痢，应用足量有效抗菌药物的前提下，合用糖皮质激素目的是（　　）

A. 减轻腹泻
B. 减轻腹痛
C. 提高机体对内毒素的耐受
D. 中和内毒素
E. 提高抗生素的抗菌作用

17. 不宜选用糖皮质激素治疗的疾病是（ ）
A. 中毒性菌痢　　B. 流行性脑膜炎
C. 病毒性感染　　D. 猩红热
E. 败血症

18. 糖皮质激素对中枢的作用是（ ）
A. 先兴奋后抑制
B. 先抑制后兴奋
C. 无任何影响
D. 降低中枢的兴奋性
E. 提高中枢的兴奋性

19. 长期应用糖皮质激素，突然停药物引起肾上腺危象是因为（ ）
A. 肾上腺激素大量释放
B. 肾上腺皮质萎缩
C. 原病复发或恶化
D. ACTH 分泌突然增多
E. 以上都不是

20. 长期应用糖皮质激素后，垂体分泌 ATCH 的功能需多少时间恢复（ ）
A. 停药后即恢复
B. 1～2 星期恢复
C. 1～2 个月恢复
D. 3～5 个月恢复
E. 半年以上

21. 长期应用糖皮质激素突然停药可引起（ ）
A. 耐药性　　B. 精神病　　C. 高血压
D. 胃溃疡　　E. 反跳现象

22. 防治医源性肾上腺皮质功能不全的方法是停用糖皮质激素后连续应用 ACTH 多少天（ ）
A. 3　　　　B. 5　　　　C. 7
D. 9　　　　E. 12

23. 长期应用糖皮质激素采用隔晨疗法可避免（ ）
A. 升高血压
B. 反跳现象
C. 反馈性抑制下丘脑-垂体-肾上腺轴
D. 诱发感染
E. 诱发溃疡

（二）多项选择题

24. 应用糖皮质激素后突然停药，产生反跳现象

的原因是（ ）
A. 产生了依赖性
B. 病情未完全控制
C. ACTH 分泌减少
D. 肾上腺皮质功能不全
E. 肾上腺皮质萎缩

25. 糖皮质激素解热作用的机制是（ ）
A. 抑制中性粒细胞释放致热因子
B. 抑制机体的产热过程
C. 抑制体温中枢对致热因子的敏感性
D. 扩张血管，促进散热过程
E. 使 NO 生成减少

26. 影响氢化可的松体内代谢的因素有（ ）
A. 甲状腺功能　　B. 胰岛功能
C. 肾脏功能　　　D. 肝脏功能
E. 合用苯妥英钠

27. 糖皮质激素的禁忌证有（ ）
A. 水痘　　　　B. 严重高血压
C. 花粉症　　　D. 真菌感染
E. 癫痫

28. 糖皮质激素的不良反应有（ ）
A. 低血钾　　B. 高血压　　C. 骨质疏松
D. 高血糖　　E. 荨麻疹

29. 糖皮质激素小剂量替代疗法的适应证是（ ）
A. 结缔组织病
B. 肾病综合征
C. 呆小病
D. 肾上腺皮脂功能不全
E. 垂体前叶功能减退

二、判断题

1. 治疗剂量时几无保钠排钾作用的糖皮质激素是地塞米松。
2. 糖皮质激素可用于严重感染的目的是抗炎、抗毒、抗过敏、抗休克。
3. 糖皮质激素广泛用于休克的治疗，也可作为过敏性休克的首选药。
4. 糖皮质激素能使胃酸、胃蛋白酶分泌增加，抑制胃黏液分泌，降低胃肠黏膜的抵抗力，故可诱发或加剧胃、十二指肠溃疡。
5. 糖皮质激素引起的负氮平衡可选用苯丙酸诺龙治疗。
6. 长期应用糖皮质激素的患者饮食应低盐、低脂、低糖及高蛋白。
7. 长期应用糖皮质激素，突然停药产生反跳现象，其原因是肾上腺皮质功能亢进。

8. 糖皮质激素具有很好的抗炎作用，可用于一切炎症反应。

9. 长疗程应用糖皮质激素采用隔日清晨一次给药是为了避免或减轻停药症状。

10. 急性严重中毒性感染时，糖皮质激素治疗采用大剂量突击静脉滴注。

11. 糖皮质激素用于严重感染的目的在于有抗菌和抗毒素作用。

12. 糖皮质激素诱发和加重感染的主要原因是抑制促肾上腺皮质激素的释放。

13. 糖皮质激素对血液和造血系统的作用是刺激骨髓造血功能。

14. 主要合成和分泌糖皮质激素的部位是下丘脑。

15. 糖皮质激素禁用于严重高血压、糖尿病、精神病。

16. 糖皮质激素类药物与蛋白质代谢相关的不良反应是向心性肥胖。

三、填空题

1. 肾上腺皮质激素根据其生理功能可分为＿＿＿、＿＿＿、＿＿＿三类。

2. 糖皮质激素诱发或加重溃疡的原理是＿＿＿、＿＿＿和＿＿＿，当其用于严重感染时应注意合用＿＿＿。

3. 糖皮质激素的短效制剂有＿＿＿，中效制剂有＿＿＿，长效制剂有＿＿＿，外用制剂有＿＿＿。

4. 糖皮质激素的疗程及用法有＿＿＿、＿＿＿、＿＿＿和＿＿＿。

5. 可的松和泼尼松在体内分别转化为＿＿＿和＿＿＿而产生药效，故＿＿＿患者不宜应用。

6. 长期应用糖皮质激素停药过快可致＿＿＿和＿＿＿。

7. 糖皮质激素隔日疗法的给药依据是＿＿＿，早晨一次给药正与＿＿＿一致，对＿＿＿的抑制作用小。

8. 长期应用糖皮质激素的停药反应主要有＿＿＿和＿＿＿。

9. 糖皮质激素抗炎机制之一是抑制＿＿＿的活性，从而减少＿＿＿的释放。

10. 氢化可的松进入血液后，主要与＿＿＿相结合。

四、问答题

1. 简述糖皮质激素的用法及适应证。

2. 简述长期大量应用糖皮质激素引起的不良反应。

3. 简述糖皮质激素的禁忌证。

4. 简述糖皮质激素药理作用、适应证、不良反应及并发症、用药注意事项。

5. 简述糖皮质激素的抗炎机制。

五、案例分析题

患者，男性，60岁，体温41℃，心率120次/分，咳嗽，咳痰，血压80/50mmHg，临床诊断为感染中毒性休克。

1. 可选以下哪几种处理措施（　　）

　A. 扩容，改善微循环

　B. 冬眠疗法

　C. 肾上腺素

　D. 足量有效抗感染药物

　E. 大剂量糖皮质激素

2. 若经上述处理后症状、体征好转，应及早停用何种药物？

【参考答案】

一、选择题

（一）单项选择题：1-5：CAECC；6-10：BECBC；11-15：CDCBC；16-20：CCEBD；21-23：ECC

（二）多项选择题：24. AB；25. AC；26. ACDE；27. ABDE；28. ABCD；29. DE

二、判断题

1. 正确。

2. 正确。

3. 错误。对过敏性休克，首选肾上腺素，糖皮质激素为次选药。

4. 正确。

5. 正确。

6. 正确。

7. 错误。长期应用糖皮质激素，突然停药产生反跳现象，其原因是患者对激素产生依赖性或病情未充分控制。

8. 错误。病毒或真菌引起的不用。

9. 错误。长疗程应用糖皮质激素采用隔日清晨一次给药是为了避免或减轻反馈性抑制垂体-肾上腺皮质功能。

10. 正确。

11. 错误。糖皮质激素用于严重感染的目的在于利用其强大的抗炎作用，缓解症状，使患者度过危险期。

12. 错误。糖皮质激素诱发和加重感染的主要原因是抑制炎症反应和免疫反应，降低机体的防御能力。

13. 正确。

14. 错误。主要合成和分泌糖皮质激素的部位是束状带。

15. 正确

16. 错误。糖皮质激素类药物与蛋白质代谢相关的不良反应是骨质疏松。

三、填空题

1. 糖皮质激素；盐皮质激素；性激素

2. 胃酸分泌增加；胃蛋白酶分泌增加；抑制胃黏液分泌；足量有效的抗菌药

3. 氢化可的松（可的松）；泼尼松（泼尼松龙）；地塞米松；氟轻松

4. 大剂量突击疗法；一般剂量长期疗法；隔日给药法；小剂量替代法

5. 氢化可的松；泼尼松龙；严重肝功能不全

6. 反跳现象；停药症状

7. 糖皮质激素具有昼夜分泌的节律性生理现象；负反馈时间；肾上腺皮质

8. 医源性肾上腺皮质功能不全；反跳现象与停药症状

9. PLA_2；花生四烯酸

10. 皮质激素结合蛋白

四、问答题

1. 简述糖皮质激素的用法及适应证。

大剂量冲击疗法，用于急性、重度、危及生命的疾病的抢救；一般剂量长期疗法，用于结缔组织病和肾病综合征等；小剂量替代疗法，用于急、慢性肾上腺皮质功能不全者，垂体前叶功能减退及肾上腺次全切除术后。

2. 简述长期大量应用糖皮质激素引起的不良反应。

①消化系统并发症：诱发或加剧胃、十二指肠溃疡，甚至造成消化道出血或穿孔；②诱发或加重感染；③医源性肾上腺皮质功能亢进；④心血管系统并发症如高血压和动脉粥样硬化；⑤骨质疏松、肌肉萎缩、伤口愈合迟缓等。⑥糖尿病。

3. 简述糖皮质激素的禁忌证。

严重的精神病和癫痫，活动性消化性溃疡，新近胃肠吻合术，骨折，创伤修复期，角膜溃疡，肾上腺皮质功能亢进症，严重高血压，糖尿病，孕妇，抗菌药不能控制的感染，如水痘、麻疹、真菌感染等。

4. 简述糖皮质激素药理作用、适应证、不良反应及并发症、用药注意事项。

（1）药理作用：抗炎作用、免疫抑制作用、抗毒作用、抗休克作用、对血液成分的影响、提高中枢神经系统的兴奋性。

（2）适应证：替代治疗；严重感染或炎症；过敏反应及自身免疫性疾病；抗休克；血液病：可用于急性淋巴细胞性白血病、再生障碍性贫血、粒细胞减少症、血小板减少症等；局部用药：如接触性皮炎、湿疹等。

（3）不良反应及并发症：类肾上腺皮质功能亢进症；诱发或加重感染；抑制或延缓儿童生长发育；医源性肾上腺皮质功能不全；反跳现象与停药症状；诱发或加重溃疡；眼部晶体后部包囊下白内障，影响房水回流造成青光眼；欣快、易激动、失眠等。

（4）用药注意事项：①合理的给药方法；②严格掌握适应证；③应避免大剂量、长期使用糖皮质激素；④一般感染不要用糖皮质激素，急性感染中毒时，必须与足量的有效抗菌药物配合使用；⑤长期大量用糖皮质激素要增加蛋白质、钙剂和维生素D摄入；⑥停用中应注意事项：血沉、血常规、血压、血钾、血钠、体重、胸片，不能突然停止用药，要逐渐减量；⑦孕妇应慎用或禁用；⑧病毒性感染应慎用。

5. 简述糖皮质激素的抗炎机制。

（1）稳定生物膜：①稳定溶酶体膜，蛋白水解酶类释放减少，炎症中组织细胞坏死减轻；②稳定肥大细胞膜，致炎物释放减少，炎症充血、水肿减轻。

（2）抑制化学趋化作用，使中性粒细胞、巨噬细胞移行至炎症区减弱，炎症浸润减轻。

（3）增强血管对儿茶酚胺的敏感性，血管张力降低，充血渗出减轻。

（4）抑制致炎物生成：诱导磷脂酶 A_2 抑制蛋白，花生四烯酸生成减少，5-HT、PG_5 等致炎物生成减少。

（5）抑制成纤维细胞的DNA合成，肉芽增生减轻，粘连、瘢痕生成受抑制。

五、案例分析题

1. ABCDE

2. 糖皮质激素

6.32　甲状腺素和抗甲状腺素药

一、选择题

(一) 单项选择题

1. 甲状腺素的合成需要 （　）
 A. 碳酸酐酶　　　　　B. 过氧化物酶
 C. 环氧化酶　　　　　D. 蛋白水解酶
 E. 单胺氧化酶

2. 治疗呆小症应选择下列哪种药物 （　）
 A. 放射性碘　　　　　B. 甲状腺素
 C. 丙硫氧嘧啶　　　　D. 普萘洛尔
 E. 小剂量碘剂

3. 下列哪种作用与甲状腺激素的药理作用无关
 （　）
 A. 维持生长发育　　　B. 升高血压
 C. 减慢心率　　　　　D. 提高基础代谢率
 E. 兴奋中枢

4. 下列对放射性碘应用的描述，哪一项不正确
 （　）
 A. 广泛用于检查甲状腺功能
 B. 易致甲状腺功能低下
 C. 不宜手术的甲亢治疗
 D. 手术后复发应用硫脲类药物无效者
 E. 用于治疗甲状腺功能低下

5. 下列关于硫脲类抗甲状腺药的不良反应的描
 述，哪一项是错误的 （　）
 A. 粒细胞缺乏　　　　B. 药疹、瘙痒
 C. 中毒性肝炎　　　　D. 咽痛、发热
 E. 肾功能减退

6. 卡比马唑抗甲亢的作用机制是 （　）
 A. 抑制 T_4 转化为 T_3　B. 抑制过氧化物酶
 C. 抑制蛋白水解酶　　D. 抑制 β 受体
 E. 直接破坏甲状腺

7. 甲亢患者术前服用丙硫氧嘧啶，出现甲状腺
 肿大时应如何处理 （　）
 A. 停服硫脲类药物
 B. 减量加服甲状腺素
 C. 停药改用甲巯咪唑
 D. 加服大剂量碘剂
 E. 加用放射性碘

8. 甲状腺功能亢进手术前给予复方碘溶液的目
 的是 （　）
 A. 降低血压
 B. 抑制呼吸道腺体分泌
 C. 降低血压，增强患者对手术的耐受性
 D. 使甲状腺腺体变大，便于手术操作

 E. 使甲状腺腺体变小，血管网减少，变韧，
 利于手术

9. 大剂量碘产生抗甲状腺作用的机制是 （　）
 A. 抑制碘泵
 B. 抑制甲状腺激素的释放
 C. 阻断 β 受体，改善甲亢的症状
 D. 加快甲状腺激素的灭活
 E. 直接破坏甲状腺组织

10. 普萘洛尔治疗甲亢主要的机制是 （　）
 A. 抑制甲状腺激素的释放
 B. 促进甲状腺激素的释放
 C. 阻断 β 受体，改善甲亢的症状
 D. 加快甲状腺激素的灭活
 E. 直接破坏甲状腺组织

11. 下列哪种药物可用于术后复发的甲亢 （　）
 A. 甲状腺素　　　　　B. 小剂量碘剂
 C. 丙硫氧嘧啶　　　　D. 大剂量碘剂
 E. 放射性碘

12. 下列哪种药物可治疗单纯性甲状腺肿 （　）
 A. 卡比马唑　　　　　B. 放射性碘
 C. 普萘洛尔　　　　　D. 碘化钾
 E. 甲状腺激素

13. 丙硫氧嘧啶治疗甲亢引起的严重不良反应
 是 （　）
 A. 瘙痒　　　　　　　B. 药疹
 C. 粒细胞缺乏症　　　D. 关节痛
 E. 咽痛、喉咙水肿

14. 下列哪种酶可被大剂量碘抑制 （　）
 A. 甲状腺过氧化物酶
 B. 琥珀酸脱氢酶
 C. 二氢叶酸合成酶
 D. 多巴胺 β 羟化酶
 E. 蛋白水解酶

15. 为什么硫脲类药物在重症甲亢、甲状腺危象
 时可列为首选 （　）
 A. 促进腺体增生
 B. 能抑制过氧化物酶的活性
 C. 能迅速控制血清中 T_4 水平
 D. 能迅速控制血清中 T_3 水平
 E. 免疫抑制作用

16. 大剂量碘抗甲状腺作用达最大效应的时间
 是 （　）
 A. 1～2 天　　B. 10～15 天　　C. 1 个月
 D. 3 个月　　E. 半年

17. 下列甲状腺激素的不良反应，哪项不正确

（ ）
    A. 心悸、多汗   B. 手震颤
    C. 脉搏减慢而不规则 D. 腹泻、呕吐
    E. 心力衰竭

18. 碘化物不能单独用于甲亢内科治疗的原因是（ ）
    A. 使甲状腺组织退化
    B. 使腺体增大、肥大
    C. 使甲状腺功能减退
    D. 使甲状腺功能亢进
    E. 失去抑制激素合成的效应

19. 放射性碘的不良反应是（ ）
    A. 可导致粒细胞缺乏症
    B. 可诱发心绞痛和心肌梗死
    C. 可导致肝功能损害
    D. 可导致甲状腺功能低下
    E. 可导致血管神经性水肿、上呼吸道水肿及喉头水肿

（二）多项选择题

20. 甲状腺激素可用于治疗（ ）
    A. 呆小病   B. 甲状腺功能亢进
    C. 黏液性水肿   D. 甲状腺危象
    E. 单纯性甲状腺肿

21. 硫脲类药物可用于治疗下列哪些疾病（ ）
    A. 轻症甲亢   B. 甲状腺术前准备
    C. 青少年甲亢   D. 甲亢术后复发
    E. 甲状腺危象

22. 普萘洛尔治疗甲亢的药理学基础是（ ）
    A. 抑制甲状腺激素的合成
    B. 拮抗 TSH，促进腺体增生
    C. 阻断 β 受体，改善甲亢的症状
    D. 抑制外周 T_4 转化为 T_3
    E. 与硫脲类药物合用疗效迅速而显著

23. 丙硫氧嘧啶抗甲状腺作用的机制为（ ）
    A. 抑制甲状腺过氧化物酶，阻止碘离子氧化
    B. 降低促甲状腺素分泌
    C. 不影响已合成的 T_3、T_4 的释放与利用
    D. 破坏甲状腺组织
    E. 在周围组织中抑制 T_4 转化为 T_3

24. 下列哪种药物不能用于甲状腺危象的治疗（ ）
    A. 甲状腺素   B. 小剂量碘剂
    C. 大剂量碘剂   D. 普萘洛尔
    E. 放射性碘

25. 丙硫氧嘧啶的主要临床适应证有（ ）
    A. 单纯性甲状腺肿

    B. 甲状腺功能亢进
    C. 甲状腺危象
    D. 单状腺功能亢进术前准备
    E. 黏液性水肿

26. 甲亢的内科治疗宜选用（ ）
    A. 大剂量碘剂   B. 小剂量碘剂
    C. 甲状腺素   D. 甲硫氧嘧啶
    E. 甲巯咪唑

27. 甲亢手术前可选用（ ）
    A. 丙硫氧嘧啶   B. 小剂量碘剂
    C. 大剂量碘剂   D. 普萘洛尔
    E. 放射性碘

28. 临床常用的抗甲状腺药有（ ）
    A. 硫脲类   B. 碘化物
    C. β 受体阻断药   D. 放射性碘
    E. 钙拮抗药

二、判断题

1. 不同剂量的碘化物对甲状腺功能产生的影响是相同的。
2. 卡比马唑为甲巯咪唑的衍化物，在体内转化成甲巯咪唑而发挥作用，可用于治疗甲亢危象。
3. 碘可以促进甲状腺素的合成，也可抑制甲状腺素的合成。
4. 先天性甲状腺功能低下的婴幼儿，治疗迟，即使智力发育正常，身体仍矮小。
5. 孕妇可长期服用碘化物。
6. 硫脲类抗甲状腺药的机制主要是抑制甲状腺激素的释放。
7. 大剂量碘剂不能单独用于甲状腺功能亢进长期内科治疗。
8. 甲硫氧嘧啶最严重的不良反应是粒细胞缺乏症。
9. 甲状腺素的主要适应证是黏液性水肿。

三、填空题

1. 硫脲类抗甲状腺药主要是通过抑制甲状腺激素的_____，此外还可抑制外周组织的_____转化为_____。
2. 硫脲类抗甲状腺药可分为_____类和_____类。
3. 放射性碘主要用于_____和_____。它可产生_____和_____两种射线，前者可破坏甲状腺实质，后者可用作甲状腺功能测定。
4. 硫脲类抗甲状腺药适用于_____、_____和_____。
5. 碘和碘化物在临床上可用于_____、_____和_____。

四、问答题

1. 简述 ^{131}I 的禁忌证。

2. 试述甲状腺功能亢进患者术前应用硫脲类药物和碘剂的目的。

五、案例分析题

患者，女性，32 岁，甲亢 6 年，疏于治疗，长期不愈，临床疑诊甲亢心脏病，心功能二级，甲状腺 I°肿大，甲状腺吸碘率 3h 68%，24h 91%，下列哪项治疗应首先考虑（　　）

A. 甲巯咪唑治疗

B. 丙硫氧嘧啶治疗

C. 手术治疗

D. 甲巯咪唑+普萘洛尔治疗

E. ^{131}I 治疗

【参考答案】

一、选择题

（一）单项选择题：1-5：BBCEE；6-10：BDEBC；11-15：EECED；16-19：BCED

（二）多项选择题：20. ACE；21. ABCD；22. CDE；23. ACE；24. ABE；25. BCD；26. DE；27. ACD；28. ABCD

二、判断题

1. 错误。不同剂量的碘化物对甲状腺功能可产生不同的作用。小剂量的碘用于治疗单纯性甲状腺肿，可在食盐中按 1/105～1/104 的比例加入碘化钾或碘化钠可有效地防止发病。大剂量碘产生抗甲状腺作用，主要是抑制甲状腺素的释放，可能是抑制了蛋白水解酶，使 T_3、T_4 不能和甲状腺球蛋白解离所致。此外大剂量碘还可抑制甲状腺激素的合成。

2. 正确。

3. 错误。碘剂对甲状腺素不是抑制和促进的作用，而是合成甲状腺素的原料。

4. 错误。先天性甲状腺功能低下，是儿童时期常见的智残性疾病，早期无明显表现，一旦出现症状，是不可逆的，又称呆小病，此病迟发现对儿童智力发育影响很大，此病可导致身材矮小，智力低下，医学上一般认为如果在 2 个月内发现，及时治疗，终身服药，智力基本正常。大于 10 个月发现、治疗的，智商只能达到正常的 80%，大于 2 岁发现的，智力落后不可逆。

5. 错误。孕妇长期应用碘化物（含碘化物的祛痰药），可致胎儿先天性甲状腺肿，并合并甲状腺功能低下及智力低下，避免长期使用此类祛痰药。

6. 错误。硫脲类抗甲状腺药的机制主要是抑制甲状腺激素的合成。

7. 正确。

8. 正确。

9. 正确。

三、填空题

1. 生物合成；T_4；T_3

2. 硫氧嘧啶；咪唑

3. 甲亢的治疗；甲状腺摄碘功能检查；β；γ

4. 甲状腺功能亢进的非手术治疗；甲亢术前准备；甲状腺危象辅助治疗

5. 防治单纯性甲状腺肿；治疗甲状腺危象；甲亢术前准备

四、问答题

1. 简述 ^{131}I 的禁忌证。

20 岁以下患者、妊娠或哺乳的妇女、肾功能不全者、甲状腺危象、重症浸润性突眼症及甲状腺不能摄碘者禁用。

2. 试述甲状腺功能亢进患者术前应用硫脲类药物和碘剂的目的。

为减少甲状腺次全切除手术患者在麻醉和手术后的并发症及甲状腺危象，在术前应先服用硫脲类药物，使甲状腺功能恢复或接近正常。由于用硫脲类后 TSH 分泌增多，使甲状腺增生，组织脆而充血，不利于手术进行，故需在术前两周左右加服大量碘剂如复方碘溶液（卢戈液），以使甲状腺组织退化、血管减少，腺体减小变韧、利于手术进行及减少出血。

五、案例分析题

E。解析：患者，32 岁，病史有 6 年，长期不愈，疑诊甲亢心脏病，甲状腺吸碘率高峰时间提前。题中问"治疗应首先考虑"，可以考虑 ^{131}I 治疗。^{131}I 治疗适应证：①中度甲亢，年龄在 25 年以上者；②对抗甲状腺药物有过敏等反应而不能继续用，或长期治疗无效，或治疗后复发者；③合并心、肝、肾疾病等不宜手术，或手术后复发，或不愿意手术者；④某些高功能腺瘤；⑤非自身免疫性家族性毒性甲状腺肿者。

6.33　胰岛素及口服降糖药

一、选择题

（一）单项选择题

1. 可以静脉注射的胰岛素制剂是（　　）
   A. 胰岛素
   B. 低精蛋白锌胰岛素
   C. 珠蛋白锌胰岛素
   D. 精蛋白锌胰岛素
   E. 以上都不是

2. 胰岛素的药理作用不包括（　　）
   A. 降低血糖　　　　B. 抑制脂肪分解
   C. 促进蛋白质合成　D. 促进糖原异生
   E. 促进 K^+ 进入细胞

3. 胰岛素受体是（　　）
   A. 糖蛋白　　B. 碱性蛋白　　C. 酸性蛋白
   D. 组蛋白　　E. 精蛋白

4. 合并重度感染的糖尿病患者应选用（　　）
   A. 氯磺丙脲　B. 格列本脲　C. 格列吡嗪
   D. 胰岛素　　E. 精蛋白锌胰岛素

5. 糖尿病患者大手术时宜选用胰岛素治疗的理由是（　　）
   A. 改善糖代谢
   B. 改善脂肪代谢
   C. 改善蛋白质代谢
   D. 避免胰岛素耐受性
   E. 防止和纠正代谢紊乱恶化

6. 氯磺丙脲治疗糖尿病的适应证是（　　）
   A. 切除胰岛素的糖尿病
   B. 重症糖尿病
   C. 酮症酸中毒
   D. 胰岛功能尚存的 2 型糖尿病且单用饮食控制无效者
   E. 低血糖昏迷

7. 对正常人血糖水平无影响的药物是（　　）
   A. 胰岛素　　B. 罗格列酮　　C. 格列齐特
   D. 二甲双胍　E. 瑞格列奈

8. 下列有关瑞格列奈的叙述错误的是（　　）
   A. 禁用于糖尿病肾病患者
   B. 适用于 2 型糖尿病患者
   C. 是一种促胰岛素分泌剂
   D. 促进储存的胰岛素分泌
   E. 可以模仿胰岛素的生理性分泌

9. 下列何种药物有抗利尿作用（　　）
   A. 双香豆素　B. 保泰松　　C. 胰岛素
   D. 肾上腺素　E. 氯磺丙脲

10. 苯乙双胍严重的不良反应是（　　）
    A. 肝毒性　　B. 肾毒性　　C. 粒细胞减少
    D. 乳酸血症　E. 低血糖

11. 接受治疗的 1 型糖尿病患者突然出汗、心跳加快、焦虑等可能是由于（　　）
    A. 胰岛素急性耐受　　B. 血压升高
    C. 过敏反应　　　　　D. 低血糖反应
    E. 胰岛素慢性耐受

12. 糖尿病患者高渗性昏迷抢救宜选用（　　）
    A. 罗格列酮口服
    B. 胰岛素皮下注射
    C. 格列齐特口服
    D. 胰岛素静脉注射
    E. 瑞格列奈口服

13. 单用饮食控制无效肥胖的轻型糖尿病患者最好选用（　　）
    A. 胰岛素　　B. 吡格列酮　　C. 氯磺丙脲
    D. 二甲双胍　E. 阿卡波糖

14. 阿卡波糖的降糖作用机制是（　　）
    A. 降低糖原异生
    B. 促进组织摄取葡萄糖
    C. 抑制 α-葡萄糖苷酶
    D. 增加肌肉对胰岛素的敏感性
    E. 促进胰岛素释放

15. 下列哪种药物对胰岛功能丧失的糖尿病患者无效（　　）
    A. 胰岛素　　　　　B. 伏格列波糖
    C. 格列齐特　　　　D. 二甲双胍
    E. 阿卡波糖

16. 胰岛素增敏剂曲格列酮的严重不良反应是（　　）
    A. 消化性溃疡　　　B. 肝毒性
    C. 肾中毒　　　　　D. 低血糖
    E. 骨髓抑制

17. 下列哪种诱因与胰岛素耐受无关（　　）
    A. 情绪激动　B. 手术　　C. 创伤
    D. 感染　　　E. 乳酸性酸中毒

18. 1 型糖尿病患者宜选用（　　）
    A. 胰岛素　　B. 格列美脲　　C. 氯磺丙脲
    D. 二甲双胍　E. 格列齐特

（二）多项选择题

19. 口服降血糖的药物有（　　）
    A. 精蛋白锌胰岛素　　　B. 格列本脲
    C. 格列齐特　　　　　　D. 苯乙福明

E. 阿卡波糖

20. 引起胰岛素慢性耐受原因包括（　　）
    A. 产生抗胰岛素抗体
    B. 靶细胞胰岛素受体数目减少
    C. 胰岛素体内代谢灭活加快
    D. 靶细胞膜上的葡萄糖转运失常
    E. 血中游离脂肪酸和酮体增多

21. 下列有关磺酰脲类药物相互作用，叙述正确的是（　　）
    A. 双香豆素合用可引起低血糖反应
    B. 消耗性患者易发生低血糖反应
    C. 氢氯噻嗪合用易引起低血糖反应
    D. 黄疸患者易发生低血糖反应
    E. 糖皮质激素可降低其降糖作用

22. 不能用于静脉给药胰岛素制剂是（　　）
    A. 胰岛素
    B. 珠蛋白锌胰岛素
    C. 低精蛋白锌胰岛素
    D. 精蛋白锌胰岛素
    E. 单组分胰岛素

23. 磺脲酰类降糖作用的机制是（　　）
    A. 刺激胰岛 β 细胞释放胰岛素
    B. 抑制胰岛素释放
    C. 降低食物吸收
    D. 增加胰岛素与靶组织结合能力
    E. 降低血清糖原水平

24. 胰岛素主要用于下列哪些情况（　　）
    A. 重症糖尿病
    B. 非胰岛素依赖性糖尿病
    C. 糖尿病合并妊娠
    D. 糖尿病酮症酸中毒
    E. 糖尿病合并重度感染

二、判断题

1. 所有胰岛素制剂都必须注射给药，因其易被消化酶破坏、口服无效。
2. 胰岛素和低精蛋白锌胰岛素都可静脉注射用于急救。
3. 胰岛素应用过量可出现低血糖反应，常用葡萄糖缓解。
4. 胰岛素的相对或绝对不足可引起糖尿病。
5. 糖尿病昏迷或胰岛功能丧失者可用磺酰脲类降糖药。
6. 胰岛功能基本丧失的幼年型糖尿宜选用胰岛素。
7. 氯磺丙脲有抗利尿作用。
8. 胰岛中的 β 细胞可以合成、释放胰岛素。

三、填空题

1. 胰岛素对糖尿病的适应证是＿＿、＿＿和＿＿。
2. 磺酰脲类降血糖药中口服半衰期最长的药物是＿＿＿。
3. 胰岛素的不良反应有：＿＿＿、＿＿＿、＿＿＿和＿＿＿等。
4. 双胍类降血糖药主要用于治疗＿＿＿，严重不良反应为＿＿＿。
5. 能抑制内源性胰岛素分泌的利尿药有＿＿＿和＿＿＿。

四、问答题

1. 简述胰岛素的适应证及不良反应。
2. 磺酰脲类与双胍类药物是怎样降血糖的？
3. 简述磺酰脲类药物的药理作用及临床应用。

五、案例分析题

某患者因 2 型糖尿病就诊。该 2 型糖尿病可考虑选用何药治疗？列举选药依据。

【参考答案】

一、选择题

（一）单项选择题：1-5：ADADE；6-10：DDAED；
　　11-15：DDDCC；16-18：BEA
（二）多项选择题：19. BCDE；20. ABD；
　　21. ABDE；22. BCD；23. ADE；24. ACDE

二、判断题

1. 正确。
2. 错误。低精蛋白锌胰岛素不能用于静脉给药。
3. 正确。
4. 正确。
5. 错误。
6. 正确。
7. 正确。
8. 正确。

三、填空题

1. 重症糖尿病；伴有合并症；经饮食控制或口服降糖药无效者
2. 氯磺丙脲
3. 低血糖症；过敏反应；胰岛素抵抗；脂肪萎缩
4. 轻症糖尿病患者；乳酸性酸血症
5. 呋塞米；噻嗪类利尿药

四、问答题

1. 简述胰岛素的适应证及不良反应。

胰岛素的适应证：①1 型糖尿病；②2 型糖尿病经饮食和口服降糖药无效者；③糖尿病发生各种急性或严重并发症如酮症酸中毒、非酮症高血糖高渗性昏迷；④合并严重感染、消耗性疾病、高热、妊娠、创伤及手术的各型糖尿病；⑤细胞内缺钾患者。不良反应有：①过敏反应；②低血糖反应；③胰岛素耐受性；④注射部位脂肪萎缩。

2. 磺酰脲类与双胍类药物是怎样降血糖的?

（1）磺酰脲类：刺激胰岛 β 细胞释放胰岛素和增强胰岛素的作用，使血糖降低（依赖胰岛素功能）。

（2）双胍类：促进组织利用糖、抑制糖异生和吸收血糖降低（不依赖胰岛素功能）。

3. 简述磺酰脲类药物的药理作用及临床应用。

磺酰脲类药物的药理作用包括：①降血糖作用，对正常人及胰岛功能尚存的患者有效，机制是促进胰岛素分泌，长期应用可能是抑制胰高血糖素的分泌，提高靶细胞膜对胰岛素的敏感性，增加靶细胞膜上胰岛素受体数目和亲和力有关。②对水排泄作用，格列本脲、氯磺丙脲可促进 ADH 释放和增强其作用。③对凝血功能影响，使血小板黏附力减弱，刺激纤溶酶原的合成。临床应用有：①用于胰岛功能尚存的 2 型糖尿病且单用饮食控制无效者；②尿崩症。

五、案例分析题

可选用（1）口服降糖药：①双胍类，这类药物具有减少肝脏输出葡萄糖的能力等降低血糖水平；②磺脲类，这类口服降糖药的主要作用是刺激胰岛释放更多胰岛素；③噻唑烷二酮类，此类药物可以增强胰岛素敏感性，帮助肌肉细胞等吸收更多血液中的葡萄糖；④α-葡萄糖苷酶抑制剂，这类降糖药能抑制人体消化道对糖类的吸收，主要作用是降低餐后血糖。

（2）注射用胰岛素类药物：胰岛素可增加葡萄糖的转运，促进糖原的合成和储存，抑制糖原分解和异生而降低血糖。

7 化疗药物药理

7.34 抗菌药物概论

一、选择题

(一) 单项选择题

1. 耐药性是指 （ ）
   - A. 连续用药机体对药物产生不敏感现象
   - B. 连续用药细菌对药物的敏感性降低甚至消失
   - C. 反复用药患者对药物产生精神性依赖
   - D. 反复用药患者对药物产生生理性依赖
   - E. 长期用药细菌对药物缺乏选择性

2. 抗菌活性是指 （ ）
   - A. 药物的抗菌范围
   - B. 药物的抗菌浓度
   - C. 药物理化性质
   - D. 药物的抗菌能力
   - E. 药物的治疗指数

3. 下列哪类药物是细菌繁殖期杀菌剂 （ ）
   - A. 青霉素类
   - B. 氯霉素类
   - C. 四环素类
   - D. 磺胺类
   - E. 氨基糖苷类

4. 下列有关抗菌药作用机制的叙述哪项是错误的 （ ）
   - A. β-内酰胺类抗生素抑制细胞壁合成
   - B. 氟喹诺酮类抑制阻碍 DNA 合成
   - C. 磺胺类抑制 RNA 多聚酶
   - D. 氨基糖苷类抑制蛋白质合成的多个环节
   - E. 多黏菌素类与细菌细胞膜的磷脂结合使细胞壁通透性增加

5. 与细菌耐药性产生无关的是 （ ）
   - A. 细菌产生 β-内酰胺酶水解青霉素
   - B. 细菌产生钝化酶灭活氨基糖苷类抗生素
   - C. 细菌内靶位结构的改变
   - D. 细菌改变对抗菌药的通透性，降低抗菌药在菌体内的浓度
   - E. 细菌产生的内毒素增加

6. 化疗指数是指 （ ）
   - A. LD_5/ED_{50}
   - B. ED_{95}/ED_5
   - C. LD_{50}/ED_{50}
   - D. ED_{50}/LD_{50}
   - E. LD_1/ED_{99}

7. 抑制 DNA 回旋酶，使 DNA 复制受阻，导致 DNA 降解而细菌死亡的药物是 （ ）
   - A. 甲氧苄啶
   - B. 诺氟沙星
   - C. 利福平
   - D. 红霉素
   - E. 对氨基水杨酸

8. 与核糖体 30s 亚基结合，阻止氨基酰 tRNA 进入 A 位的抗菌药是 （ ）
   - A. 四环素
   - B. 链霉素
   - C. 庆大霉素
   - D. 氯霉素
   - E. 克林霉素

9. 下列药物组合有协同作用的是 （ ）
   - A. 青霉素+螺旋霉素
   - B. 青霉素+四环素
   - C. 青霉素+氯霉素
   - D. 青霉素+庆大霉素
   - E. 青霉素+红霉素

10. 抗菌药物联合用药的目的不包括 （ ）
    - A. 提高疗效
    - B. 扩大抗菌范围
    - C. 减少耐药性的发生
    - D. 延长作用时间
    - E. 降低毒性

(二) 多项选择题

11. 化疗药物包括 （ ）
    - A. 抗菌药
    - B. 抗恶性肿瘤药
    - C. 抗寄生虫药
    - D. 抗病毒药
    - E. 抗真菌药

12. 关于化疗指数下列说法正确的是 （ ）
    - A. 评价化疗药物的临床应用价值和安全度
    - B. 半数致死量与半数有效量的比值
    - C. 5%的致死量与95%的有效量的比值
    - D. 以 LD_5/ED_{95} 表示
    - E. ED_{50}/LD_{50}

13. 关于抗菌药物的作用机制，下列哪些是正确的 （ ）
    - A. 青霉素抑制转肽酶阻碍细菌细胞壁的合成
    - B. 利福平抑制依赖 DNA 的 RNA 多聚酶
    - C. 喹诺酮类抑制 DNA 回旋酶
    - D. 氨基糖苷类抑制细菌蛋白质合成的多个环节
    - E. 多黏菌素类与细菌胞质膜磷脂结合，使胞质膜通透性增加

14. 抑制细菌细胞壁合成的药物有（ ）
    A. 青霉素　　　　　　B. 磷霉素
    C. 链霉素　　　　　　D. 万古霉素
    E. 环丝氨酸
15. 影响细菌胞质膜通透性的药物有（ ）
    A. 万古霉素　　　　　B. 多黏菌素
    C. 红霉素　　　　　　D. 制霉菌素
    E. 林可霉素
16. 抑制细菌蛋白质合成的药物有（ ）
    A. 链霉素　　　　　　B. 庆大霉素
    C. 林可霉素　　　　　D. 四环素
    E. 红霉素
17. 抑制细菌核酸合成的药物有（ ）
    A. 青霉素　　　　　　B. 磺胺米隆
    C. 四环素　　　　　　D. 喹诺酮
    E. 利福平
18. 采用哪些措施可减少细菌耐药性的产生（ ）
    A. 严格掌握抗菌药物的适应证
    B. 给予足够的剂量和疗程
    C. 尽量避免局部用药
    D. 有计划地轮换用药
    E. 必要的联合用药
19. 不能获得协同作用的药物组合是（ ）
    A. 青霉素+四环素
    B. 头孢菌素类+氯霉素
    C. 青霉素+红霉素
    D. 青霉素+庆大霉素
    E. 克拉维酸+磺胺类
20. 肾功能不全的患者应避免用下列哪些抗菌药物（ ）
    A. 氯霉素　　　　　　B. 万古霉素
    C. 两性霉素 B　　　　D. 庆大霉素
    E. 青霉素

二、判断题

1. 只有杀灭微生物的药物，才叫抗菌药物。
2. 青霉素是杀菌剂，对静止期的细菌也具有杀灭的作用。
3. 金黄色葡萄球菌对青霉素耐药可改用氨苄西林。
4. 治疗指数越小，药物的毒性越小。
5. 对青霉素过敏者可选用头孢菌素类。
6. 头孢菌素类药物的抗菌机制与青霉素的抗菌机制相同。
7. 部分细菌对链霉素产生耐药性可改用庆大霉素。
8. 庆大霉素对耐药性金黄色葡萄球菌和铜绿假

单胞菌感染疗效都好。
9. 长期使用广谱抗生素易引起二重感染。
10. 氯霉素引起的灰婴综合征是因为婴儿神经系统发育不全所致。
11. 第三代头孢菌素类药物对铜绿假单胞菌感染最好，毒性低。
12. 临床上可将红霉素和青霉素合用以加强后者的疗效。
13. 氨基苷类与 β-内酰胺类抗生素对静止期细菌杀菌力强。
14. 用碳酸氢钠碱化尿液可提高庆大霉素在泌尿道的抗菌作用。
15. 四环素严重的不良反应是抑制骨髓造血功能。
16. 氯霉素最严重的不良反应是再生障碍性贫血。
17. 红霉素通过抑制转肽酶而阻止细菌细胞壁的合成而发挥抗菌作用。
18. 青霉素与四环素类药物合用可增强抗菌效果。

三、填空题

1. 应用药物对_____所致疾病进行_____称为化学疗法。
2. 化疗药物包括____、____、____、____、____。
3. 应用化疗药物治疗感染性疾病的过程中，应注意_____、_____与_____三者之间的关系。
4. 抗菌谱是指_____，它是临床选药的基础；抗菌活性是指_____。
5. 抗菌药物的作用机制有____、____、____、____和____五种方式。
6. 抗菌药物的作用性质可分为____、____、____、____四类。
7. 细菌获得耐药性的机制有：____、____、____、____。

四、名词解释

1. 化疗药物　　　2. 化学疗法
3. 化疗指数　　　4. 抗菌药物
5. 抗菌谱　　　　6. 抗菌活性
7. 耐药性　　　　8. 最低抑菌浓度（MIC）
9. 最低杀菌浓度（MBC）　　10. 抗生素
11. 抗生素后效应

五、问答题

1. 简述抗菌药物的作用机制，并举例说明。
2. 简述细菌产生耐药性的机制。
3. 抗菌药物按化学结构分为哪几类?

六、案例分析题

患者，男性，58 岁，因患肺感染住院治疗。

医生给予头孢哌酮/舒巴坦（2g/次，2 次/日）静脉注射。用药 10 天后，患者出现腹泻，水样便每日 10 余次，伴有阵发性腹部绞痛，发热

（38.5℃）。血常规检查：WBC $10 \times 10^9/L$。

问题：腹泻原因是什么？应如何处理？

【参考答案】

一、选择题

（一）单项选择题：1-5：BDACE；6-10：CBADD

（二）多项选择题：11. ABCDE；12. ABCD；

13. ABCD；14. ABDE；15. BD；16. ABCDE；

17. BDE；18. ABCDE；19. ABCE；20. BCD

二、判断题

1. 错误。杀灭和抑制微生物的药物，都叫抗菌药物。
2. 错误。青霉素是杀菌剂，对繁殖期的细菌具有杀灭的作用。
3. 错误。氨苄西林对金黄色葡萄球菌没有作用。
4. 错误。相对而言治疗指数越小，药物的毒性越大。
5. 错误。青霉素和头孢菌素类存在交叉过敏反应。
6. 正确。
7. 错误。庆大霉素属于氨基糖苷类，同类间存在交叉耐药。
8. 正确。
9. 正确。
10. 错误。氯霉素引起的灰婴综合征是因为大剂量的时候出现循环衰竭、血压下降、呼吸困难所致。
11. 正确。
12. 错误。红霉素是静止期杀菌，而青霉素是繁殖期杀菌。
13. 错误。β-内酰胺类抗生素对繁殖期细菌杀菌力强。
14. 正确。
15. 错误。四环素严重的不良反应是二重感染。
16. 正确。
17. 错误。红霉素通过抑制细菌蛋白质的合成而发挥抗菌作用。
18. 错误。青霉素是繁殖期杀菌，而四环素类药物是快速抑菌剂。它能使细菌处于静止状态，不利于青霉素杀菌。

三、填空题

1. 病原体；预防或治疗
2. 抗菌药；抗真菌药；抗病毒药；抗寄生虫药；抗肿瘤药
3. 宿主；抗菌药；病原体
4. 抗菌药抑制或杀灭病原微生物的范围；药物抑制或杀灭细菌的能力
5. 抑制细菌细胞壁的合成；影响胞质膜的通透性；抑制蛋白质合成；影响叶酸合成；抑制核酸代谢
6. 繁殖期杀菌药；静止期杀菌药；速效抑菌剂；慢效抑菌剂
7. 降低膜的通透性；产生灭活酶；改变靶位结构；药物主动外排系统活性增加；改变代谢途径

四、名词解释

1. **化疗药物**：抗菌药、抗真菌药、抗病毒药、抗寄生虫药和抗恶性肿瘤药统称为化疗药物。
2. **化学疗法**：对机体由病原体（细菌、真菌、病毒、寄生虫及肿瘤细胞）所致感染用药物治疗称化学疗法。
3. **化疗指数**：感染动物半数致死量（LD_{50}）和治疗感染动物半数有效量（ED_{50}）之比。
4. **抗菌药物**：抑制或杀灭病菌的药物。
5. **抗菌谱**：抗菌药的抗菌范围。仅对某一种或某一属的药物为窄谱抗菌药。对多种致病菌有抑制或杀灭作用的为广谱抗菌药。
6. **抗菌活性**：抗菌药抑制或杀灭病原微生物的能力。
7. **耐药性**：指病原微生物与抗菌药多次接触后，敏感性降低甚至消失。
8. **最低抑菌浓度（MIC）**：凡能抑制细菌生长繁殖的最低药物浓度。
9. **最低杀菌浓度（MBC）**：凡能杀灭病原菌的最低药物浓度。
10. **抗生素**：是指由微生物产生的，在低微浓度就能抑制或杀他种微生物的物质。
11. **抗生素后效应**：是指抗生素发挥抗菌作用后，抗生素低于最低抑菌浓度或被消除后，细菌生长仍受到持续抑制的效应。

五、问答题

1. **简述抗菌药物的作用机制，并举列说明。**

抗菌药物的作用机制有：

（1）抑制细菌细胞壁的合成，这类药物包括青霉素类、头孢菌素类、万古霉素类、磷霉素和环丝氨酸等。

（2）影响胞质膜的通透性：如作用于革兰阴性菌的多肽类（多肽菌素 B、多黏菌素 E）和抗真菌的多烯类（制霉菌素、两性霉素 B）抗生素。

（3）抑制细菌蛋白质的合成：①影响蛋白质的合成全过程，如链霉素等能阻止核糖体 30s 亚基和 70s 始动复合物的形成及阻止氨酰基 tRNA 进入 30s 亚基 A 位，抑制蛋白质的合成而杀菌。②与核糖体 50s 亚基结合，使肽链的延伸受阻，蛋白质合成受抑制，如红霉素等。

（4）影响叶酸及核酸代谢：磺胺类和甲氧苄啶抑制四氢叶酸合成，导致核酸代谢障碍，细菌生长受到抑制；喹诺酮类药物抑制 DNA 回旋酶，阻碍 DNA 复制而杀菌，利福平抑制 DNA 依赖 RNA 多聚酶，阻碍 mRNA 合成而杀菌。

2. 简述细菌产生耐药性的机制。

细菌与药物反复接触后，细菌对药物的敏感性会下降或消失，造成抗菌药物对细菌感染的疗效降低或无效，称为耐药性。耐药性产生的机制有：①细菌胞质膜通透性发生改变。②细菌产生灭活抗菌药的酶。③细菌体内抗菌药原始靶位结构改变。④药物主动外排系统活性增强。⑤细菌代谢途径的改变。

3. 抗菌药物按化学结构分为哪几类？

抗菌药物分为人工合成抗菌药物和抗生素。按化学结构分前者有磺胺类、喹诺酮类、硝基呋喃类、硝基咪唑类、二氨嘧啶类、砜类等；后者有 β-内酰胺类、氨基糖苷类、四环素类、大环内酯类、多肽类、多烯类、酰胺醇类等。

六、案例分析题

腹泻原因：本例腹泻是由于应用抗生素后造成肠道菌群失调或二重感染引起。一些抗生素，尤其是广谱抗生素，抑制了肠道正常菌群，同时促发了其他一些菌株过度繁殖，引起了腹泻。本病例应用头孢哌酮长达 10 天，由于该药在胆道排泄，形成肠肝循环，造成肠道菌群失调、二重感染而引起腹泻。

处理：①停用头孢哌酮；②合理补液；③可用甲硝唑或古霉素；④为避免毒素滞留在肠道内，不用止泻药。

7.35　β-内酰胺类抗生素

一、选择题

（一）单项选择题

1. 不属于 β-内酰胺类抗生素的是（　　）
    A. 青霉素类　　　　　B. 头孢菌素类
    C. 头霉素类　　　　　D. 硫霉素类
    E. 林可霉素类

2. β-内酰胺类抗生素的作用靶点是（　　）
    A. 细菌外膜　　B. 黏肽层　　C. 细胞质
    D. 黏液层　　　E.PBPs

3. 青霉素类抗生素的主要抗菌机制是（　　）
    A. 增加细胞质膜的通透性
    B. 抑制胞壁黏肽合成
    C. 抑制细菌蛋白质合成
    D. 抑制二氢叶酸还原酶活性
    E. 抑制 RNA 多聚酶活性

4. 青霉素 G 在体内的主要消除方式是（　　）
    A. 被血浆酶破坏　　　B. 经肝脏代谢
    C. 随胆汁排泄　　　　D. 肾小管分泌
    E. 肾小球滤过

5. 青霉素 G 的体内过程特点正确的叙述是（　　）
    A. 口服易吸收
    B. 主要分布于细胞内液
    C. 主要以原形随尿排出
    D. 脂溶性高
    E. 血浆蛋白结合率高

6. 有关青霉素 G 的错误叙述是（　　）
    A. 价格低廉　　　　　B. 毒性低
    C. 水溶液性质稳定　　D. 钠盐易溶于水
    E. 可引起过敏性休克

7. 抗菌作用最小的 β-内酰胺类药物是（　　）
    A. 青霉素 G　　　　　B. 头孢唑林
    C. 氨苄丙林　　　　　D. 氨曲南
    E. 克拉维酸

8. 青霉素的长效制剂是（　　）
    A. 青霉素 G　　　　　B. 氨苄西林
    C. 苯唑西林　　　　　D. 羧苄西林
    E. 苄星青霉素

9. 葡萄球菌产生的青霉素酶主要分解（　　）
    A.7-氨基头孢烷酸　　B. 侧链
    C.6-氨基青霉烷酸　　D. β-内酰胺环
    E. 噻唑烷环

10. 哪一项是青霉素类抗生素共同的特点（　　）
    A. 抗菌谱广
    B. 耐酸口服有效
    C. 耐 β-内酰胺酶
    D. 主要用于革兰阴性细菌感染

E. 相互有交叉过敏反应，可致过敏性休克

11. 肺炎球菌引起的大叶性肺炎首选（　　）
    A. 庆大霉素　　B. 青霉素　　C. 四环素
    D. 氯霉素　　　E. 红霉素

12. 青霉素 G 对下列哪种细菌基本无效（　　）
    A. 溶血性链球菌　　　B. 脑膜炎奈瑟菌
    C. 破伤风杆菌　　　　D. 梅毒螺旋体
    E. 变形杆菌

13. 治疗破伤风惊厥宜首选（　　）
    A. 青霉素
    B. 四环素
    C. 红霉素
    D. 青霉素+破伤风抗毒素
    E. 青霉素+破伤风抗毒素+硫酸镁

14. 治疗梅毒、钩端螺旋体的首选药是（　　）
    A. 四环素　　B. 红霉素　　C. 青霉素
    D. 氯霉素　　E. 链霉素

15. 青霉素的抗菌谱不包括下列哪一项（　　）
    A. 肺炎球菌　　　　B. 破伤风杆菌
    C. 脑膜炎双球菌　　D. 伤寒杆菌
    E. 钩端螺旋体

16. 应用青霉素治疗下列哪一种疾病时可引起
    赫氏反应（　　）
    A. 大叶性肺炎
    B. 梅毒或钩端螺旋体
    C. 草绿色链球菌心内膜炎
    D. 急性咽炎
    E. 流行性脑脊髓膜炎

17. 治疗流行性细菌性脑脊髓炎的最佳联合用
    药是（　　）
    A. 青霉素+链霉素
    B. 青霉素+磺胺嘧啶
    C. 青霉素+氧氟沙星
    D. 青霉素+诺氟沙星
    E. 青霉素+四环素

18. 对青霉素 G 最易产生耐药性的细菌是（　　）
    A. 肺炎球菌
    B. 溶血性链球菌
    C. 白喉棒状杆菌
    D. 破伤风杆菌
    E. 金黄色葡萄球菌

19. 关于青霉素使用，正确的是（　　）
    A. 过敏史者绝对不皮试
    B. 合用碳酸氢钠可提高疗效
    C. 口服可治疗肠道感染
    D. 提前 24h 配置才能溶解

E. 外用治疗化脓球菌引起的感染

20. 青霉素属于（　　）
    A. 静止期杀菌药
    B. 繁殖期杀菌剂
    C. 快速抑菌剂
    D. 慢速抑菌药
    E. 非特异性杀菌剂

（二）多项选择题

21. 具有 β-内酰胺结构的药物是（　　）
    A. 氨苄西林　　　　　B. 克拉维酸
    C. 头孢哌酮　　　　　D. 氨曲南
    E. 青霉素 G

22. β-内酰胺类抗生素的抗菌作用机制是（　　）
    A. 抑制二氢叶酸合成酶
    B. 抑制胞壁黏肽合成酶
    C. 触发细菌自溶酶活性
    D. 抑制细菌核酸代谢
    E. 抑制细菌蛋白质合成

23. 可成为青霉素变态反应致敏原的是（　　）
    A. 制剂中的青霉噻唑蛋白
    B. 制剂中的青霉烯酸
    C. 制剂中的钾离子
    D. 6-APA 高分子聚合物
    E. 青霉素

24. 关于 β-内酰胺酶抑制剂叙述，正确的是（　　）
    A. 具有 β-内酰胺结构
    B. 抗菌作用弱
    C. 与 β-内酰胺类药合用
    D. 提高 β-内酰胺类抗菌效果
    E. 减少过敏性休克的发生

25. 第三代头孢菌素的特点叙述正确的是（　　）
    A. 血浆半衰期较长，体内分布广
    B. 对肾脏基本无毒性
    C. 对 β-内酰胺酶稳定性高
    D. 对革兰阳性菌作用不及第一、二代
    E. 对铜绿假单胞菌和厌氧菌有效

二、判断题
1. 青霉素对静止期的细菌具有杀灭的作用。
2. 金黄色葡萄球菌对青霉素耐药可改用氨苄
   西林。
3. 对青霉素过敏者可选用头孢菌素类。
4. 头孢菌素类药物的抗菌机制与青霉素的抗菌
   机制相同。
5. 第三代头孢菌素类药物对铜绿假单胞菌感染
   最好，毒性低。
6. 庆大霉素可与羧苄西林混合使用。

三、填空题

1. 青霉素类抗菌机制是抑制细菌的_____，使细菌_____不能合成达到杀菌的目的。

2. β-内酰胺类抗生素的作用机制均相似，都能抑制细菌细胞壁_____的活性，从而阻碍细胞壁_____的合成，使____缺损，菌体_____而死亡。

3. 天然青霉素的主要优点是____、____；主要缺点是____、____、____、____。

4. 细菌对 β-内酰胺类抗生素产生耐药性的机制有____、____、____和____。

5. 青霉素应用时需临时新鲜配制是为了防止____和____。

6. 青霉素 G 与丙磺舒合用可以提高药效的原因是____。

7. 半合成青霉素根据不同特点，可分为____、____、____、____等几类。

8. 青霉素的主要不良反应是_____，因此，用药前要做_____，并准备_____，以便进行应急抢救。

9. 第一代头孢菌素有____和____等；第二代头孢菌素有____、____和____等；第三代头孢菌素有____、____和_____等。第四代有_____、____等。

10. 在 β-内酰胺类抗生素中，除青霉素类外，还有____、____、____、____、____五类。β-内酰胺酶抑制剂有_____、_____和____。它们与青霉素类组成复方制剂，目的是____。

四、名词解释

1. 耐药金葡菌
2. β-内酰胺类

五、问答题

1. 简述青霉素的抗菌机制，详述青霉素抗菌谱，说出其体内过程特点。
2. 简述青霉素不良反应表现及防治措施。
3. 试述头孢菌素类抗生素的特点。

4. β-内酰胺类抗生素产生耐药性的机制是什么？常用的 β-酰胺酶抑制剂有哪些？

六、案例分析题

1. 早产男婴，10 天发热昏迷入院，皮肤黄染，囟门饱满，病理反射阳性，脑脊液中有大量的中性粒细胞。

问题：对于此男婴的治疗应该首先什么药物？该药物最严重的不良反应是什么，应该采取哪些防治措施？

2. 根据案例回答以下问题：

案例：患者，男性，55 岁。既往有慢性肾病史。突发高热、呕吐、惊厥，数小时后出现面色苍白、四肢厥冷、脉搏细速、血压下降、体温升高。经实验室检查诊断为暴发型流脑，需要进行治疗。

(1) 选择哪种抗菌药？（单选）
   A. 磺胺嘧啶
   B. 庆大霉素
   C. 大剂量青霉素
   D. 氨苄西林
(2) 除了抗菌药之外，还必须使用（单选）
   A. 呋塞米
   B. 阿托品
   C. 酚妥拉明
   D. 糖皮质激素
(3) 使用上述药物的目的是（单选）
   A. 升高血压
   B. 减轻组织器官损害以度过危险期
   C. 促进脑细胞功能恢复
   D. 利尿降低颅内压
(4) 应用上述药物的原则是（多选）
   A. 短期用药
   B. 大剂量用药
   C. 长期用药
   D. 早期用药
   E. 小剂量用药

【参考答案】

一、选择题

（一）单项选择题：1-5：EEBDC；6-10：CDEDE；
　　11-15：BEECD；16-20：BBEAB
（二）多项选择题：21. ABCDE；22. BC；
　　23. ABDE；24. ABCD；25. ABCDE

二、判断题

1. 错误。青霉素静止期的细菌没有杀灭的作用。
2. 错误。氨苄西林对耐青霉素的金黄色葡萄球菌没有作用。
3. 错误。对青霉素和头孢菌素类有交叉过敏反应。

4. 正确。

5. 正确。

6. 错误。庆大霉素可与羧苄西林不能混合使用，因为理化性质不一样会相互影响活性。

三、填空题

1. 转肽酶（PBPs）；细胞壁

2. 黏肽合成酶；黏肽；细菌胞壁；膨胀裂解

3. 杀菌力强；毒性低；抗菌谱窄；不耐酸不能口服；易产生耐药性；引起过敏反应

4. 产生水解酶；酶与药物牢固结合；PBPS 的改变；胞壁和外膜通透性改变；自溶酶减少

5. 药效降低；诱发过敏

6. 丙磺舒可以与青霉素 G 竞争肾小管分泌排泄，从而提高青霉素 G 的血药浓度，延长作用时间

7. 耐酸；耐酶；广谱；抗铜绿假单胞菌；抗革兰阴性菌

8. 过敏性休克；皮试；肾上腺素

9. 头孢噻吩；头孢唑林；头孢呋辛；头孢孟多；头孢克洛；头孢噻肟；头孢曲松；头孢他啶；头孢匹罗；头孢吡肟

10. 头孢菌素类；碳青霉烯类；头霉素类；氧头孢烯类；单环 β-内酰胺类；克拉维酸；舒巴坦；他唑巴坦；通过抑制 β-内酰胺酶而加强不耐酶的 β-内酰胺类抗生素的作用

四、名词解释

1. 耐药金葡菌：对青霉素 G 已产生耐药性的金黄色葡萄球菌。

2. β-内酰胺类：指化学结构中含有 β-内酰胺环的一大类抗生素。

五、问答题

1. 简述青霉素的抗菌机制，详述青霉素抗菌谱，说出其体内过程特点。

对青霉素敏感细菌，其细胞壁主要由黏肽构成，青霉素通过抑制黏肽形成中交叉连接过程的转肽酶（青霉素结合蛋白）活性，从而抑制细胞壁合成，达到杀菌作用。对青霉素敏感的细菌有革兰阳性球菌如金黄色葡萄球菌（有耐药菌株）、溶血和草绿色链球菌、肠球菌、肺炎球菌；革兰阳性杆菌如破伤风杆菌、白喉杆菌、产气荚膜杆菌、炭疽杆菌；革兰阴性球菌如脑膜炎双球菌、淋球菌；螺旋体如梅毒螺旋体、钩端螺旋体；另外，放线菌对青霉素也较敏感。青霉素口服无效，肌内注射吸收快，分布广，脑膜炎症时，脑脊液可达有效浓度，主要以原形从肾小管分泌排泄。

2. 简述青霉素不良反应表现及防治措施。

（1）刺激性：中枢刺激症状如头痛、肌震颤、呕吐等，局部刺激症状如硬结或红肿、剧烈疼痛。

（2）过敏反应：轻者出现皮肤黏膜和血清样过敏，重者表现过敏性休克。过敏反应防治措施为：①详细询问过敏史，有过敏史禁用。②皮试：初次用药或停用 3 日后均做皮试。皮试方法：在前臂内侧区皮内注射青霉素 0.05～0.1ml（浓度为 100～200U/ml），20min 后观察，若局部出现红肿或有伪足，其直径超过 1cm 为阳性反应。

（3）抢救：一旦出现过敏性休克应立即抢救，方法为迅速肌内或皮下注射 0.1%肾上腺素 0.5～1.0ml，也可用 1mg 药加入葡萄糖静脉滴注，可配合吸氧、人工呼吸、升压药和肾上腺皮质激素等措施。

（4）应用青霉素类药需临用时配制，一般不采用局部给药。

3. 试述头孢菌素类抗生素的特点。

头孢菌素类抗生素的特点是：广谱，抗菌作用强，过敏反应少，对酶稳定，抗菌谱一代比一代广，对 G⁺菌的作用一代比一代弱；对 G⁻菌的作用一代比一代强，第三代对铜绿假单胞菌及部分厌氧菌有效；对 β-内酰胺酶稳定性一代比一代稳定，第四代高度稳定；肾毒性一代比一代低，第三、第四代基本无肾毒性。

4. β-内酰胺类抗生素产生耐药性的机制是什么？常用的 β-酰胺酶抑制剂有哪些？

细菌对 β-内酰胺类抗生素产生的耐药性的机制包括：①β-内酰胺酶与药物结合，使药物不易透过胞质膜到达作用的靶点；②改变 PBPs，使其与 β-内酰胺类结合减少；③增加药物外排；④缺乏自溶酶。β-内酰胺酶抑制剂有克拉维酸、舒巴坦、他唑巴坦。

六、案例分析题

1. 应该首选青霉素。最严重的不良反应是过敏性休克。

防治措施：①严格掌握适应证，避免滥用和局部用药；②详细询问过敏史（注意与头孢类可能存在交叉过敏现象）；③给药前做皮试（初次、间隔 3 天以上、不同批号、不同药厂）；④青霉素溶液（包括皮试液）应现用现配；⑤避免在饥饿状态下注射，每次注射后严密观察 30min；⑥应常规备好抢救药品（首选：肾上腺素）及器材。

2. （1）C；（2）D；（3）B；（4）ABD

7.36 大环内酯类、林可霉素类抗生素药物

一、选择题

（一）单项选择题

1. 红霉素的抗菌作用机制是（ ）
   - A. 抑制细菌细胞壁的合成
   - B. 抑制 DNA 的合成
   - C. 与 30S 亚基结合，抑制蛋白质合成
   - D. 与 50S 亚基结合，抑制蛋白质合成
   - E. 抑制细菌 DNA 合成

2. 治疗金黄色葡萄球菌感染导致的骨髓炎首选（ ）
   - A. 青霉素
   - B. 头孢克洛
   - C. 阿米卡星
   - D. 米诺环素
   - E. 克林霉素

3. 红霉素的抗菌作用机制是（ ）
   - A. 抑制细菌的 DNA 合成
   - B. 抑制细菌的蛋白质合成
   - C. 干扰细菌的 RNA 转录
   - D. 干扰细菌的细胞壁合成
   - E. 增加细菌的细胞膜通透性

4. 红霉素在何种组织中的浓度最高（ ）
   - A. 骨髓
   - B. 肺
   - C. 肾脏
   - D. 肠道
   - E. 胆汁

5. 青霉素过敏者罹患革兰阳性菌感染者可选用（ ）
   - A. 苯唑西林
   - B. 红霉素
   - C. 氨苄西林
   - D. 羧苄西林
   - E. 以上都可用

6. 对红霉素的描述，下列不正确的是（ ）
   - A. 属繁殖期杀菌剂
   - B. 抗菌谱与青霉素相似但略广
   - C. 具有肝脏毒性
   - D. 对青霉素耐药的金黄色葡萄球菌有效
   - E. 治疗军团菌感染

7. 对克林霉素描述错误的是（ ）
   - A. 与大环内酯类无交叉耐药
   - B. 与林可霉素呈完全交叉耐药
   - C. 化学稳定性好，对光稳定
   - D. 口服后不被胃酸破坏，进食亦不影响药物吸收
   - E. 活性比林可霉素强 4～8 倍

8. 下述对于大环内酯类药物的叙述，错误的是（ ）
   - A. 第二、三代大环内酯类对酸稳定性较高
   - B. 大环内酯类药物在肝、肾、脾、胆汁中的药物浓度较高
   - C. 大环内酯类药物不易进入脑脊液和脑组织
   - D. 红霉素对酸稳定，口服吸收好，生物利用度高
   - E. 大环内酯类药物应尽量避免与其他肝毒性药物合用

9. 下列对阿奇霉素描述错误的是（ ）
   - A. 抗菌谱、抗菌作用红霉素相同
   - B. 抗肺炎支原体作用为大环内酯类中最强的
   - C. 半衰期很长
   - D. 大部分从尿道排泄
   - E. 胃肠反应小

10. 对林可霉素、克林霉素正确的描述是（ ）
    - A. 林可霉素抗菌作用强于克林霉素
    - B. 两药对革兰阴性菌大都无效
    - C. 林可霉素与红霉素合用呈拮抗作用
    - D. 林可霉素口服吸收较克林霉素好
    - E. 治疗厌氧菌无效

11. 下列哪个药物不属于大环内酯类抗生素（ ）
    - A. 红霉素
    - B. 阿奇霉素
    - C. 吉他霉素
    - D. 螺旋霉素
    - E. 氯霉素

12. 下列药物具有抗生素后效应的是（ ）
    - A. 红霉素
    - B. 交沙霉素
    - C. 吉他霉素
    - D. 螺旋霉素
    - E. 阿奇霉素

13. 细菌对大环内酯类抗生素产生耐药性的主要机制为（ ）
    - A. 核糖体与抗生素的结合部位发生改变
    - B. 细菌产生水解酶
    - C. PBPs 突变
    - D. 细菌细胞膜通透性改变
    - E. 细菌的 RNA 多聚酶发生突变

14. 大环内酯类抗生素的特点不包括以下哪一点（ ）
    - A. 抗菌谱窄
    - B. 细菌对本类各药间存在不完全交叉耐药性
    - C. 在酸性环境中抗菌活性最强
    - D. 酯化衍生物可增加口服吸收

E. 主要经胆汁排泄进行肝肠循环

15. 大环内酯类抗生素的作用部位主要是在（　　）
    A. 细菌核糖体 30S 亚基
    B. 细菌核糖体 50S 亚基
    C. 细菌的细胞壁
    D. 细菌的细胞膜
    E. 细菌的 RNA 多聚酶

16. 有关阿奇霉素的描述，错误的是（　　）
    A. 抑菌剂，但对某些细菌发挥杀菌剂作用
    B. 具有免疫增强作用
    C. 半衰期很长，为 35～48h
    D. 治疗病情较重的感染
    E. 不良反应严重

17. 下列药物对支原体肺炎效果好的药物是（　　）
    A. 红霉素　　　　　B. 异烟肼
    C. 青霉素　　　　　D. 对氨基水杨酸钠
    E. 吡哌酸

18. 有关红霉素的体内过程描述错误的是（　　）
    A. 口服吸收快
    B. 血药浓度可维持 6～12h
    C. 吸收后可迅速分布于组织、各种腺体，但不能透过胎盘屏障和血脑屏障
    D. 大部分经肝破坏，胆汁中浓度高
    E. 少量药物（12%）由尿排泄

19. 对大环内酯类抗生素的描述，错误的是（　　）
    A. 抗菌谱窄，比青霉素略广
    B. 细菌对本类各药间有完全的交叉耐药性
    C. 酯化衍生物可减少胃酸对药物的破坏
    D. 不易透过血脑屏障
    E. 口服主要不良反应为胃肠道反应

20. 患者，男性，21 岁，诊断为支原体肺炎，应选下列哪类药物进行治疗（　　）
    A. 氨苄西林　　　　B. 头孢氨苄
    C. 红霉素　　　　　D. 庆大霉素
    E. 青霉素

（二）多项选择题

21. 下列有关红霉素的描述正确的是（　　）
    A. 对革兰阳性菌有强大抗菌作用，对革兰阴性菌不敏感
    B. 与 50S 亚基结合，抑制蛋白质合成
    C. 体内分布广泛，可透过胎盘屏障、血脑屏障
    D. 主要用于耐青霉素的金黄色葡萄球菌感染和青霉素过敏者

E. 口服大剂量也不出现胃肠道反应

22. 克林霉素比林可霉素常用是因为（　　）
    A. 抗菌作用强于林可霉素
    B. 口服吸收较林可霉素好
    C. 毒性较林可霉素小
    D. 抗菌谱较林可霉素广
    E. 进入血脑屏障较林可霉素多

23. 红霉素的主要不良反应除胃肠道反应外还有（　　）
    A. 假膜性肠炎　　　B. 肝损害
    C. 肾损害　　　　　D. 骨髓抑制
    E. 静脉注射可导致静脉炎

24. 细菌对大环内酯类抗生素产生耐药性的机制为（　　）
    A. 核糖体与抗生素的结合部位发生改变
    B. PBPs 突变
    C. 细菌产生酯酶、磷酰化酶和葡萄糖酶
    D. 细菌细胞膜通透性改变
    E. 细菌的 RNA 多聚酶发生突变

25. 对林可霉素类药物的叙述正确的选项有（　　）
    A. 对青霉素过敏或不宜用青霉素的患者可用林可霉素替代治疗
    B. 克林霉素不能透过血-脑脊液屏障，不能用于脑膜炎治疗
    C. 林可霉素有神经肌肉阻断作用
    D. 林可霉素临床主要用于厌氧菌感染的治疗
    E. 林可霉素类药物属于时间依赖型抗菌药物

26. 不属于大环内酯类的抗生素是（　　）
    A. 罗红霉素　　　　B. 克拉霉素
    C. 阿奇霉素　　　　D. 庆大霉素
    E. 多西环素

二、判断题

1. 红霉素对革兰阴性细菌有较强的抗菌作用，对革兰阳性菌抗菌作用较弱。

2. 对青霉素产生耐药性的菌株，对红霉素也不敏感。

3. 大环内酯类抗生素在碱性环境中抗菌活性较强，治疗尿路感染时常需碱化尿液。

4. 阿奇霉素对金黄色葡萄球菌和链球菌作用强于红霉素和克林霉素。

5. 阿奇霉素为大环内酯类抗生素中唯一的 15 元环化合物。

6. 红霉素的作用机制主要是与核糖体的 50S 亚单位相结合，从而抑制细菌蛋白质的合成。

7. 林可霉素为治疗金黄色葡萄球菌引起的骨髓炎的首选药物。

8. 大环内酯类抗生素血药浓度高,易透过血脑屏障。
9. 对青霉素过敏患者不能用红霉素作为替代药物。
10. 林可霉素类与大环内酯类可相互竞争结合部位,出现拮抗作用,不宜合用。

三、填空题

1. 红霉素在____性条件下作用增强,其作用机制是通过与细胞核糖体____结合,抑制细菌____合成。
2. 阿奇霉素为大环内酯类抗生素中唯一的____化合物,对____、____、____有很强作用。
3. 青霉素过敏患者可采用____作为替代药物,

用于溶血性链球菌、肺炎链球菌中的敏感菌株所致的____感染。
4. 大环内酯类抗生素是一类由____产生的一类具有12~16元环碳内酯环的____亲脂化合物,分为____、____两类。
5. ____为治疗金黄色葡萄球菌引起的____的首选药物。

四、问答题

1. 大环内酯类抗生素的共同特性有哪些?
2. 简述红霉素的抗菌作用机制和抗菌谱。
3. 简述红霉素的主要临床应用范围。
4. 简述林可霉素的主要抗菌作用机制。
5. 简述大环内酯类抗生素的分类及其代表药物。

【参考答案】

一、选择题

(一)单项选择题:1-5: DEBEB; 6-10: AADDA; 11-15: EEACB; 16-20: EACBC
(二)多项选择题:21. ABD; 22. ABC; 23. ABCDE; 24. AC; 25. ABCDE; 26. DE

二、判断题

1. 错误。红霉素对革兰阳性细菌有较强的抗菌作用,对部分革兰阴性菌也有抗菌作用。
2. 错误。对青霉素产生耐药性的菌株,对红霉素敏感。
3. 正确。
4. 错误。阿奇霉素对金黄色葡萄球菌和链球菌作用弱于红霉素和克林霉素。
5. 正确。
6. 正确。
7. 错误。克林霉素为治疗金黄色葡萄球菌引起的骨髓炎的首选药物。
8. 错误。大环内酯类抗生素血药浓度低,不易透过血脑屏障。
9. 错误。对青霉素过敏患者可以用红霉素作为替代药物。
10. 正确。

三、填空题

1. 碱;50S亚基;蛋白质
2. 15元环;衣原体;支原体;军团菌
3. 红霉素;呼吸道
4. 链霉菌;弱碱性;天然;半合成
5. 克林霉素;骨髓炎

四、问答题

1. 大环内酯类抗生素的共同特性有哪些?

大环内酯类抗生素的共同特性为:①抗菌谱窄,比青霉素略广,主要用于需氧革兰阳性菌和阴性球菌、厌氧菌,军团菌、衣原体和支原体等;②细菌对本类各药间有不完全交叉耐药性;③在碱性环境中抗菌活性较强,治疗尿路感染时常需碱化尿液;④口服后不耐酸,酯化衍生物可增加口服吸收;⑤血药浓度低,组织中浓度相对较高,痰、皮下组织及胆汁中明显超过血药浓度,但透过血脑屏障量少;⑥主要进胆汁排泄,进行肝肠循环;⑦毒性低微。

2. 简述红霉素的抗菌作用机制和抗菌谱。

①红霉素的抗菌作用机制:红霉素的抗菌作用机制主要是与核糖体的50S亚单位相结合,抑制肽酰基转移酶,影响核糖体的位移过程,妨碍肽链增长,抑制细菌蛋白质的合成。②红霉素的抗菌谱:系快速抑菌剂;对革兰阳性菌有较强的抗菌作用,革兰阴性菌如奈瑟菌属、流感嗜血杆菌、百日咳鲍特菌、布氏杆菌对红霉素也都高度敏感;某些螺旋体、肺炎支原体、立克次体属和衣原体属也对红霉素较敏感。对青霉素产生耐药性的菌株,对红霉素敏感。

3. 简述红霉素的主要临床应用范围。

①青霉素过敏患者可采用红霉素作为替代药物,用于以下感染:溶血性链球菌、肺炎链球菌中的敏感菌株所致的上、下呼吸道感染;敏感溶血性链球菌引起的猩红热及蜂窝织炎;白喉及白喉带菌者;②军团菌病;③支原体属、衣原体属等所致的呼吸道及泌尿生殖系统感染;④其他:口腔感染、空肠弯曲菌肠炎、百日咳等。

4. 简述林可霉素的主要抗菌作用机制。

对大多数革兰阳性菌及某些厌氧的革兰阴

性菌有效。对阳性菌的作用类似红霉素,其特点是对多种厌氧菌(包括破伤风杆菌、产气荚膜杆菌)有效,对某些梭状芽孢杆菌(厌氧菌)不敏感。抗菌机制与大环内酯类相似,能与核糖体50S亚基结合,抑制肽酰基转移酶,使蛋白质肽链的延伸受阻。因此,林可霉素类与大环内酯类可相互竞争结合部位,出现拮抗作用,不宜合用。

5. 简述大环内酯类抗生素的分类及其代表药物。

7.37　氨基糖苷类抗生素

一、选择题

(一) 单项选择题

1. 氨基糖苷类主要对哪类细菌有强大抗菌活性(　)
   - A. 流感杆菌
   - B. 厌氧菌
   - C. 脑膜炎球菌
   - D. 革兰阴性杆菌
   - E. 链球菌

2. 关于氨基糖苷类抗生素的特点,错误的是(　)
   - A. 血浆蛋白结合率较低
   - B. 主要分布在肾皮质
   - C. 属于繁殖期杀菌药
   - D. 不易透过血脑屏障
   - E. 尿液中药物浓度高

3. 下列关于氨基糖苷类药物的抗菌机制的叙述,正确的是(　)
   - A. 抑制DNA回旋酶
   - B. 阻碍细菌蛋白质合成
   - C. 抑制二氢叶酸还原酶
   - D. 增加细胞膜通透性
   - E. 抑制细胞壁的合成

4. 以下关于氨基糖苷类抗生素不良反应的描述正确的是哪项(　)
   - A. 皮肤潮红、荨麻疹
   - B. 二重感染、假膜性肠炎
   - C. 耳毒性、肾毒性
   - D. 过敏反应、肝损害
   - E. 视神经炎、胃肠道反应

5. 在氨基糖苷类抗生素中能对结核分枝杆菌有效的是(　)
   - A. 奈替米星
   - B. 阿米卡星
   - C. 庆大霉素
   - D. 卡那霉素
   - E. 妥布霉素

6. 对庆大霉素产生耐药的革兰阴性菌感染可选用哪个药物(　)

①大环内酯类抗生素是一类由链霉菌产生的一类具有12~16元环碳内酯环的弱碱性亲脂化合物,分为天然和半合成两类。②天然的包括:14元环的红霉素,16元环的螺旋霉素、乙酰螺旋霉素和麦迪霉素;③半合成的包括:14元环的克拉霉素、罗红霉素、地红霉素,15元环的阿奇霉素,16元环的罗他霉素、米欧卡霉素、交沙霉素。

   - A. 阿米卡星
   - B. 新霉素
   - C. 红霉素
   - D. 链霉素
   - E. 氨苄西林

7. 下列关于对庆大霉素的叙述中,哪项是正确的(　)
   - A. 耳毒性以耳蜗听神经损害为主
   - B. 可与羧苄西林混合滴注,治疗铜绿假单胞菌
   - C. 抗菌范围广,是抗菌谱最广氨基糖苷类抗生素
   - D. 在氨基糖苷类中肾毒性最小
   - E. 在碱性环境中作用增强

8. 氨基糖苷类抗生素中引起神经肌肉接头阻滞反应发生最轻的是(　)
   - A. 链霉素
   - B. 庆大霉素
   - C. 奈替米星
   - D. 妥布霉素
   - E. 阿米卡星

9. 对于阿米卡星的作用特点描述正确的是(　)
   - A. 肾毒性较大
   - B. 作为氨基糖苷类抗生素耐药菌株感染的首选
   - C. 是卡那霉素的半合成衍生物,故也对结核杆菌敏感
   - D. 不能和β-内酰胺类合用,两者有拮抗作用
   - E. 对铜绿假单胞菌无效

10. 头孢噻吩和下列哪种药物合用会增加肾脏损伤(　)
   - A. 卡那霉素
   - B. 林可霉素
   - C. 克拉霉素
   - D. 氯霉素
   - E. 红霉素

(二) 多项选择题

11. 为了避免氨基糖苷类抗生素导致耳毒性和肾毒性,在用药过程中应采取哪些措施(　)
   - A. 肾功能不全或老人应该减量
   - B. 避免和具有耳毒性的药物合用
   - C. 密切观察注意早期症状
   - D. 根据肾功能和血药浓度调整剂量
   - E. 降低药物剂量,减少用药次数

12. 在下列药物中，能对铜绿假单胞菌有效的氨基糖苷类药物有哪些（ ）
    A. 链霉素　　B. 庆大霉素　C. 妥布霉素
    D. 阿米卡星　E. 卡那霉素
13. 在使用氨基糖苷类抗生素易发生神经肌肉接头阻滞，应该选用下列哪些药物抢救（ ）
    A. 口服葡萄糖酸钙
    B. 静脉注射新斯的明
    C. 注射碳酸氢钙
    D. 皮下注射肾上腺素
    E. 静脉注射去氧肾上腺素
14. 关于对链霉素特点描述中，正确的是（ ）
    A. 对铜绿假单胞菌抗菌活性强
    B. 治疗兔热病和鼠疫的首选
    C. 容易引起耳毒性
    D. 在氨基糖苷中肾毒性最大
    E. 第一个用于治疗结核的药物
15. 下列抗生素中既有耳毒性又有肾毒性的是哪些（ ）
    A. 莫西沙星　　　　B. 亚胺培南
    C. 妥布霉素　　　　D. 链霉素
    E. 庆大霉素

二、判断题
1. 细菌对大多数氨基糖苷类药物出现耐药的原因是产生钝化酶。
2. 氨基糖苷类抗生素引起肾毒性的原因主要是和血浆蛋白结合率高，且主要影响肾小球。
3. 卡那霉素的优点是对肠道革兰阴性杆菌和铜绿假单胞菌所产生的多种钝化酶稳定。
4. 妥布霉素和庆大霉素相比较，前者的特点是抗菌作用比庆大霉素强，但是对铜绿假单胞菌的抗菌作用却弱于庆大霉素。

5. 庆大霉素与青霉素 G 合用可以延缓耐药性发生。

三、填空题
1. 在治疗草绿色链球菌引起的心内膜炎时，可把_____与青霉素合用。
2. 氨基糖苷类用于腹部手术前准备时可通过_____途径给药。
3. 氨基糖苷类耳毒性主要损害____和_____，症状表现为_____、_____和_____。
4. 在氨基糖苷类抗生素中抗菌谱最广的是_____。
5. 链霉素发生过敏性休克在抢救时静脉注射_____和_____。

四、问答题
1. 简述氨基糖苷类抗生素主要不良反应的症状及预防措施。
2. 链霉素的临床应用有哪些?

五、案例分析题
　　患者，男性，32 岁，风心病史 5 年，伴有反复发热、杵状指、无痛性小出血点。2 周来发热，持续 38℃，胸闷，心悸，气急加重。超声心动图查示主动脉关闭不全，入院后抽取血培养两次草绿色链球菌（+），经诊断为感染性心内膜炎。给予青霉素 G 静脉滴注两周，同时加强抗菌治疗，合用庆大霉素，并监测血药浓度。经此治疗措施后，抗生素反应良好，患者体温逐渐降至正常。
　　问题：1. 试述青霉素 G 合用庆大霉素治疗草绿色链球菌引起的心内膜炎机制。
　　2. 为何在用药过程中需要监测庆大霉素血药浓度?

【参考答案】
一、选择题
（一）单项选择题：1-5：DCBCD；6-10：AEDBA
（二）多项选择题：11. ABCDE；12. BCD；13. AB；14. BCE；15. CDE

二、判断题
1. 正确。
2. 错误。氨基糖苷类抗生素和血浆蛋白结合率低，一般不损伤肾小球。
3. 错误。对肠道革兰阴性杆菌和铜绿假单胞菌所产生的多种钝化酶稳定的是阿米卡星。

4. 错误。妥布霉素与庆大霉素抗菌作用相似，对铜绿假单胞菌的作用是庆大霉素的 2～5 倍。
5. 错误。庆大霉素和青霉素 G 合用能增强抗菌作用，扩大抗菌谱。

三、填空题
1. 链霉素
2. 口服
3. 前庭功能；耳蜗听神经；眩晕；平衡失调；耳鸣耳聋
4. 阿米卡星
5. 葡萄糖酸钙；肾上腺素

四、问答题

1. 简述氨基糖苷类抗生素主要不良反应的症状及预防措施。

①耳毒性：引起前庭功能障碍和耳蜗听神经损害，可表现为眩晕、头昏、耳鸣和永久性耳聋。用药后密切观察反应，并进行听力检查。②肾毒性：一般用药后 7～10 天后出现，表现为蛋白尿、血尿等，严重者可产生氮质血症和肾功能降低，老人和肾功能低下者慎用。避免和有肾功能毒性的药物一起使用。③神经肌肉接头的阻滞：会引发四肢无力或呼吸衰竭，避免大剂量用药，发生后可用新斯的明和钙剂解救。④过敏反应：少见皮疹、发热、血管神经性水肿等，严重可致过敏性休克，需要先做皮试，阴性才能用药，发生过敏性休克时用葡萄糖酸钙和肾上腺素抢救。

2. 链霉素的临床应用有哪些？

①治疗兔热病和鼠疫的首选，特别与四环素联合用药可产生协同作用，是目前治疗鼠疫的最有效手段。②与青霉素联合可用于治疗溶血性链球菌、草绿色链球菌及肠球菌等引起的心内膜炎或肠球菌感染。③与其他抗结核药联合应用，治疗多重耐药的结核病。④也用于其他敏感菌感染性疾病，如与其他抗菌药联合用于治疗布鲁菌病等。

五、案例分析题

1. 青霉素类属于繁殖期杀菌药，庆大霉素属于静止期杀菌药。在庆大霉素的作用下，细菌虽然因为合成了无功能的蛋白质而影响了细菌的生长，但其菌体仍然继续增大，这有利于青霉素抑制细菌细胞壁的合成，同时，由于青霉素破坏了细菌细胞壁的完整性，使得庆大霉素更容易进入菌体内发挥作用，因此，两者合用和产生协同作用，增强对草绿色链球菌的抗菌效力。

2. 庆大霉素属于氨基糖苷类抗生素，容易发生肾毒性、耳毒性、神经肌肉接头阻滞及过敏反应等不良反应，可能会对机体造成不可逆的损伤，所以用药期间宜同时检测血药浓度，并据此调整用量，以避免或减少严重毒性的发生。

7.38　四环素类及氯霉素

一、选择题

（一）单项选择题

1. 最早首选用于伤寒、副伤寒的药物是（　）
　　A. 链霉素　　　　B. 青霉素　　　C. 氯霉素
　　D. 罗红霉素　　E. STZ

2. 首选用于斑疹伤寒的药物是（　）
　　A. 氯霉素　　　　B. 四环素　　　C. 链霉素
　　D. 红霉素　　　　E. 青霉素

3. 下列关于四环素的药动学特点描述错误的是（　）
　　A. 口服易吸收，可与阴离子形成络合，使四环素类疗效下降
　　B. 分布于全身，易沉积于骨及牙组织中
　　C. 不易透过血脑屏障
　　D. 胆汁中浓度高；有肝肠循环
　　E. 原形由肾排出

4. 霍乱和布鲁菌病的首选药物是（　）
　　A. 氯霉素　　　B. 青霉素　　　C. 头孢曲松
　　D. 环丙沙星　　E. 多西环素

5. 下列药物中会和氯霉素产生拮抗作用或交叉耐药性的是（　）
　　A. 红霉素　　　B. 四环素　　　C. 庆大霉素
　　D. 头孢克肟　　E. 诺氟沙星

6. 下列药物中，会引起"灰婴综合征"的是（　）
　　A. 青霉素　　　B. 万古霉素　　　C. 红霉素
　　D. 氯霉素　　　E. 多西环素

7. 下列哪一个是四环素类中具有抗麻风分枝杆菌活性的药物（　）
　　A. 多西环素　　B. 土霉素　　　C. 美他环素
　　D. 链霉素　　　E. 米诺环素

8. 年龄在 8 岁以下的儿童应避免使用四环素类药物的主要原因是（　）
　　A. 不易透过血脑屏障
　　B. 会引起肌腱断裂
　　C. 影响牙釉质和骨骼的发育
　　D. 容易引起二重感染
　　E. 会引起再生障碍性贫血

（二）多项选择题

9. 四环素类的抗菌作用机制正确的是（　）
　　A. 与细菌核糖体 50S 亚基结合，干扰细菌蛋白质的合成
　　B. 与细菌核糖体 30S 亚基结合，干扰细菌蛋白质的合成
　　C. 增加细胞膜通透性，胞内重要物质外漏，从而导致细菌死亡
　　D. 抑制细菌细胞壁的合成
　　E. 抑制细菌 RNA 转录

10. 下列有关四环素类药物的描述中，哪些是正

确的（ ）
A. 对立克次体、螺旋体、衣原体和支原体感染均有效
B. 是治疗恙虫病、斑疹伤寒的首选药
C. 对革兰阴性菌的作用强于革兰阳性菌
D. 容易透过血脑屏障进入脑脊液
E. 可用于对抗肠内阿米巴原虫

11. 下列哪些不良反应是由氯霉素引起的（ ）
A. 二重感染
B. 可逆性血细胞减少
C. 再生障碍性贫血
D. 影响骨骼发育
E. 灰婴综合征

12. 四环素长期应用易引发二重感染，其中难辨梭状菌引起的假膜性肠炎可用下列哪些药物治疗（ ）
A. 制霉菌素　B. 多黏菌素　C. 甲硝唑
D. 万古霉素　E. 新霉素

二、判断题

1. 长期使用四环素会造成维生素 B 的缺乏，主要是由于抑制了体内产生维生素 B 的大肠杆菌。
2. 氯霉素造成的再生障碍性贫血，主要是由于患者用药剂量过大或是疗程过长引起的。
3. 对青霉素过敏的患者，可选用氯霉素对抗由耐药金葡菌引起的脑膜炎，因其在脑脊液中浓度相对较高。
4. 与抗酸药同服，可促进四环素类药的吸收。
5. 氯霉素是广谱抗菌药，对 G⁻杆菌作用较强，对铜绿假单胞菌也有效。
6. 四环素在胆汁中浓度高，具有肝肠循环，故半衰期较长。

三、填空题

1. 四环素类药物属于_____谱_____药，低浓度_____，极高浓度也可_____。
2. 氯霉素的抗菌作用机制是通过与细菌_____核糖体_____亚基可逆性结合，抑制肽酰基转移酶，从而抑制细菌_____合成。
3. 米诺环素可引起特有的_____反应而出现运动失调，用药期间不宜从事高空作业、驾驶、机器操作等。
4. 氯霉素主要在肝脏进行代谢，需要与_____结合形成无活性产物，再经肾小管分泌排出体外。

四、名词解释
1. super infection　2. gray baby syndrome

五、问答题
1. 四环素类抗生素的主要不良反应有哪些？如何防治？
2. 四环素类药物与青霉素类药合用是否合理？请说明判断的理由。
3. 氯霉素有哪些不良反应？如何预防？

六、案例分析题
患者，男性，35 岁，高热 39℃以上，血常规白细胞数低，医院输液 3 天，第 1~2 天输头孢呋辛加退烧药，高热仍不退，第 3 天输左氧氟沙星烧退，于当日转移至感染科检查，除 C 反应蛋白轻微升高，其他项目均正常。此后 15 天左右，又发热 38℃，起病情况一致，开始太阳穴两侧头疼，眼眶疼，此后持续高热 39℃以上，尿液颜色深棕色，急诊测血常规，胸 CT 均正常，连续 2 天输液左氧氟沙星后退烧效果不佳，后转入急诊病房检测呼吸道 9 项，显示 Q 热阳性。请根据病征和检查结果给出用药建议。

【参考答案】
一、选择题
（一）单项选择题：1-5：CBAEA；6-8：DEC
（二）多项选择题：9. BC；10. ABE；11. ABCE；12. CD

二、判断题
1. 正确。
2. 错误。氯霉素造成再生障碍性贫血，与剂量和疗程无关。
3. 错误。氯霉素在脑脊液中浓度较高，可以对抗由流感嗜血杆菌、脑膜炎奈瑟菌或脑膜炎双球菌等引起的脑膜炎。也可适用于对青霉素过敏的患者。
4. 错误。酸性药可促进四环素类药的吸收，抗酸药会抑制其吸收。
5. 错误。氯霉素虽然可对抗 G⁻杆菌，但对铜绿假单胞菌无效。
6. 正确。

三、填空题
1. 广；抑菌；抑菌；杀菌
2. 70S；50S；蛋白质

3. 可逆性前庭

4. 葡糖醛酸

四、名词解释

1. **二重感染**：也称为菌群交替症，是由于长期大量应用广谱抗生素，敏感菌的生长受到抑制，不敏感菌乘机得以生长繁殖而造成新的感染。

2. **灰婴综合征**：早产儿、新生儿由于肝肾发育尚未完善，缺乏葡糖醛酸转移酶，使氯霉素与葡糖醛酸结合减少，经肾排泄较少，导致氯霉素在体内蓄积，导致发生循环衰竭、呕吐、呼吸急促、发绀、代谢性酸中毒等，称为灰婴综合征。

五、问答题

1. **四环素类抗生素的主要不良反应有哪些？如何防治？**

①胃肠道反应，主要表现为恶心、呕吐、上腹不适、腹痛、腹泻等。减少用药量、小量多次服用，或和食物同服可缓解减轻。②二重感染，包括真菌病和假膜性肠炎。应避免长期使用，可使用抗真菌药治疗由白色念珠菌感染引起的口腔鹅口疮，或是用甲硝唑或万古霉素治疗由难辨梭菌引起的假膜性肠炎。③影响骨骼和牙齿的生长发育，表现为牙釉质发育不全并出现黄色沉淀，沉积于胚胎或婴幼儿骨骼，引起畸形或生长抑制。孕妇、哺乳期妇女及 8 岁以下儿童应禁用。④光敏反应，表现为皮肤晒后出现红斑或晒伤等反应。应避免紫外线照射，睡前服用药物。⑤肝肾毒性。应避免长期大量使用。

2. **四环素类药和氯霉素能否与青霉素类药合用是否合理？请说明判断的理由。**

四环素类药和氯霉素通常不能同青霉素合用。青霉素类药属于繁殖期杀菌药，对于快速生长期的细菌有强大的杀菌作用。四环素类和氯霉素属于快速抑菌药，它们能迅速抑制细菌蛋白质的合成，使细菌从生长繁殖旺盛期进入静止期，从而影响青霉素类药发挥疗效。因此，它们在一起合用会产生拮抗作用，降低治疗效果。

3. **氯霉素有哪些不良反应？如何预防？**

①血液系统毒性，包括可逆性粒细胞减少及再生障碍性贫血。有药物造血系统毒性既往史或家族史的患者应避免使用。②灰婴综合征。新生儿和早产儿禁用，妊娠后期及哺乳期妇女应避免使用。

六、案例分析题

病征及检查结果显示患者为立克次体感染 Q 热。建议口服盐酸多西环素，100mg/次，2 次/日。对立克次体感染的治疗，早期使用抗生素如氯霉素或四环素口服可迅速发生反应。通常在 24～36h 内会有明显好转，发热可在 2～3 天内可消退。若症状发展明显并治疗较晚，如案例中的患者，已出现轻度中枢症状，症状改善较慢，发热持续时间较长。在发热消退后，抗生素仍要继续使用 24h 以上。

7.39　人工合成抗菌药

一、选择题

（一）单项选择题

1. 下列哪种磺胺对铜绿假单胞菌有效（　）
   A. 磺胺异噁唑　　　　B. 磺胺嘧啶
   C. 磺胺米隆　　　　　D. 柳氮磺吡啶
   E. 磺胺甲噁唑

2. 下列关于氟喹诺酮类的描述错误的是（　）
   A. 抗菌谱广
   B. 血浆蛋白结合率低，体内分布较广
   C. 可能损害软骨组织
   D. 适宜于茶碱类药物合用
   E. 抑制细菌拓扑异构酶

3. 下列哪个药物是目前对革兰阴性杆菌体外抗菌活性最强的氟喹诺酮类药物（　）
   A. 诺氟沙星　　　　　B. 环丙沙星
   C. 氧氟沙星　　　　　D. 洛美沙星
   E. 氟罗沙星

4. 新生儿应用磺胺类药物易出现胆红素脑病的原因是（　）
   A. 降低血脑屏障功能
   B. 导致新生儿红细胞破坏
   C. 减少胆红素的排泄
   D. 与胆红素竞争血浆蛋白结合部位
   E. 抑制肝药酶

（二）多项选择题

5. 氟喹诺酮类的抗菌谱包括（　）
   A. 金黄色葡萄球菌　　B. 螺旋体
   C. 伤寒杆菌　　　　　D. 铜绿假单胞菌
   E. 淋病奈瑟菌

6. 下列哪些情况不宜使用氟喹诺酮类（　）
   A. 儿童、孕妇
   B. 精神病患者
   C. 与异烟肼合用治疗结核病
   D. 与茶碱类药物合用

E. 与非甾体类抗炎药合用

7. 甲硝唑抗菌谱包括（　）

A. 滴虫　　B. 阿米巴原虫　　C. 需氧菌

D. 幽门螺杆菌　E. 难辨梭状芽孢杆菌

8. 磺胺类药物的临床应用包括（　）

A. 卡氏肺孢子虫感染

B. 恶性疟疾

C. 斑疹伤寒（立克次体感染）

D. 革兰阴性杆菌引起的泌尿道感染

E. 伤寒

9. 下列磺胺类药物中可用于全身性感染治疗的是（　）

A. 磺胺嘧啶　　　　　B. 磺胺甲噁唑

C. 磺胺米隆　　　　　D. 磺胺嘧啶银

E. 柳氮磺砒啶

二、判断题

1. 磺胺嘧啶与碳酸氢钠合用是为了增强其抗菌作用。

2. 甲氧苄啶本身无抗菌活性，但与磺胺类药物合用，可增强磺胺类的抗菌作用，故称为磺

胺增效剂。

3. 普鲁卡因会削弱磺胺的抗菌活性。

三、填空题

1. 氟喹诺酮类抗革兰阳性菌的主要机制是抑制细菌_____；抗革兰阴性菌的主要机制是抑制细菌_____。

2. 磺胺的化学结构与_____相似，故能与其竞争细菌_____，抑制细菌的_____代谢。

3. 复方磺胺甲噁唑片是_____加_____所制成的复方制剂。

四、问答题

1. 试述 SMZ 与 TMP 合用的药理学基础。

2. 简述氟喹诺酮类药物的药理学共同特性。

五、案例分析题

患者，女性，56 岁。因支气管炎使用复方磺胺甲噁唑片。服药 3 天后出现血尿、少尿。尿中可检出磺胺结晶。

问题：该现象发生的原因是什么？如何防治该现象的发生？

【参考答案】

一、选择题

（一）单项选择题：1-4：CDBD

（二）多项选择题：5. ACDE；6. ABDE；7. ABDE；8. ABDE；9. AB

二、判断题

1. 错误。是为了增加磺胺嘧啶的溶解度，减少其不良反应。

2. 错误。甲氧苄啶本身有抗菌活性。

3. 正确。

三、填空题

1. 拓扑异构酶Ⅳ；DNA 回旋酶

2. PABA；二氢叶酸合成酶；叶酸

3. SMZ；TMP

四、问答题

1. 试述 SMZ 与 TMP 合用的药理学基础。

SMZ 可抑制细菌二氢叶酸合成酶。TMP 可抑制细菌二氢叶酸还原酶，二者合用可双重阻断细菌叶酸的合成代谢，且二者药动学特征相似，合用可增强抗菌作用，扩大抗菌谱，延缓细菌耐药性产生。

2. 简述氟喹诺酮类药物的药理学共同特性。

氟喹诺酮类药物的药理学共同特性：①抗菌谱广，部分品种对革兰阴性菌包括铜绿假单胞菌有较强的抗菌作用，对金葡菌及产酶金葡菌也有作用；某些品种对结核杆菌、支原体、衣原体及厌氧菌也有效。②细菌对本类药与其他抗菌药物间无交叉耐药。③口服吸收良好，体内分布广，组织体液浓度高，尿中浓度高。④适用于敏感菌所致的呼吸道感染、泌尿道感染、骨关节感染等。

五、案例分析题

原因：磺胺类药物及其代谢物主要经肾排泄，在尿中浓度较高，而溶解度又偏低，可在肾盂、输尿管或膀胱内析出结晶，产生刺激或阻塞，引起结晶尿、血尿、管型尿、尿少甚至闭尿。

可采用以下预防措施：①服用磺胺类药物时，口服等量的碳酸氢钠，以碱化尿液，增加磺胺药及其代谢物的溶解度。②服药期间多喝水，增加尿量，以降低尿中浓度，加速其排泄。③服药一周以上者，应定时检查尿常规。老年及肝肾功能不良者慎用。脱水、少尿及休克患者慎用或禁用。

7.40　抗 真 菌 药

一、选择题

（一）单项选择题

1. 灰黄霉素对哪种癣病疗效最好（　　）
    A. 头癣　　　B. 体、股癣　　　C. 甲癣
    D. 手足癣　　E. 叠瓦癣
2. 灰黄霉素不作外用给药是因为（　　）
    A. 透过皮肤药量难于控制
    B. 不易透过皮肤角质层
    C. 透过病变皮肤刺激性太大
    D. 不易透过皮下组织
    E. 局部给药无效，全身给药疗效高
3. 两性霉素 B 的不良反应是（　　）
    A. 高血钾
    B. 血压升高
    C. 寒战、高热、头痛、恶心呕吐
    D. 血白细胞升高
    E. 血小板升高
4. 下列哪种药物主要用于治疗阴道、胃肠道和口腔的念珠菌病（　　）
    A. 制霉菌素　　B. 灰黄霉素　　C. 碘化物
    D. 两性霉素 B　E. 利福平
5. 两性霉素 B 的作用机制是（　　）
    A. 影响真菌细胞膜通透性
    B. 抑制真菌 DNA 合成
    C. 抑制真菌蛋白质合成
    D. 抑制真菌细胞壁的合成
    E. 抑制真菌细胞膜麦角固醇结合
6. 不良反应最小的咪唑类抗真菌药是（　　）
    A. 克霉唑　　B. 咪康唑　　C. 酮康唑
    D. 氟康唑　　E. 以上都不是
7. 咪唑类抗真菌药的作用机制是（　　）
    A. 多与真菌细胞膜中麦角固醇结合
    B. 抑制真菌细胞膜角固醇的生物合成
    C. 抑制真菌 DNA 的合成
    D. 抑制真菌蛋白质的合成
    E. 以上均不是
8. 下列哪种药物与两性霉素 B 合用可减少复发率（　　）
    A. 酮康唑　　B. 灰黄霉素　　C. 阿昔洛韦
    D. 制霉菌素　　E. 氟胞嘧啶
9. 对浅表和深部真菌感染都有较好疗效的药物是（　　）
    A. 酮康唑　　B. 灰黄霉素　　C. 两性霉素 B

D. 制霉菌素　　E. 氟胞嘧啶
10. 抗真菌药的分类及代表药搭配正确的是（　　）
    A. 抗生素类-克霉唑
    B. 唑类-伊曲康唑
    C. 烯丙胺类-5-氟胞嘧啶
    D. 抗生素类-特比那芬
    E. 烯丙胺类-两性霉素 B
11. 治疗全身性深部真菌感染的首选药是（　　）
    A. 酮康唑　　B. 灰黄霉素　　C. 两性霉素 B
    D. 制霉菌素　E. 克霉唑
12. 口服后在指甲中存留数周，对甲癣有效的药物是（　　）
    A. 两性霉素 B　　B. 制霉菌素　　C. 水杨酸
    D. 灰黄霉素　　　E. 咪康唑

（二）多项选择题

13. 对浅表和深部真菌感染均有效的是（　　）
    A. 酮康唑　　B. 灰黄霉素　　C. 两性霉素 B
    D. 制霉菌素　E. 克霉唑
14. 能治疗白色念珠菌感染的药物有（　　）
    A. 氟胞嘧啶　　B. 两性霉素 B　C. 制霉菌素
    D. 氟康唑　　　E. 多黏菌素
15. 能治疗体癣又能治疗深部真菌感染的药物有（　　）
    A. 灰黄霉素　　B. 两性霉素 B　C. 制菌霉素
    D. 克霉唑　　　E. 酮康唑
16. 两性霉素 B 的药理学特点是（　　）
    A. 口服有效　　　　　B. 治疗全身性真菌感染
    C. 能与 DNA 结合　　D. 有严重肾脏损害
    E. 损害细胞膜的通透性
17. 酮康唑的特点是（　　）
    A. 为口服与外用广谱抗真菌药
    B. 口服需酸性环境才能吸收
    C. 口服应制成肠溶片，不致被胃酸破坏
    D. 抗酸药等不能同服
    E. 脑脊液浓度低
18. 灰黄霉素的特点有（　　）
    A. 抑制真菌核酸合成
    B. 局部用药对浅表真菌感染有效
    C. 吸收后于脂肪、皮肤、毛发等组织含量较高
    D. 大部分在肝内代谢
    E. 与巴比妥类药物合用，药效减弱

二、判断题

1. 两性霉素 B 是多烯类抗浅部真菌感染药。
2. 两性霉素 B 具有广谱的抗真菌作用。
3. 真菌感染可以分为浅部感染和深部感染两类。
4. 灰黄霉素为多烯类抗深部抗真菌药。
5. 克霉唑是第一个可以口服的抗真菌药。

三、填空题

1. 抗真菌药能选择性抑制或者杀灭真菌一般对_____、_____无效。

2. 抗生素类抗真菌药包括_____和_____类。
3. 两性霉素 B 主要用于全身_____真菌感染。
4. 灰黄霉素为非多烯类抗_____真菌感染抗生素。
5. 两性霉素 B 是通过与真菌细胞膜的_____结合而发挥抗真菌作用。

四、问答题

咪唑类抗真菌药的作用机制是什么？主要有哪些代表药物？这些代表药的特点是什么？

【参考答案】

一、选择题

（一）单项选择题：1-5：ABCAA；6-10：DBEAB；
　　　11-12：CD
（二）多项选择题：13. AE；14. ABCD；15. DE；
　　　16. BCE　17. ABDE；18. ACDE

二、判断题

1. 错误。两性霉素 B 是多烯类抗深部真菌感染药。
2. 正确。
3. 正确。
4. 错误。灰黄霉素为非多烯类抗浅表抗真菌药。
5. 错误。酮康唑是第一个可以口服的抗真菌药。

三、填空题

1. 细菌；病毒　　2. 多烯类；非多烯
3. 深部　　　　　4. 浅表
5. 麦角固醇

四、问答题

咪唑类抗真菌药的作用机制是什么？主要有哪些代表药物？这些代表药的特点是什么？

咪唑类抗真菌药抑制真菌细胞色素 P450 依赖酶，减少细胞膜麦角固醇合成，改变膜通透性使真菌死亡。主要代表药有克霉唑、咪康唑、酮康唑。①克霉唑口服吸收差，不良反应多，仅用于局部浅表真菌病或皮肤黏膜的念珠菌病。②咪康唑口服难吸收，不易透过血脑屏障，静脉滴注治疗多种深部真菌病，局部用于皮肤黏膜真菌感染。可致静脉炎、恶心呕吐、发热、心律失常等。③酮康唑口服易吸收，但抗酸药、M 受体阻断药、H_2 受体阻断药影响其吸收，分布广，不易透过血脑屏障。抗菌谱广，口服用于浅表真菌感染和念珠菌病。有肝毒性、过敏反应、性激素紊乱。

7.41　抗病毒药物

一、选择题

（一）单项选择题

1. 抗病毒药的代表药是（　　）
　　A. 氟胞嘧啶　　B. 阿昔洛韦　　C. 氟康唑
　　D. 酮康唑　　　E. 两性霉素 B
2. 金刚烷胺主要用于预防（　　）
　　A. 丹毒　B. 亚洲甲型流感病毒引起的流感
　　C. 手癣　D. 钩端螺旋体病
　　E. 细菌性腹泻
3. 金刚烷胺的作用机制是（　　）
　　A. 阻止病毒外壳蛋白质生成
　　B. 阻止病毒体释放
　　C. 干扰病毒渗入宿主细胞
　　D. 干扰核酸的合成
　　E. 引起细胞内溶酶体释放所致的感染细胞的溶解

4. 碘苷主要用于（　　）
　　A. 结核病　　B. 疟疾　C. DNA 病毒感染
　　D. 念珠菌感染　E. 血吸虫病
5. 第一个获准用于治疗 AIDS 感染的药物是（　　）
　　A. 更昔洛韦　　B. 伐昔洛韦　　C. 齐多夫定
　　D. 阿糖腺苷　　E. 金刚烷胺
6. 兼具有抗震颤麻痹作用的抗病毒药有（　　）
　　A. 碘苷　　B. 阿昔洛韦　　C. 阿糖腺苷
　　D. 利巴韦林　　E. 金刚烷胺
7. 全身应用毒性大，仅供局部应用的抗病毒药是（　　）
　　A. 金刚烷胺　　B. 碘苷　　C. 阿昔洛韦
　　D. 阿糖腺苷　　E. 利巴韦林
8. 下列药物抗疱疹病毒作用最强的是（　　）
　　A. 金刚烷胺　　B. 碘苷　　C. 阿昔洛韦

D. 阿糖腺苷　　E. 利巴韦林

9. 金刚烷特异性对哪种病毒有效（　）
　　A. 甲型流感病毒　　　B. 乙型流感病毒
　　C. 麻疹病毒　　　　　D. 腮腺炎病毒
　　E. 单纯疱疹病毒

（二）多项选择题

10. 阿昔洛韦（　）
　　A. 抑制病毒 DNA 多聚酶
　　B. 局部应用治疗单纯疱疹性角膜炎
　　C. 经肝代谢
　　D. 口服吸收差
　　E. 不良反应多，故少用于全身

11. 抗病毒药主要包括（　）
　　A. 阿昔洛韦　　B. 氮唑核苷　　C. 金刚烷胺
　　D. 碘苷　　　　E. 吗啉胍

12. 抗病毒药物的作用机制描述正确的有（　）
　　A. 肝素与病毒竞争细胞表面的受体，阻止病毒的吸附
　　B. 金刚烷胺能抑制流感病毒的脱壳而预防流感
　　C. 阿糖腺苷干扰 DNA 聚合酶，阻碍 DNA 的合成
　　D. 吗啉双胍对病毒增殖周期各个阶段几乎均有抑制作用
　　E. 阿昔洛韦可被由病毒基因编码的酶磷酸

化，阻止病毒 DNA 的合成

13. 对 RNA 病毒无效的药物是（　）
　　A. 金刚烷胺　　B. 碘苷　　C. 阿昔洛韦
　　D. 阿糖腺苷　　E. 利巴韦林

14. 金刚烷胺对哪些病毒无效（　）
　　A. 甲型流感病毒　　　B. 乙型流感病毒
　　C. 麻疹病毒　　　　　D. 腮腺炎病毒
　　E. 单纯疱疹病毒

二、判断题

1. 齐多夫定是第一个用于治疗 HIV 的药物。
2. 齐多夫定属于非核苷类逆转录酶抑制剂。
3. 奈韦拉平是核苷类逆转录酶抑制剂。
4. 齐多夫定可以抑制母婴传播率。
5. 利巴韦林是广谱抗病毒药。

三、填空题

1. 抗 HIV 药物包括_____、_____和_____。
2. 抗病毒药有些仅对_____病毒有效而有些则对_____病毒也有效。
3. 碘苷竞争性地与脱氧尿嘧啶核苷争夺胸苷酸合成酶，使_____受阻从而抑制 DNA 病毒。
4. 阿昔韦洛是嘌呤核苷类抗_____药。

四、问答题

试述抗病毒药物的分类、代表药物及其作用机制。

【参考答案】

一、选择题

（一）单项选择题：1-5：BBCCC；6-9：EBCA
（二）多项选择题：10. ABD；11. ABCDE；12. ABCDE；13. BCD；14. BCDE

二、判断题

1. 正确。
2. 错误。齐多夫定属于核苷类逆转录酶抑制剂。
3. 错误。奈韦拉平是非核苷类逆转录酶抑制剂。
4. 正确。
5. 正确。

三、填空题

1. 核苷类逆转录酶抑制剂；非核苷类逆转录酶抑制剂；蛋白酶抑制剂
2. DNA；RNA
3. DNA 合成酶
4. DNA 病毒

四、问答题

试述抗病毒药物的分类、代表药物及其作用机制。

抗病毒药破坏病毒的结构、酶和复制机制而抗病毒。①阿昔洛韦和伐昔洛韦抑制 DNA 多聚酶，阻止 DNA 合成，适用于单纯疱疹病毒、带状疱疹病毒感染和乙型肝炎。口服难吸收，需静脉滴注，不良反应少。②碘苷抑制 DNA 复制而抗 DNA 病毒，毒性大，仅局部用于单纯疱疹病毒感染。③利巴韦林为广谱抗病毒药，防止甲、乙型流感，腺病毒肺炎，麻疹，甲型肝炎。④阿糖腺苷在体内转变为三磷酸化物，抑制 DNA 合成静脉滴注治疗单纯疱疹病毒性脑炎，外用治疗角膜炎、不良反应轻微但有致畸作用。⑤齐多夫定是治疗艾滋病的第一个药物，通过抑制 HIV 逆转录过程阻止其复制，减轻艾滋病症状，但可抑制骨髓。⑥金刚烷胺干扰 RNA 病毒穿入宿主细胞病抑制其复制，用于防治亚洲甲型流感，也用于治疗帕金森病。

7.42 抗 结 核 药

一、选择题

（一）单项选择题

1. 下列哪项不属于利福平的不良反应（　）
    A. 过敏　　　　B. 胃肠道　　C. 肝损害
    D. 周围神经炎　E. 流感综合征

2. 既可用于活动性结核病的治疗，又可用于预防的药物是（　）
    A. 乙胺丁醇　　B. 环丝氨酸　C. 链霉素
    D. 异烟肼　　　E. 对氨基水杨酸

3. 下列何药对抗结核杆菌作用强，对纤维化病灶中结核菌有效（　）
    A. 对氨基水杨酸　B. 链霉素　C. 阿米卡星
    D. 庆大霉素　　　　E. 异烟肼

4. 异烟肼主要的不良反应是（　）
    A. 肾损害　　B. 中枢抑制　C. 外周神经炎
    D. 骨髓抑制　E. 帕金森综合征

5. 异烟肼与下列药物合用易发生肝损害的是（　）
    A. 利福平
    B. 乙胺丁醇
    C. 对氨基水杨酸
    D. 链霉素
    E. 青霉素

6. 异烟肼发生中枢与外周的不良反应是由于（　）
    A. 维生素 B_1 缺乏
    B. 维生素 B_6 缺乏或利用障碍
    C. 泛酸利用障碍
    D. 谷氨酸的不足
    E. 谷氨酸过量

7. 异烟肼的消除是（　）
    A. 肾小管分泌　　　B. 肾小球滤过
    C. 肝乙酰化　　　　D. 胆汁排泄
    E. 汗腺排出

8. 抗结核杆菌作用弱，但有延缓细菌产生耐药性，常与其他抗结核菌药合用的是（　）
    A. 异烟肼　　　B. 利福平　　C. 链霉素
    D. 对氨基水杨酸　E. 庆大霉素

9. 可产生球后视神经炎的抗结核药是（　）
    A. 乙胺丁醇　B. 利福平　C. 对氨基水杨酸
    D. 异烟肼　　E. 以上都不是

10. 异烟肼体内过程特点是（　）
    A. 口服易被破坏　B. 与血浆蛋白结合率高

    C. 乙酰化代谢速度个体差异大
    D. 大部分以原形由肾排泄
    E. 以上都不是

11. 利福平体内过程特点是（　）
    A. 口服吸收不完全
    B. 口服吸收不受食物等的影响
    C. 穿透力强
    D. 以原形从肾排泄
    E. 抑制肝药酶

12. 影响利福平吸收的药物是（　）
    A. 对氨基水杨酸　　　B. 异烟肼
    C. 乙胺丁醇　　　　　D. 链霉素
    E. 吡嗪酰胺

13. 乙胺丁醇的主要不良反应是（　）
    A. 肾盂肾炎　　　　　B. 心肌炎
    C. 中毒性肝炎　　　　D. 膀胱炎
    E. 视神经炎

14. 患者，男性，60 岁，因患骨结核就诊，医生推荐三联疗法。若采纳，患者该用何种药（　）
    A. 异烟肼、利福平、环丝氨酸
    B. 利福平、链霉素、卷曲霉素
    C. 利福定、乙胺丁醇、对氨基水杨酸
    D. 异烟肼、乙胺丁醇、链霉素
    E. 利福平、利福定、乙硫异烟胺

（二）多项选择题

15. 一线抗结核药包括（　）
    A. 异烟肼　　　B. 利福平　　　C. 利福定
    D. 乙胺丁醇　　E. 对氨基水杨酸

16. 长期服用异烟肼可引起（　）
    A. 中枢兴奋，诱发癫痫和惊厥
    B. 末梢神经炎
    C. 肝损害
    D. 耳鸣或耳聋
    E. 球后视神经炎

17. 对氨基水杨酸的作用特点为（　）
    A. 常与其他抗结核药合用增强疗效，减少抗药性
    B. 高浓度有杀菌作用
    C. 抗结核菌作用较弱
    D. 抗药性形成较快
    E. 体内代谢乙酰化速度存在个体差异

18. 异烟肼作用特点是（　　）
　　A. 选择性高　B. 杀菌力强　C. 穿透性能好
　　D. 单用易产生抗药性
　　E. 乙酰化速率有明显个体差异
19. 利福平的特点是（　　）
　　A. 抗结核作用强大
　　B. 对耐药性金葡菌有强大作用
　　C. 对沙眼衣原体有抑制作用
　　D. 口服不吸收
　　E. 抑制血小板聚集，发生全身出血
20. 利福平的消除途径是（　　）
　　A. 肝代谢　B. 胆汁　C. 尿
　　D. 泪液　E. 痰
21. 链霉素抗结核特点是（　　）
　　A. 作用强度与对氨基水杨酸相当
　　B. 穿透力弱
　　C. 穿透力强
　　D. 单用易发生耐药性
　　E. 用于纤维空洞型肺结核

二、判断题

1. 异烟肼在体内主要经肝脏乙酰转移酶水解为乙酰异烟肼。
2. 利福平低浓度抑菌，高浓度杀菌。

3. 利福平及其代谢物为橘红色。
4. 肝病患者应该慎用异烟肼。
5. 链霉素用于治疗结核病时须与其他抗结核药合用，以延缓耐药性产生。
6. 异烟肼可降低合用药物的血液浓度。

三、填空题

1. 异烟肼的抗菌作用机制是抑制＿＿＿的合成，使细胞壁合成受阻而导致细菌死亡。
2. 利福平的不良反应包括＿＿＿、＿＿＿、＿＿＿等。
3. 异烟肼的肝毒性反应更容易出现于乙酰化代谢＿＿＿的患者。

四、问答题

1. 异烟肼有哪些不良反应？
2. 抗结核药的治疗原则是什么？

五、案例分析题

　　患者，男性，53岁，发热，体温37.7℃，咳嗽、咳痰4周，痰中带血，消瘦，偶有盗汗。曾接受阿莫西林、左氧氟沙星等药物治疗3周，症状无改善。经检查发现，痰涂片抗酸杆菌阳性，胸片可见右上肺小斑片状阴影，边缘部清。请分析患者的用药方案。

【参考答案】

一、选择题

（一）单项选择题：1-5：DDECA；6-10：BCDAC；
11-14：CAED
（二）多项选择题：15. ABCD；16. ABC；17. AC；
18. ABCDE；19. ABC；20. ABCDE；21. BD

二、判断题

1. 正确。
2. 正确。
3. 正确。
4. 正确。
5. 正确。
6. 错误。异烟肼是肝药酶抑制剂，可升高合用药物的血药浓度。

三、填空题

1. 分枝菌酸
2. 胃肠刺激反应；肝损害；药热
3. 快

四、问答题

1. 异烟肼有哪些不良反应？
　　神经系统毒性包括周围神经炎和中枢神经系

统毒性、肝脏毒性反应、过敏反应、溶血性贫血等。

2. 抗结核药的治疗原则是什么？
　　（1）早期用药：早期病灶内结核菌生长旺盛，对药物敏感，同时病灶部位血液供应丰富，药物易于渗入病灶内，达到高浓度，可获良好疗效。
　　（2）联合用药：可提高疗效、降低毒性、延缓耐药性，并可交叉消灭对其他药物耐药的菌株，使不致成为优势菌造成治疗失败或复发。
　　（3）短期疗法：6～9个月是一种强化疗法，疗效好，目前已广泛采用。主要是利福平和异烟肼联合，大多用于单纯性结核的初治。如病灶广泛，病情严重则应采用三联甚至四联。
　　目前常用的有：最初两个月每日给予异烟肼、利福平与吡嗪酰胺，以后四个月每日给予异烟肼和利福平。异烟肼耐药地区在上述三联与二联的基础上分别增加链霉素与乙胺丁醇。对营养不良、恶性病而免疫功能低下者，宜用12个月疗程，对选药不当，不规则治疗或细菌产生耐药，可选用或增加二线药联合，复发而有合并症者，宜用18～24个月治疗方案。

五、案例分析题

根据患者的症状及各项检查结果，考虑患者肺部患有浸润性肺结核。患者接受药物治疗后症状无改善，与阿莫西林及左氧氟沙星都没有直接

的抗结核菌作用有关。结核病的病程较长，药物治疗需要遵循早期、合理、联合、规律的用药原则。本案患者需要尽快接受抗结核药物的治疗，如异烟肼、利福平、乙胺丁醇等。

7.43 抗疟药

一、选择题

（一）单项选择题

1. 抗疟疾药属于（　　）
   A. 抗真菌药　B. 抗病毒药　C. 抗寄生虫药
   D. 抗菌药　　E. 作用于免疫系统药

2. 可用于病因性预防疟疾的药物是（　　）
   A. 氯喹　　　B. 伯氨喹　　C. 青蒿素
   D. 乙胺嘧啶　E. 甲氟喹

3. 用于控制疟疾的复发性传播的药物是（　　）
   A. 氯喹　　　B. 伯氨喹　　C. 青蒿素
   D. 乙胺嘧啶　E. 甲氟喹

4. 对继发型红细胞外期迟发型休眠子有杀灭作用的抗疟药是（　　）
   A. 青蒿素　　B. 奎宁　　　C. 氯喹
   D. 乙胺嘧啶　E. 伯氨喹

5. 氯喹抗疟原虫的作用机制是（　　）
   A. 抑制二氢叶酸还原酶
   B. 抑制二氢叶酸合成酶
   C. 抑制葡萄糖-6-磷酸脱氢酶
   D. 抑制线粒体活性
   E. 抑制疟原虫对血红蛋白的消化

6. 乙胺嘧啶抗疟原虫的作用机制是（　　）
   A. 抑制二氢叶酸还原酶
   B. 抑制二氢叶酸合成酶
   C. 抑制葡萄糖-6-磷酸脱氢酶
   D. 抑制线粒体活性
   E. 抑制疟原虫对血红蛋白的消化

7. 下列何药不能控制疟疾症状（　　）
   A. 青蒿素　　B. 奎宁　　　C. 氯喹
   D. 伯氨喹　　E. 甲氟喹

8. 可引起金鸡纳反应的药物是（　　）
   A. 青蒿素　　B. 奎宁　　　C. 氯喹
   D. 伯氨喹　　E. 甲氟喹

9. 治疗暴发型脑性疟的常用药是（　　）
   A. 氯喹+伯氨喹　　B. 甲氟喹
   C. 乙胺嘧啶　　　　D. 青蒿素+糖皮质激素
   E. 乙胺嘧啶+磺胺多辛

10. 患者，女性，怀孕3个月，确诊为恶性疟疾，应选用（　　）

A. 氯喹　　B. 氯喹+伯氨喹　　C. 奎宁
D. 奎宁+伯氨喹　　E. 阿米帕林+伯氨喹

（二）多项选择题

11. 疟疾的典型临床表现是（　　）
    A. 间歇性寒战　　B. 头痛　　C. 高热
    D. 继之大汗后缓解　E. 肌无力

12. 下列抗疟药叙述正确的是（　　）
    A. 氯喹用于控制疟疾症状
    B. 伯氨喹用于控制疟疾复发和传播
    C. 乙胺嘧啶用于疟疾的病因性预防
    D. 青蒿素毒性较大
    E. 奎宁可引起金鸡纳反应

13. 氯喹的抗疟原虫机制是（　　）
    A. 抑制疟原虫对血红蛋白的消化
    B. 抑制疟原虫的血红素聚合酶
    C. 抑制二氢叶酸还原酶
    D. 嵌入疟原虫双螺旋DNA中，抑制DNA复制
    E. 抑制葡萄糖-6-磷酸脱氢酶

14. 可致畸的抗疟药有（　　）
    A. 青蒿素　　B. 乙胺嘧啶　　C. 氯喹
    D. 伯氨喹　　E. 甲氟喹

15. 引起耐药的抗疟药有（　　）
    A. 氯喹　　　B. 奎宁　　　C. 乙胺嘧啶
    D. 青蒿素　　E. 伯氨喹

二、判断题

1. 双氢青蒿素治疗疟疾比青蒿素复发率低。
2. 氯喹的抗疟作用主要是对红细胞外期裂殖体有杀灭作用。
3. 伯氨喹主要用于控制疟疾复发和传播。
4. 乙胺嘧啶抗疟疾的作用机制是抑制葡萄糖-6-磷酸脱氢酶。
5. 当前防治疟疾所遇到的最大难题是疟原虫对抗疟药产生耐药性。

三、填空题

1. 作用于疟原虫红细胞内期的抗疟药有_____、_____和_____。
2. 作用于疟原虫红细胞外期的抗疟药有_____和_____。

四、问答题

举例说明常用抗疟药防治疟疾的作用环节及各自特点。

【参考答案】

一、选择题

（一）单项选择题：1-5：CDBEE；6-10：ADBAE

（二）多项选择题：11. ACD；12. ABCE；13. ABD；

14. BCE；15. ABCD

二、判断题

1. 正确。

2. 错误。氯喹的抗疟作用主要是对红细胞内期裂殖体有杀灭作用。

3. 正确。

4. 错误。乙胺嘧啶抗疟疾的作用机制是抑制二氢叶酸还原酶。

5. 正确。

三、填空题

1. 氯喹；甲氟喹；青蒿素　2. 乙胺嘧啶；伯氨喹

四、问答题

举例说明常用抗疟药防治疟疾的作用环节及各自特点。

乙胺嘧啶：作用于疟原虫红细胞外期速发型裂殖体有杀灭作用，可用于病因性预防，但不能有效控制症状发作。作用机制为抑制二氢叶酸还原酶，使四氢叶酸合成减少从而抑制核酸合成。该药起效慢，半衰期长，但有致畸作用，孕妇慎用。

伯氨喹：对间日疟和卵形疟继发型红细胞外期休眠子有杀灭作用，可阻止间日疟复发。对红细胞内期疟原虫无效，故不能控制症状发作。作用机制可能为损伤线粒体阻碍电子传递而发挥作用。该药毒性较大，缺乏葡萄糖-6-磷酸脱氢酶患者，可发生急性溶血性贫血和高铁血红蛋白血症。

氯喹：对红细胞内期裂殖体有杀灭作用，能迅速有效控制症状发作。作用机制为抑制疟原虫对宿主血红蛋白的消化而抑制氨基酸的利用，因而抑制疟原虫的生长繁殖。该药起效快，不良反应小，但可引起耐药。

青蒿素：对红细胞内期裂殖体有杀灭作用，具有高效、速度、低毒的特点，能有效控制临床症状。作用机制为干扰疟原虫表膜和线粒体结构使疟原虫死亡。该药不良反应较小，但复发率较高。

7.44　抗血吸虫病药

一、选择题

（一）单项选择题

1. 治疗血吸虫病的首选药物是（　）

　　A. 甲硝唑　　　B. 乙胺嘧啶　　　C. 吡喹酮

　　D. 金刚烷胺　　E. 乙胺嗪

2. 治疗绦虫病的首选药物是（　）

　　A. 阿苯达唑　　B. 氯硝柳胺　　　C. 乙胺嗪

　　D. 吡喹酮　　　E. 甲氟喹

3. 吡喹酮促使血吸虫出现肝转移的主要原因是（　）

　　A. 在肝脏内的浓度较高

　　B. 虫体痉挛性麻痹，被血流冲入肝

　　C. 首过效应明显

　　D. 对肝脏的选择性比较高

　　E. 肝肠循环的影响

（二）多项选择题

4. 关于吡喹酮的药理作用描述正确的是（　）

　　A. 口服吸收迅速而完全

　　B. 对各种血吸虫的成虫有显著的杀灭作用

　　C. 对其他吸虫和各种绦虫感染有效

　　D. 促进血吸虫的肝转移，并在肝内死亡

　　E. 抑制 Ca^{2+} 进入虫体，使虫体发生痉挛性麻痹

5. 吡喹酮的临床应用包括（　）

　　A. 绦虫病　　　　B. 肝脏华支睾吸虫病

　　C. 肠吸虫病　　　D. 肺吸虫病

　　E. 血吸虫病

二、判断题

1. 吡喹酮对各种血吸虫的成虫和童虫都有显著的杀灭作用。

2. 吡喹酮抗血吸虫的主要作用机制是增加表膜对 Ca^{2+} 的通透性，引起虫体痉挛性麻痹。

【参考答案】

一、选择题

（一）单项选择题：1-3：CDB

（二）多项选择题：4. ABCD；5. ABCDE

二、判断题

1. 错误。吡喹酮对血吸虫童虫的杀灭作用较弱。

2. 正确。

7.45 抗恶性肿瘤药

一、选择题

（一）单项选择题

1. 下列抗肿瘤药物中，主要作用于 M 期的是（　　）

　　A. 抗代谢药　　　B. 长春碱类

　　C. 抗肿瘤抗生素　　D. 烷化剂

　　E. 激素类

2. 抑制叶酸合成的抗肿瘤药是（　　）

　　A. 甲氨蝶呤　　B. 氟尿嘧啶　　C. 阿糖胞苷

　　D. 巯嘌呤　　　E. 羟基脲

3. 抑制蛋白质合成的抗肿瘤药是（　　）

　　A. 氟尿嘧啶　　B. 甲氨蝶呤　　C. 长春碱类

　　D. 羟基脲　　　E. 顺铂

4. 主要作用于 S 期的抗肿瘤药物是（　　）

　　A. 抗代谢药　　　　B. 长春碱类

　　C. 抗肿瘤抗生素　　　D. 烷化剂

　　E. 激素类

5. 下列药物中对前列腺癌效果较好的药物是（　　）

　　A. 氨鲁米特　　B. 雄激素类　　C. 雌激素类

　　D. 他莫昔芬　　E. 紫杉醇

6. 下列抗肿瘤药物中属于周期特异性药物的是（　　）

　　A. 白消安　　B. 丝裂霉素　　C. 甲氨蝶呤

　　D. 顺铂　　　E. 环磷酰胺

7. 临床大剂量使用甲氨蝶呤引起的严重不良反应是（　　）

　　A. 心肌损伤　　B. 膀胱炎　　C. 骨髓毒性

　　D. 惊厥　　　　E. 耳毒性

8. 体外无抗肿瘤活性，在肝脏转化后发挥作用的药物是（　　）

　　A. 氮芥　　　B. 塞替派　　C. 白消安

　　D. 环磷酰胺　　E. 丝裂霉素

9. 氟尿嘧啶对下列哪种肿瘤疗效好（　　）

　　A. 膀胱癌和肺癌　　　　B. 消化道癌

　　C. 卵巢癌　　　　　　　D. 子宫颈癌

　　E. 绒毛膜上皮癌

10. 环磷酰胺抗肿瘤的机制是（　　）

　　A. 干扰核酸的合成

　　B. 破坏 DNA 的结构与功能

　　C. 嵌入 DNA 干扰转录过程及阻止 RNA 的合成

　　D. 干扰蛋白质合成

　　E. 影响激素平衡，抑制肿瘤生长

（二）多项选择题

11. 影响核酸生物合成的抗肿瘤药物是（　　）

　　A. 羟基脲　　B. 氮芥　　　C. 环磷酰胺

　　D. 巯嘌呤　　E. 甲氨蝶呤

12. 下列药物中可以治疗急性淋巴细胞白血病的是（　　）

　　A. L-门冬酰胺酶　　　　B. 他莫昔芬

　　C. 多柔比星　　　　　　D. 巯嘌呤

　　E. 环磷酰胺

13. 干扰 RNA 合成的抗肿瘤药物是（　　）

　　A. 放线菌素　　B. 柔红霉素　　C. 丝裂霉素

　　D. 环磷酰胺　　E. 喜树碱类

14. 影响 DNA 结构与功能的抗肿瘤药物是（　　）

　　A. 长春碱类　　B. 甲氨蝶呤　　C. 丝裂霉素

　　D. 顺铂　　　　E. 环磷酰胺

15. 影响蛋白质合成和功能的抗肿瘤药物是（　　）

　　A. 顺铂　　　B. 长春碱类　　C. 紫杉醇

　　D. 喜树碱类　　E. 三尖杉类

二、判断题

1. 甲氨蝶呤通过抑制二氢叶酸合成酶阻碍细胞 DNA 合成。

2. 放线菌素通过抑制 DNA 拓扑异构酶 I 干扰 DNA 结构和功能。

3. 长春碱类药物属于周期特异性药物，主要作用于 S 期细胞。

4. 他莫昔芬是雌激素受体的部分激动剂，既具有雌激素样作用，也具有一定抗雌激素的作用。

5. 雄激素类可以用于治疗前列腺癌。

6. 环磷酰胺在体内外都具有抗肿瘤活性。

7. 柔红霉素属于破坏 DNA 的抗生素类。

8. 羟基脲对治疗急性粒细胞白血病有显著疗效。

三、填空题

1. 甲氨蝶呤常用于治疗＿＿＿和＿＿＿，鞘内注射可用于＿＿＿白血病的预防和缓解症状。

2. 巯嘌呤主要用于_____的维持治疗，大剂量对_____亦有较好疗效。

3. 羟基脲对治疗_____有显著疗效，对_____有暂时缓解作用。

4. 环磷酰胺为目前广泛应用的烷化剂，对_____疗效显著，而白消安仅对____疗效显著。

5. 氟尿嘧啶对_____和_____疗效较好。

6. 多柔比星（阿霉素）抗瘤谱广，疗效高，主要用于对常用抗肿瘤药耐药的____或_____。

四、问答题

1. 抗肿瘤药物按生化作用机制分类可以分成哪几类？

2. 氟尿嘧啶的作用机制是什么？并简述其临床应用及不良反应。

3. 试述影响核酸生物合成的药物（抗代谢药）的分类及其代表药。

【参考答案】

一、选择题

（一）单项选择题：1-5：BACAC；6-10：CCDBB

（二）多项选择题：11. ADE；12. ACDE；13. AB；14. CDE；15. BCE

二、判断题

1. 错误。是抑制二氢叶酸还原酶。
2. 错误。放线菌素抑制的是 RNA 多聚酶的活性。
3. 错误。长春碱类药物主要作用于 M 期细胞。
4. 正确。
5. 错误。是雌激素。
6. 错误。环磷酰胺在体外无抗肿瘤活性。
7. 错误。柔红霉素属于阻止 RNA 合成的药物。
8. 错误。是慢性粒细胞白血病。

三、填空题

1. 儿童急性白血病；绒毛膜上皮癌；中枢神经系统
2. 急性淋巴细胞白血病；绒毛膜上皮癌
3. 慢性粒细胞白血病；黑色素瘤
4. 恶性淋巴瘤；慢性粒细胞白血病
5. 消化系统癌；乳腺癌
6. 急性淋巴细胞白血病；粒细胞白血病

四、问答题

1. 抗肿瘤药物按生化作用机制分类可以分成哪几类？

抗肿瘤药物按生化作用机制分类可以分成：①影响核酸生物合成的药物；②影响 DNA 结构与功能的药物；③干扰转录过程和阻止 RNA 合成的药物；④抑制蛋白质合成与功能的药物；⑤调节体内激素水平的药物。

2. 氟尿嘧啶的作用机制是什么？并简述其临床应用及不良反应。

作用机制：氟尿嘧啶通过抑制脱氧胸苷酸合成酶，阻止脱氧尿苷酸（dUMP）甲基化转变为脱氧胸苷酸（dTMP），从而影响 DNA 的合成。

氟尿嘧啶：对消化系统癌和乳腺癌疗效较好，对宫颈癌、卵巢癌、绒毛膜上皮癌、膀胱癌、头颈部肿瘤也有效。主要不良反应为：骨髓抑制和消化道毒性，也引起脱发、皮肤色素沉着，偶见肝、肾功能损害。

3. 试述影响核酸生物合成的药物（抗代谢药）的分类及其代表药。

影响核酸生物合成的药物（抗代谢药）分为：二氢叶酸还原酶抑制剂（甲氨蝶呤）；胸苷酸合成酶抑制剂（氟尿嘧啶）；嘌呤核苷酸合成抑制剂（巯嘌呤）；核苷酸还原酶抑制剂（羟基脲）；DNA 多聚酶抑制剂（阿糖胞苷）。

8 其他药理

8.46 作用于免疫系统药物

一、选择题

（一）单项选择题

1. 左旋咪唑的作用机制是（　）
   - A. 激活环核苷酸磷酸二酯酶，降低淋巴细胞和巨噬细胞内 cAMP 含量
   - B. 抑制 T 细胞生成白细胞介素
   - C. DNA 和蛋白质合成
   - D. 促进 NK 细胞分化增殖
   - E. 抑制淋巴细胞生成干扰素

2. 器官移植最常用的免疫抑制剂是（　）
   - A. 泼尼松　　B. 左旋咪唑　　C. 硫唑嘌呤
   - D. 环孢素　　E. 环磷酰胺

3. 环孢素的不良反应是（　）
   - A. 心律失常　　B. 中枢症状　　C. 过敏反应
   - D. 肝肾损伤　　E. 出血表现

4. 主要抑制巨噬细胞对抗原吞噬处理的免疫抑制药是（　）
   - A. 干扰素　　B. 环孢素　　C. 胸腺素
   - D. 转移因子　　E. 泼尼松龙

5. 小剂量增强体液免疫，大剂量抑制体液免疫的药物是（　）
   - A. 泼尼松　　B. 环孢素　　C. 干扰素
   - D. 硫唑嘌呤　　E. 依他西妥

6. 可用于免疫功能低下的患者，也可用于治疗自身免疫性疾病的药物是（　）
   - A. 地塞米松　　B. 巯嘌呤　　C. 左旋咪唑
   - D. 干扰素　　E. 胸腺素

7. 能促进 B 细胞及 NK 细胞分化增殖的药物是（　）
   - A. 白细胞介素　　B. 地塞米松　　C. 泼尼松
   - D. 环孢素　　E. 干扰素

8. 地塞米松不用于（　）
   - A. 系统性红斑狼疮　　B. 类风湿关节炎
   - C. 痛风　　D. 血小板减少性紫癜
   - E. 肾病综合征

（二）多项选择题

9. 免疫抑制药的作用是（　）
   - A. 抑制粒细胞功能
   - B. 抑制巨噬细胞吞噬功能
   - C. 抑制抗体生成
   - D. 抑制红细胞再生
   - E. 抑制 T 淋巴细胞生成白介素

10. 免疫抑制剂常见的不良反应有（　）
    - A. 脱发　　B. 肿瘤发生　　C. 过敏反应
    - D. 引起感染　　E. 不育不孕

11. 免疫增强剂通常用于治疗（　）
    - A. 免疫缺陷性疾病　　B. 慢性感染
    - C. 恶性肿瘤　　D. 器官移植
    - E. 感冒

12. 转移因子通常用于治疗（　）
    - A. 继发性细胞免疫缺陷的补充治疗
    - B. 慢性感染
    - C. 恶性肿瘤
    - D. 贫血
    - E. 过敏性疾病

13. 环孢素的不良反应通常有（　）
    - A. 肾毒性　　B. 诱发肿瘤　　C. 继发感染
    - D. 神经痛　　E. 诱发癫痫发作

二、判断题

1. 免疫抑制药可以根治自身免疫性疾病。
2. 环孢素可以口服，也可静脉注射给药。
3. 他克莫司用于防治器官移植排异反应的疗效优于环孢素。
4. 硫唑嘌呤和甲氨蝶呤常用于肾移植排异反应和类风湿关节炎，用药过程安全，无毒性。
5. 抗胸腺细胞球蛋白临床用于防治器官移植的排异反应，通常与皮质激素合用，以减少皮质激素的用量。
6. 卡介苗通常用于预防结核病，同时可用于肿瘤的辅助治疗。
7. 白细胞介素-2 能增强 NK 细胞和淋巴因子活化的杀伤细胞活性，但是不能诱导干扰素产生，因此限制了其临床应用。
8. 免疫核糖核酸主要用于恶性肿瘤的辅助治疗，也试用于治疗乙型脑炎和病毒性肝炎。
9. 胸腺素目前主要用于治疗胸腺依赖性免疫缺陷病，如艾滋病。

三、填空题

1. 免疫抑制药长期应用可能诱发____、____、____。

2. 免疫抑制药大致可分为____、____、____。

3. 西罗莫司对_____疗效更佳，与_____合用，能减少_____毒性。

4. 环磷酰胺常见的不良反应有_____、_____、_____。

5. 转移因子的作用是将_____，不转移_____。

四、名词解释

1. immunosuppressive drugs
2. immunopotentiating drags

五、问答题

1. 简述临床常用各类免疫抑制剂的临床应用。

2. 简述干扰素的作用、临床应用及不良反应。

六、案例分析题

患者，男性，60 岁，因严重二尖瓣狭窄导致慢性心功能不全，接受心脏移植，随即开始使用环孢素、糖皮质激素和硫唑嘌呤，机体状况良好，但在 3 个月后患者出现呼吸困难和疲劳，入院后诊断为急性排斥反应，给予 OKT3（CD3 单克隆抗体）治疗，患者出现嗜睡、发热、肌肉疼痛、恶心、腹泻等不良反应，未做特殊处理，心脏功能改善后出院。

问题：1. 患者心脏移植后，所用药物中，何药可能降低了免疫反应？为什么？

2. 解释患者心脏 3 个月后入院，诊断为急性排斥反应所用药物 OKT3 后，出现的一系列不良反应的现象。

【参考答案】

一、选择题

（一）单项选择题：1-5：AADEC；6-8：CAC
（二）多项选择题：9. BCE；10. BDE；11. ABC；12. ABC；13. ABCDE

二、判断题

1. 错误。免疫抑制药只能缓解症状，无根治作用。
2. 正确。
3. 正确。
4. 错误。硫唑嘌呤常用于肾移植排异反应和类风湿关节炎，但是，可以引起骨髓抑制、肝毒性等不良反应。
5. 正确。
6. 正确。
7. 错误。白细胞介素-2 不仅能增强 NK 细胞和淋巴因子活化的杀伤细胞活性，而且能诱导干扰素产生，临床用于控制肿瘤发展，并试用于免疫缺陷病及抗衰老。
8. 正确。
9. 正确。

三、填空题

1. 感染；恶性肿瘤；胎儿畸形
2. 钙调磷酸酶抑制药；肾上腺皮质激素；抗增殖与抗代谢；抗体类
3. 慢性排异反应；环孢素；肾
4. 骨髓抑制；恶心呕吐；脱发
5. 供体的细胞免疫信息转移给未致敏受体，以使受体获得供体样的特异性和非特异性细胞免疫功能；体液免疫

四、名词解释

1. 免疫抑制药：能抑制免疫细胞的增殖和功能，降低机体的免疫反应药物。
2. 免疫增强药：能促进低下的免疫功能护肤，增强免疫反应的药物。

五、问答题

1. 简述临床常用各类免疫抑制剂的临床应用。

临床常用免疫抑制剂包括：钙调磷酸酶抑制药、肾上腺皮质激素、抗代谢药和抗体类，其临床应用分别举例如下：

钙调磷酸酶抑制药：常用环孢素，防治异体器官移植的排异及自身免疫性疾病。

肾上腺皮质激素：常用地塞米松，防治器官移植的排异反应、自身免疫性疾病、过敏性疾病。

抗增殖药物，常用霉酚酸酯，用于肾脏和心脏移植、自身免疫性疾病、预防卡氏肺囊虫感染；常用环磷酰胺，防止移植排异反应、恶性淋巴瘤等。

抗代谢药物：常用甲氨蝶呤，用于肾移植排异反应和自身免疫性疾病。

抗体类：常用抗胸腺细胞球蛋白，防止器官移植的排异反应，临床试用于白血病、重症肌无力、溃疡性结肠炎、类风湿关节炎及系统红斑狼疮等。

2. 简述干扰素的作用、临床应用及不良反应。

干扰素具有抗病毒、抗肿瘤和免疫调节

作用。

临床主要用于：预防病毒感染性疾病，如呼吸道病毒感染、乙型肝炎等。常见的不良反应有：发热、流感样症状、神经系统症状、皮疹及肝功能异常等。局部注射可出现疼痛、红肿等。过敏体质、严重肝功能不良、白细胞及血小板减少者慎用。

六、案例分析题

1. 患者接受心脏移植手术后，使用环孢素、糖皮质激素和硫唑嘌呤均具有免疫抑制作用，其中，环孢素选择性移植 T 细胞活化，部分抑制 T 细胞依赖的 B 细胞反应，通过干扰素的产生间接影响 NK 细胞的活力，实现免疫抑制作用，临床常用于与小剂量糖皮质激素合用，防止心脏移植后的排异反应；糖皮质激素具有抑制免疫反应的多个环节，对各种免疫因子的抑制作用源于许多组织细胞的细胞质中含有糖皮质激素特异性结合受体，糖皮质激素最终通过与其他转录因子的相互作用，影响靶基因的表达，改变靶组织蛋白的合成。糖皮质激素与环孢素、硫唑嘌呤合用，可用于防治器官移植后的急慢性排异反应。

硫唑嘌呤：通过干扰嘌呤代谢的各个环节，抑制 DNA、RNA 和蛋白质合成，发挥抑制 T、B 淋巴细胞和 NK 细胞的效应，同时抑制体液免疫和细胞免疫反应，临床用于器官移植和类风湿关节炎等自身免疫性疾病。

2. 患者 3 个月后，出现急性排斥反应，所用药物为 OKT3，这是一种抗体类免疫抑制药，可与 T 细胞表面的 CD3 糖蛋白结合，阻断抗原与抗原识别物结合，活化 T 细胞，诱导细胞因子释放，抑制 T 细胞参与的免疫反应，抑制器官移植排斥反应。患者用药后出现的一系列不良反应属于 OKT3 常见的细胞因子释放综合征，表现在初始剂量时产生，症状可有感冒样表现，如发热、肌肉疼痛、乏力、嗜睡或消化道反应等。